Peter Schuff-Werner, Krystyna Märkl, Angela Gropp

Morphologische Blutzelldifferenzierung

Peter Schuff-Werner, Krystyna Märkl,
Angela Gropp

Morphologische Blutzelldifferenzierung

Digital unterstützte Mikroskopie in der Praxis

Unter Mitarbeit von Katrin Dreißiger und Monika Puls

DE GRUYTER

Autoren
Prof. Dr. med. Peter Schuff-Werner
Schillerplatz 9
18055 Rostock
E-Mail: peter.schuff-werner@uni-rostock.de,
pschuffw@gmail.com

Krystyna Märkl
Wittstattweg 1
74177 Bad Friedrichshall
E-Mail: krystyna.maerkl@gmx.de

Dr. med. Angela Gropp
Diagnostiklabor der Park-Kliniken
Schönstraße 80
13086 Berlin
E-Mail: angela.gropp@park-klinik.com

Unter Mitarbeit von
Katrin Dreißiger (Rostock) und
Monika Puls (Berlin)

ISBN: 978-3-11-066237-5
e-ISBN (PDF): 978-3-11-066469-0
e-ISBN (EPUB): 978-3-11-066237-5

Library of Congress Control Number: 2021940474

Bibliografische Information der Deutschen Nationalbibliothek
Die Deutsche Nationalbibliothek verzeichnet diese Publikation in der Deutschen Nationalbiblio-
graphie; detaillierte bibliografische Daten sind im Internet über http://dnb.d-nb.de abrufbar.

© 2022 Walter de Gruyter GmbH, Berlin/Boston
Einbandabbildung: Peter Schuff-Werner
Satz/Datenkonvertierung: L42 AG, Berlin
Druck und Bindung: CPI books GmbH, Leck

www.degruyter.com

Vorwort

Das vorliegende Buch der hämatologisch-morphologischen Praxis geht auf in den letzten 10 Jahren durchgeführte Mikroskopierkurse für den dvta-Verband und Leukozytendifferenzierungsseminare im Rahmen des klinisch-chemischen Repetitoriums der Deutschen Gesellschaft für Klinische Chemie und Laboratoriumsmedizin zurück.

Vor dem Hintergrund des von den Teilnehmern geäußerten Wunsches, die Kursinhalte in nachvollziehbarer Form mitnehmen zu können, ist die Idee entstanden, denjenigen, die in den Laboratorien die ersten sind, die bei pathologischen Blutbildern Entscheidungen zur Dignität des Befundes treffen sollen, eine aus der Laborroutine erwachsene morphologische Fallsammlung an die Hand zu geben.

Wir sind dem DeGruyter Verlag dankbar, dass er uns bei der Realisierung dieses Projektes spontan unterstützt und bei der Umsetzung geduldig und konstruktiv begleitet hat. Hier sind stellvertretend für andere Frau Jessika Kischke und Herr Andreas Brandmair zu nennen.

Die meisten Blutbilder entstammen dem hämatologischen Routinelabor des Zentrallabors (Institut für Klinische Chemie und Laboratoriumsmedizin) des Universitätsklinikums Rostock und der SLK-Kliniken Heilbronn sowie dem hämatologischen Bereich der Medizinisch Diagnostischen Institute (MDI) GmbH, Berlin, und des Labors Osnabrück. Einzelne Blutbilder wurden dankenswerterweise von den Zentrallaboratorien des Universitätsklinikums Leipzig und des Universitätsklinikums Dresden überlassen.

Da sich in den zentralen Krankenhauslaboratorien, aber auch in den Einsendelaboratorien aufgrund veränderter personeller und organisatorischer Bedingungen die automatisierte digitale Mikroskopie immer mehr durchsetzt, sind die in diesem Buch dargestellten Zellen und Blutbilder Beispiele der digitalisierten mikroskopischen Bilddokumentation.

Obwohl nur das klinische Bild, die durchflusszytometrische Phänotypisierung, die Chromosomenanalyse und die molekulare Genetik bis hin zur Genomsequenzierung eine sichere hämatologische Diagnose erlauben, steht die Morphologie am Anfang der diagnostischen Kette.

Mit dem vorliegenden Buch möchten die Autoren all denen Kenntnisse der hämatologischen Zellmorphologie vermitteln, die sich in der täglichen Laborroutine für die Blutbilddifferenzierung im Rahmen der hämatologischen Diagnostik interessieren.

Rostock – Berlin – Heilbronn, im März 2021
Die Verfasser

https://doi.org/10.1515/9783110664690-201

Inhalt

Teil II: Pathologisch-morphologische Veränderungen des peripheren Blutausstriches

Anhang

Teil I: Physiologische Morphologie des peripheren Blutausstriches

1 Morphologische Untersuchung des peripheren Blutbildausstriches

Die morphologische Analyse eines peripheren Blutausstriches und die Differenzierung der unterschiedlichen Zellpopulationen ist eine der unverzichtbaren diagnostischen Säulen der hämatologischen Diagnostik, die auch durch die aktuellen Methoden der auf physikalischen und fluoreszenzoptischen Prinzipien und entsprechenden Auswertealgorithmen beruhenden „maschinellen" Blutbilddifferenzierung nicht vollständig ersetzt werden kann [1].

Da die konventionelle mikroskopische Differenzierung personalbindend und zeitaufwändig ist und die Kosten daher nicht gedeckt sind, gewinnt die sogenannte digitale Morphologie zunehmend an Bedeutung. Diese Technologie, die etwas andere Arbeitsabläufe erfordert, ist in der morphologischen Zelldarstellung mit der klassischen mikroskopischen Differenzierung durchaus vergleichbar. Sie erfordert allerdings weiterhin die morphologische Expertise des Untersuchers, da das Verfahren bezüglich der digitalen Auswertung und Bewertung derzeit noch an Grenzen stößt.

Um einen Eindruck dieser neuen morphologischen Darstellungsmethode zu vermitteln, werden in dem vorliegenden Buch nahezu ausschließlich Zell- und Ausstrichübersichten verwendet, die mit der digitalen Mikroskopie erstellt wurden. Das ergibt insofern Sinn, als diese Technologie bereits Eingang in fast alle größeren Routinelabors gefunden hat.

Die morphologische Blutzelldifferenzierung ergänzt das in der Regel vorliegende apparative Blutbild immer dann, wenn die vom Gerät ermittelten Zählwerte die vom Labor festgelegten Grenzen über- oder unterschreiten: Bei solchen Abweichungen von den vom Labor festgelegten Ober- oder Untergrenzen spricht man von quantitativen Warnhinweisen. Von qualitativen Warnhinweise spricht man, wenn das durchflusszytometrische hämatologische Analysegerät aufgrund der Auswertung der erfassten physikalischen Zellinformationen auf der Basis empirisch entwickelten Algorithmen das Vorliegen von pathologisch veränderter Zellen oder von Aggregaten oder Gerinnseln signalisiert [2]. Solche qualitativen und/oder quantitativen Warnhinweise (engl. „Flags") erfordern die Anfertigung eines Ausstrichs und die morphologische Nachdifferenzierung am Mikroskop oder mithilfe der digitalen Mikroskopie.

Die qualitativen Flags sind vom Labor oder Untersucher unabhängig. Sie werden durch den Gerätehersteller aufgrund des Vergleichs von Messdaten und morphologischen Befunden festgelegt und validiert. Sie können zwar unterdrückt, aber ansonsten vom Untersucher nicht beeinflusst werden. Die Festlegung quantitativer Flags liegt in der Verantwortung des untersuchenden Labors. Sie wird z. B. wesentlich davon abhängen, ob es sich um Patientenproben aus der allgemeinen ambulanten Versorgung oder um Proben eines stationären Patientenkollektivs handelt. Des Weiteren spielt auch die einsendende Fachabteilung eine Rolle [3]. So bedürfen Patientenpro-

https://doi.org/10.1515/9783110664690-001

ben einer hämatologischen Fachabteilung oder pädiatrisches Untersuchungsmaterial einer besonderen Aufmerksamkeit bei der morphologischen Bearbeitung.

Das Labor kann die Zahl der Nachdifferenzierungen insofern beeinflussen, als es die Warngrenzen enger oder großzügiger festlegen kann. Dabei handelt es sich allerdings um eine Gratwanderung: Je enger die Grenzen gesetzt sind, desto größer ist der Anteil der „nachzudifferenzierenden" Blutbilder. Wenn die Kriterien großzügiger gefasst werden, steigt das Risiko, dass pathologische Blutbilder übersehen werden.

1.1 Konventionelle mikroskopische Differenzierung eines Blutausstrichs

1.1.1 Anfertigung eines peripheren Blutausstrichs

Ein Tropfen des in der Regel mit Ethylendiamintetraessigsäure (EDTA) gut durchmischten antikoagulierten Blutes wird mittig nahe des Beschriftungsfeldes aufgetragen. Er sollte ungefähr das Volumen eines Glasstecknadelkopfes haben (ca. 1–2 µl). Das Blut darf auch ansatzweise nicht eintrocknen, muss also relativ schnell ausgestrichen werden.

Hierzu führt man ein kleines Deckgläschen in einem etwa 45° betragenden Winkel rückwärts an den Blutstropfen heran und erzielt so eine Ausbreitung des Blutes am unteren Rand des Ausstreichgläschens, welches dann mit gleichmäßigem, nicht zu starkem Andruck und ohne zu „ruckeln" nach vorn geschoben wird und dadurch einen feinen rötlichen Blutfilm auf dem Objektträger hinterlässt (Abb. 1.1). Diese Ausstrichtechnik ist das allgemein gebräuchliche konventionelle („spread") Verfahren. Außerdem gibt es noch die „wedge"-Technik, bei der der Bluttropfen ausgezogen und nicht vorwärtsschiebend verteilt wird. Diese Technik findet heute vorwiegend bei den Ausstrichautomaten Anwendung. Ein kurzer, intensiv schmutzig blau gefärbter Ausstrichbereich lässt den Verdacht auf hochvisköses Blut (z. B. von einem Plasmozytompatienten) aufkommen, das sich nur schwer ausstreichen lässt. In solchen Fällen kann der Ausstrich durch Erwärmen des Objektträgers vor dem Ausstreichen optimiert werden. Visköse Proben sind prinzipiell schwer auszustreichen, so auch die zellreichen Proben von Neugeborenen oder aufgrund pathologisch hohen Zellzahlen wie bei Polyzythämie oder auch bei Leukämien mit Zellzahlen über 100.000.

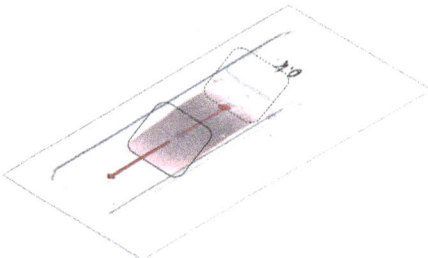

Abb. 1.1: Das Ausstreichen bedarf einer gewissen Übung und sollte wie im Text beschrieben durchgeführt werden.

Um Quetschartefakte bei der Anfertigung eines Ausstriches zu vermeiden (Verminderung von vermeintlichen Kernschatten), kann auch die allerdings aufwendigere „Schleudertechnik" angewandt werden. Hierbei wird ein Blutstropfen auf einen Objektträger zentrifugiert, ähnlich wie bei der Anfertigung eines Liquorpräparates. Da heute vermehrt Ausstrichhilfen bzw. Ausstrichautomaten zur Verfügung stehen, sind die Präparate in der Regel von quasi-optimaler Qualität.

Färbung des Ausstrichs

Nach Trocknung des Ausstrichs erfolgt die Färbung. Die gebräuchlichen Färbemethoden beruhen auf der von Romanowsky, einem russischen Zoologen, entwickelten Technik. Er benutzte eine Mischung aus Methylenblau und Eosin, die später von Giemsa durch Kombination von Methyl-Azur und Eosin modifiziert wurde. Im deutschen Sprachraum wird die Pappenheimfärbung (May-Grünwald-Giemsa-Färbung) verwendet, die Methylenblau (blau), Eosin (orange-rot) und Azur (violett) enthält. Die Affinität der einzelnen Zellbestandteile zu dem jeweiligen Farbstoff ist abhängig von ihrem pH. Der Farbstoff sollte möglichst frisch angesetzt werden, da ausgefällte Farbpartikel infolge längerer Nutzung der Färbelösung zu Artefakten bzw. störenden Auflagerungen führen können.

Konventionelle Mikroskopie

Die klassische mikroskopische Untersuchung von peripheren Blutausstrichen erfolgt mit einem leistungsfähigem Durchlichtmikroskop, das sowohl eine Übersicht über die Zelldichte (10er-Objektiv) als auch eine Differenzierung der vorhandenen Leukozytenpopulationen (40er- oder 50er-Objektiv) ermöglicht und zusätzlich die Untersuchung von zellulären Strukturen erlaubt (100er-Objektiv), die mit dem Reifegrad assoziiert sind (Nukleoli, Chromatin), oder um zytoplasmatische Einschlüsse näher untersuchen zu können. Das 50er- und das 100er-Objektiv erfordern Immersionsöl und müssen daher am Ende des Arbeitstages grundsätzlich gut von Ölresten gereinigt werden. Das auf den Objektträgern befindliche Öl darf allerdings nur vorsichtig mit einem weichen Papiertuch abgewischt werden.

Die Gesamtvergrößerung des Mikroskops berechnet sich aus der Maßstabszahl des Objektivs, die mit der Vergrößerung des Okulars multipliziert wird. Sie bezieht sich auf den Eindruck, den das Auge des Betrachters von dem Untersuchungsobjekt hat. Davon zu unterscheiden ist der Abbildungsmaßstab als eine messbare Größe. Wird ein Objekt aus einer Entfernung von 250 mm betrachtet, so beträgt die Vergrößerung 1,0; beträgt diese Entfernung 500 mm, so sieht man das Objektiv nur noch halb so groß, die Vergrößerung ist also nur noch 0,5. Dabei wird der Betrachtungswinkel um den entsprechenden Betrag vergrößert (man sieht mehr, aber dafür sind die Objekte entsprechend verkleinert). Bei den üblicherweise in der Routinediagnostik eingesetzten Mikroskopen wird der Abstand zum Objekt so gewählt, dass das Zwischenbild in der Brennebene des Okulars oder einer CCD-Kamera entsteht. Die optische Tubuslänge (160 oder 200 mm) bleibt auch bei austauschbaren Objektiven konstant. Damit lässt sich die Vergrößerung des Objektivs berechnen, in dem man die Tubuslänge durch Brennweite des Okulars dividiert. Entsprechend erhält man die Brennweite des Okulars durch Division der deutlichen Sehweite einer Lupe von 250 mm durch die Brennweite des Objektivs.

Zelldifferenzierung

Der Ablauf der konventionellen mikroskopischen Zelldifferenzierung ist zwar international nicht standardisiert, folgt aber der allgemeingültigen, in Leitlinien festgelegten Vorgehensweise: Zunächst wird die korrekte Ausstrichseite (matter, nicht spiegelnder Bereich) festgelegt und die Länge des Ausstrichs (kurz oder über fast die gesamte Länge des Objektträgers) geprüft. Dabei werden Ausstrichartefakte (Unterbrechungen, ausgetrocknetes Blut an der Auftragsstelle, zu dick ausgestrichen) und die Färbequalität (gleichmäßig rötlich oder dunkel schmutzig blau insbesondere im Anfangsteil des Ausstriches) beurteilt.

Diese schnell zu erhaltenen Informationen erlauben die Einschätzung, ob der Ausstrich für eine optimale mikroskopische Differenzierung geeignet ist oder nicht (Abb. 1.2). Außerdem lässt sich schon der wahrscheinlich optimale Differenzierungsbereich festlegen.

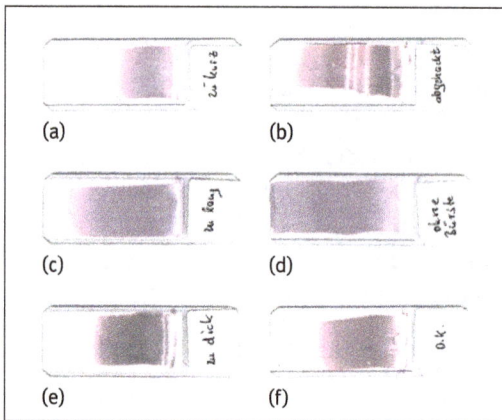

Abb. 1.2: Unterschiedliche Ausstrichqualitäten. Der Ausstrich (f) kann als optimal gelten.

Da heute vermehrt Ausstrichhilfen bzw. Ausstrichautomaten zur Verfügung stehen, sind die Präparate in der Regel von weitgehend optimaler Qualität, was die Bedeutung der Inspektion der Ausstrichqualität relativiert.

Der eigentliche Differenzierungsvorgang beginnt mit einer kleineren Vergrößerung, in der Regel mit dem 10er-Objektiv, einmal um die Zelldichte beurteilen zu können und um einen ersten Eindruck über die vorhandenen Zellpopulationen (buntes oder monotones Zellbild) zu erhalten, was eine wesentliche Vorinformation sein kann.

An der Stelle des Ausstriches, an der die Erythrozyten nebeneinander liegen, also einen Zellrasen bilden, soll die Beurteilung der Erythrozytenmorphologie vorgenommen werden und die Leukozytendifferenzierung mit dem Ölimmersions-Objektiv (1 : 50 oder 1 : 100) beginnen. Hierzu fährt man den Ausstrich mäanderförmig ab, wodurch sichergestellt wird, dass das Ausstrichsareal nur einmal differenziert wird. Jede in das Gesichtsfeld kommende intakte, kernhaltige Zelle wird vom Untersucher kategorisiert bzw. zugeordnet. Hierbei ist wichtig, dass nur im „optimalen Ausstrichbereich" und nicht an den Ausstrichrändern und auch nicht in der dünnen Ausstrichfahne oder im dickeren Ausgangsbereich differenziert wird. Die Zellpopulationen sind nur im „optimalen" Bereich repräsentativ verteilt, da die größeren Zellen wie unreife Vorstufen, insbesondere Blasten, beim Ausstreichen an den Rand gedrängt werden. Im dickeren Ausgangsbereich des Ausstrichs finden sich vermehrt Lymphozyten, außerdem sind Zellen in diesen Bereichen in der Regel überfärbt und wirken kleiner (Abb. 1.3). Die Neutrophilen befinden sich bevorzugt im letzten Drittel des Ausstrichs. Monozyten sind relativ gleichmäßig über den Ausstrich verteilt [4].

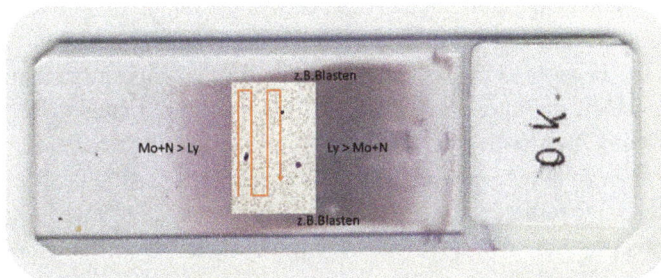

Abb. 1.3: Optimaler Differenzierbereich, in welchem die Zellen mit Ausnahme sehr großer Zellen (z. B. Blasten) annähernd repräsentativ verteilt sind. Im Fahnenausstrichbereich sind die Neutrophilen überrepräsentiert, im Anfangsbereich des Ausstrichs dominieren Lymphozyten, die kleiner und überfärbt erscheinen. Die Monozyten sind eher gleichmäßig verteilt.

Wenn allerdings die klinische Fragestellung besteht, ob nach erfolgter Chemotherapie noch Blasten im peripheren Ausstrich nachweisbar sind, dann soll nach erfolgter regelrechter Differenzierung in einem zusätzlichen Schritt der Randbereich abgesucht werden. Gefundene Blasten werden separat dokumentiert.

Das Problem der mikroskopischen Zelldifferenzierung, unabhängig davon, ob konventionell oder automatisiert digital mikroskopiert wird, ist die nicht zufällige Verteilung der Blutzellen im Ausstrichpräparat, wodurch sich auch Unterschiede zwischen mikroskopischem und maschinellem Blutbild erklären. Die Verteilung der Leukozyten hängt daher weitgehend davon ab, wie gut der Ausstrich ist, da die Ausstrichqualität die Zellverteilung beeinflusst. Das Differenzierungsergebnis hängt weiterhin von der Gesamtleukozytenzahl ab: Bei Zellzahlen zwischen 10 und 30×10^9/l reicht ein optimaler Ausstrichbereich von etwa 2 cm Länge aus, um eine weitgehend repräsentative Anzahl an Leukozyten differenzieren zu können.

Wenn der Ausstrich allerdings zu dick geraten ist, so hat der Untersucher das Problem, die Zellen korrekt zu klassifizieren, da der dicke Ausstrich in der Regel überfärbt ist und feine Strukturen und farbliche Unterschiede nicht zu erkennen sind. Außerdem stellen sich in dicken Ausstrichbereichen die Größenverhältnisse nicht korrekt dar: Die Zellen wirken kleiner. Auf die Verteilungsunterschiede der Leukozytenpopulationen wurde bereits hingewiesen.

Ein weiteres Problem stellen Ausstriche von Proben mit niedrigen Leukozytenzahlen dar. Einerseits fordert die Differenzierung von 100 Zellen eine zeitaufwändige Suche und birgt die Gefahr, dass Zellen doppelt gezählt werden. Die übliche Vorgehensweise nur auf 50 Zellen zu differenzieren, erlaubt schon allein aus statistischen Gründen keine relevante Aussage zur tatsächlichen Zellverteilung im untersuchten Blut. Im Befund muss, wenn die Differenzierung nur auf 50 Zellen erfolgte, auf diesen Umstand erkennbar hingewiesen werden. Bei niedrigen Leukozytenzahlen empfiehlt es sich daher, mindestens zwei Ausstriche anzufertigen und zu differenzieren, um auf eine höhere Zellgesamtheit zu kommen.

Aber auch die Differenzierung auf 100 Leukozyten ist unter statistischen Verteilungsaspekten kritisch zu bewerten, insbesondere, wenn es um Zellpopulationen geht, die grundsätzlich einen geringen Anteil am Differenzialblutbild haben, wie zum Beispiel Eosinophile und Basophile oder auch in geringer Zahl auftretenden Zellatypien oder neoplastischen Zellen (z. B. Haarzellen). Um beispielsweise die tatsächliche Zahl an Basophilen, stabkernigen Granulozyten oder anderen in geringer Anzahl vorliegenden Zellen ermitteln zu können, müssten mindestens 500 Zellen differenziert werden, was in der Regel die Durchmusterung mehrerer paralleler Ausstriche erfordert. Für die Quantifizierung des Blastenanteils bei einem Patienten mit fortgeschrittenem myelodysplastischem Syndrom empfiehlt sich daher die Differenzierung von mindestens 200 bis 500 Zellen. Im Rahmen der Qualitätssicherung der konventionellen mikroskopischen Blutbildanalyse wird von einigen Untersuchern die Differenzierung von 800 Leukozyten durch den für das hämatologische Labor zuständigen Laborleiter als Referenzvorgabe gefordert. Von den diensttuenden technischen Assistenten wird dann die Differenzierung von mindestens 200 Zellen des Referenzpräparates erwartet. Bei der Erörterung der Varianzproblematik im Zusammenhang mit der Erstellung von mikroskopischen Differenzialblutbildern wird gern auf die Berechnungen von Rümke hingewiesen. Die Vorgaben der Anzahl der zu differenzierenden Leukozyten im Ausstrich in Abhängigkeit von der erwarteten tatsächlichen Anzahl der gesuchten Zellpopulation lassen sich der Tab. 1.1 entnehmen.

Tab. 1.1: Statistische Ungenauigkeit der mikroskopischen Differenzierung von 100 Leukozyten, modifiziert nach Houwen [5].

Zellart	Zahl	Ref-Bereich	Anzahl der differenzierten Zellen			
			100	500	1000	10,000
Basophile	1	0,1–1,0	0–5,4*	0,3–2,3*	0,5–1,8*	0,8–1,3*
Eosinophile	4	0,8–5,3	1,1–9,0*	2,5–6,1*	2,9–5,4*	3,6–4,5
Monozyten	9	5–11,4	4,2–16,4*	6,6–11,9*	7,3–10,9	8,4–9,6
Lymphozyten	45	22–50	35–55,3*	40,6–49,5	41,9–48,1	44,0–46,0
Neutrophile	60	38–68	49,7–69,7*	55,6–64,3	56,9–63,1	59,0–61,0

*mindestens eine Konfidenzgrenze außerhalb des Referenzintervalls

Je mehr Zellen einer bestimmten Population im zu differenzierenden Ausstrich vorhanden sind, desto geringer ist die zu differenzierende Zellzahl (z. B. 100), um ein einigermaßen verlässliches Ergebnis für die gesuchte Zellart zu erhalten (Tab. 1.1). Diesen Zusammenhang hat Rümke [6] mit seinen Untersuchungen unter Verwendung von Tennisbällen berechnen können. Bezogen auf die in einem Blutausstrich in der Regel vorhandenen zahlenmäßig unterschiedlichen Leukozytenpopulationen müssen bis zu 1000 Leukozyten differenziert werden, um annähernd die tatsächliche Zellzahl zu ermitteln. Man kann es auch mit den Worten „Je größer die Zahl differenzierter Zellen, desto genauer der Wert" beschreiben.

1.2 Digitale bildgebende, informationstechnologisch unterstützte Mikroskopie

Die informationstechnologisch unterstützte digitale Mikroskopie findet zunehmend Eingang in die hämatologischen Laboratorien, da sie die Differenzierung von konventionell erstellten Blutbildern unterstützt und dabei weniger Personal bindet [7]. Die in Entwicklung befindlichen oder auch schon verfügbaren Verfahren wurden kürzlich von Kratz et al. [8] auf Basis der vorhandenen Datenlage vorgestellt und bewertet. Das vorliegende Morphologiebuch stellt größtenteils mit einem dieser Systeme dokumentierten Zellmorphologien vor.

Die hier beschriebene digitale Mikroskopie kommt in den größeren zentralen Routinelaboratorien als „automatisiertes Mikroskopiersystem" zum Einsatz. Auf konventionell oder mit einem Ausstrichautomaten gefertigten Ausstrichen lokalisiert das System die kernhaltigen Zellen und dokumentiert sie automatisch als digitalisierte fotografische Einzelbilder. Zusätzlich wird ein Überblick in kleinerer Vergrößerung aus dem optimalen Bereich des Zellmonolayers dokumentiert. Dieser erlaubt die morphologische Beurteilung der Erythrozyten.

Die Technologie (Abb. 1.4) basiert auf einer hochauflösenden digitalen Kamera und einem Mikroskop mit zwei Objektiven (1 : 10 und 1 : 100). Durch die Verwendung sogenannter „relay tubes" (RT), die dem bei konventionellen Mikroskopen verwendeten Okularen entsprechen, erhält man mit einem 10er- und einem 100er-Objektiv durch Verwendung eines RT-Faktors von 1,0 und 0,5 drei Vergrößerungen der zu mikroskopierenden Zellen: 1 : 10, 1 : 50 und 1 : 100. Der Ausstrichträger wird durch einen kleinen Elektromotor mäanderartig in verschiedenen Richtungen bzw. Positionen bewegt. Mit zehnfacher Vergrößerung sucht das System den optimalen Monolayerbereich und lokalisiert dort die kernhaltigen intakten aber auch die desintegrierten Zellen (Ausstrichartefakte wie u. a. Kernschatten). Die Koordinaten der Zellen werden gespeichert und dann nacheinander mit dem 100er-Objektiv wieder aufgesucht und digitalisiert. Die digitalen Zellbilder werden den unterschiedlichen Zellklassen bzw. Rubriken zugeordnet und auf dem zugehörigen Monitor abgebildet.

Die Zellbilder lassen sich für eine bessere visuelle Analyse einzeln vergrößern und gegebenenfalls einer anderen Zellklasse oder Population durch Mausklick zuordnen bzw. als Artefakte gesondert abspeichern. Die so korrigierten oder bestätigten Verteilungen der zu differenzierenden Zellen werden auf prozentuale Werte (mit einer Kommastelle) umgerechnet und dann sowohl relativ als auch absolut als Befund ausgegeben, sofern das System an das Laborinformationssystem angeschlossen ist.

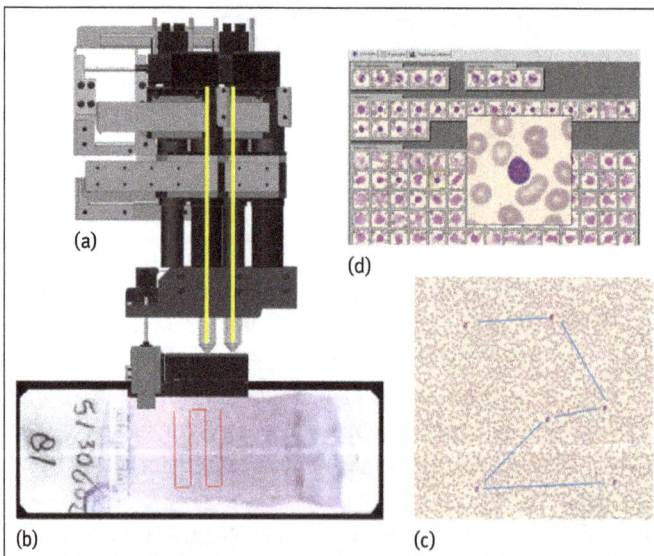

Abb. 1.4: Digital unterstützte automatisierte Mikroskopie: Mit dem 10er Objektiv (a) werden im optimalen Ausstrichbereich (b) die Koordinaten aller kernhaltigen Zellen registriert. Anschließend werden die Zellen wieder aufgesucht und mit dem 100er Objektiv vergrößert, fotografiert und digitalisiert. Durch rechnerische Analyse aller Informationen werden die Zellen unter Verwendung geeigneter Algorithmen (neuronales Netzwerk) präklassifiziert und zugeordnet (d).

Die Diffmaster (DM)-Systeme können je nach Gerätekonfiguration zwischen 10 und 30 Ausstriche pro Stunde bearbeiten und binden währenddessen kein Personal. Sie erfordern aber im Nachgang die Ergebnisdurchsicht und Freigabe durch eine in der Blutmorphologie erfahrene Kraft, der auch die Ergebnisse des Differenzierautomaten zur Verfügung stehen.

Die beschriebene Präklassifizierung der Leukozyten beruht auf einer komplexen Software für Bildanalyse und der Bilderkennung, die mit einem künstlichen neuronalen Netzwerk verglichen werden kann. Für die Bildanalyse und anschließende Zellerkennung werden charakteristische Merkmale wie unter anderem Farbe, Struktur, Zellgröße, Kernform, Kern-Plasma-Relation, Kerntopografie, Granulierung und eventuelle Vakuolisierung erfasst.

Neben korrekter Zelllokalisation, digitaler Dokumentation und Präklassifizierung ist das eigentliche zukunftsorientierte Ziel der digitalisierten informationstechnologisch unterstützten Blutbilddifferenzierung die automatische korrekte Zuordnung und Identifizierung sowohl der Leukozyten als auch der Erythrozyten („cell recognition"). Die Berechnungen der Wahrscheinlichkeit einer korrekten Zuordnung erfolgt nach Algorithmen, die über 350 Merkmale der jeweiligen Zellen erfassen und berechnen. Die Genauigkeit der Präklassifizierung (Spezifität) bezogen auf alle Zellklassen wird in der Literatur mit 89,2 % angegeben. Für Segmentkernige beträgt sie 92,5 %, für Lymphozyten 96,4 % und für Monozyten 81,4 %. Myeloische Vorstufen einschließlich der Myeloblasten bei myeloischen Leukämien oder myelodysplastischem Syndrom werden auch bei geringer Zahl in zufriedenstellender Weise erfasst [8]. Das gilt auch für morphologisch auffällige Thrombozyten. Die korrekte Zuordnung von Lymphoblasten und atypischen Lymphozyten sowie von stabkernigen Granulozyten [9] bedarf allerdings noch der Optimierung. Die korrekte Erkennung solcher Zellen stellt aber auch bei der konventionellen morphologischen Differenzierung ein Problem dar und bedarf einer langjährigen Expertise des Untersuchers.

1.3 Kenngrößen der morphologischen Zelldifferenzierung

Im peripheren Blutausstrich von Gesunden lassen sich mikroskopisch neben den vorherrschenden Erythrozyten größere kernhaltige Zellen, die Leukozyten, erkennen. Die mikroskopische Differenzierung dieser Zellen beruht hauptsächlich auf morphologischen Kriterien wie Zell- und Kerngröße, Kernkonfiguration, Beschaffenheit des Chromatins und Anfärbbarkeit des Zytoplasmas. Weitere charakteristische Unterscheidungsmerkmale sind der Nachweis von Granula, Vakuolen oder Einschlüssen im Zytoplasma.

1.3.1 Zell- und Kerngröße

Um die Zell- und Kerngröße annähernd abschätzen zu können, bedient man sich eines in nahezu allen Ausstrichen auffindbaren kleinen reifen Lymphozyten, dessen kompakter Kern im Durchmesser dem mittleren Erythrozytendurchmesser (ca. 7,5 μm) entspricht (Abb. 1.5). Die Zellkerne dieser Lymphozyten werden als „Messlatte" für die Größenschätzung sowohl der Erythrozyten als auch aller anderen im Ausstrich zu differenzierenden Zellen verwendet.

Wenn man derart die Zell- und Kerngröße und das Verhältnis der Zell- zur Kerngröße (Kern-Plasma-Relation) geschätzt hat, kann eine Aussage zum Reifungsgrad von myeloischen Vorläuferzellen gemacht werden.

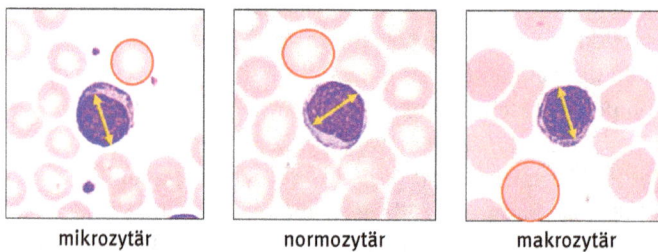

| mikrozytär | normozytär | makrozytär |

Abb. 1.5: Morphologische Zellgrößenbestimmung mithilfe des Kerndurchmessers reifer Lymphozyten. Die jeweils repräsentativen Erythrozyten des Ausstrichs sind eingekreist.

1.3.2 Beschaffenheit des Kernchromatins und Kernkonfiguration

Die Beschreibung des Kernchromatins, das sich mit zunehmender Reifung der myeloischen Zellen mehr und mehr verdichtet, spielt auch bei der Differenzierung von mononukleären Zellen wie Lymphozyten und Monozyten sowie bei der Einordnung von myeloischen und lymphatischen Blasten eine wichtige Rolle.

Man unterscheidet grundsätzlich kompaktes, scholliges, strähnig aufgelockertes, lockeres und feinkörniges bzw. feinretikuläres Kernchromatin (Abb. 1.6a–g). So zeichnen sich insbesondere reife und funktionell wenig aktive Leukozyten durch ein kompaktes (f) oder ein schollig verklumptes Chromatin (e, g) aus. Das Chromatin von reaktiv veränderten Leukozyten, z. B. von „reaktiven Lymphozyten", ist dagegen aufgelockert (d). Myeloische Blasten und Lymphoblasten weisen ein eher feinkörniges (a) oder feinretikuläres (b), z. T. „strähniges" Chromatin auf. Das Kernchromatin von Monozyten zeigt dagegen ähnlich wie bei reaktiven Lymphozyten eine deutlich aufgelockerte Struktur (c). Das erschwert die Unterscheidung reaktiv veränderter Lymphozyten und Monozyten anhand der Chromatinbeschaffenheit.

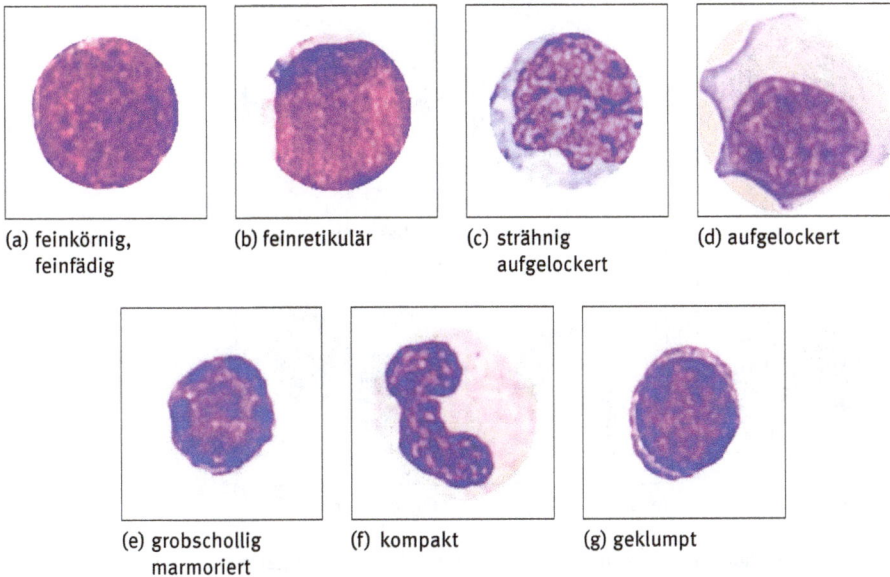

(a) feinkörnig, feinfädig   (b) feinretikulär   (c) strähnig aufgelockert   (d) aufgelockert

(e) grobschollig marmoriert   (f) kompakt   (g) geklumpt

Abb. 1.6: Unterschiedliche Chromatinbeschaffenheit von Leukozytenkernen.

1.3.3 Beurteilung des Zytoplasmas

Zytoplasmafärbung

Die Anfärbbarkeit des Zytoplasmas (Abb. 1.7a–f) und das Auftreten von Reifungsgranula beziehungsweise von Funktionsgranula ermöglichen die endgültige Einordnung der Zellen entsprechend ihrer Reife und Funktion.

Ein dunkles basophiles Zytoplasma (a) findet sich in der Regel bei Plasmazellen und ein stark basophiles Zytolasma (b) bei unreifen (undifferenzierten) Blasten. Eine „normale" Basophilie (c) zeigt der abgebildete Monoblast, während das Zytoplasma eines Monozyten in der Regel graublau (d) gefärbt ist.

Stabkernige Granulozyten sind etwas mehr azidophil (e) gefärbt als die reiferen segmentkernigen Neutrophilen. Die daneben abgebildete Zelle mit einem nur einmal segmentierten Kern („Pseudo-Pelger-Zelle") zeigt eine neutrophile Färbung mit diskreten basophilen Anteilen (f).

Bei der Differenzierung muss auch immer daran gedacht werden, dass die Zellreifung ein kontinuierlich voranschreitender Prozess ist und der Zellausstrich und damit auch die vom Morphologen vorgenommene Zuordnung „Momentaufnahmen" der Hämatopoese darstellen.

Der Untersucher findet daher immer wieder fließende Übergänge bzw. Zwischenstufen im Differenzierungsverlauf und muss diese einer der im Konsens der Hämatologen definierten Untergruppen der Zellreifung zuordnen.

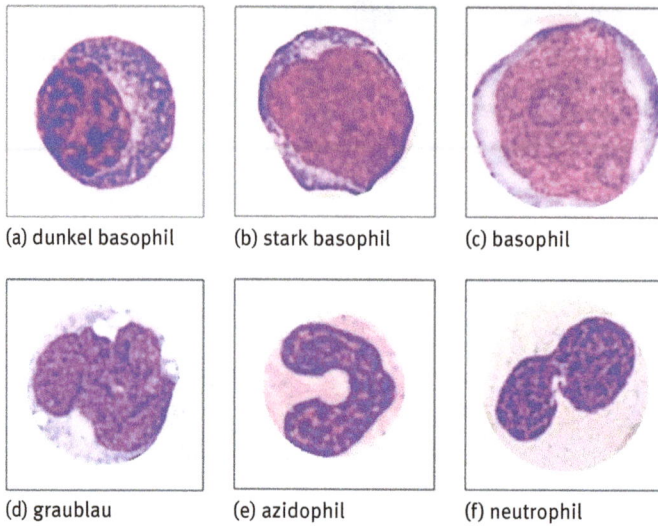

(a) dunkel basophil   (b) stark basophil   (c) basophil

(d) graublau   (e) azidophil   (f) neutrophil

Abb. 1.7: Darstellung unterschiedlicher zytoplasmatischer Färbequalitäten.

Zytoplasmagranulierung als morphologisches Kriterium

Grundsätzlich werden bei myeloischen Zellen Reifungs- und Funktionsgranula unterschieden. Reifungsgranula sind charakteristisch für Myeloblasten mit beginnender Differenzierung und lassen sich teilweise bis zu den Myelozyten nachweisen. Die feinen bis feingroben dunkelblauen bis azurfarbenen Reifungsgranula findet man in ihrer intensivsten Ausprägung bei den Promyelozyten. Sie werden mit dem Übergang zum Myelozyten durch neutrophile, eosinophile oder basophile Funktionsgranula ersetzt (Abb. 1.8). In diesem Zusammenhang sei die Zuordnung von Myelozyten, die noch azurophile zytoplasmatische Granula aufweisen, als Beispiel für Zuordnungsschwierigkeiten genannt: Einige Morphologen vertreten die Meinung, dass diese Zellen wegen der Granula den Promyelozyten zuzuordnen sind. Andere verweisen zu Recht darauf, dass hier die Zellgröße und die Kern-Plasma-Relation gleichwertig mit zu bewerten sind und demnach die Zelle doch als Myelozyt zu klassifizieren ist. Im Rahmen myeloproliferativer Neoplasien können auch gelegentlich unterschiedliche Funktionsgranula nebeneinander vorkommen.

Zur toxischen Granulierung des Neutrophilenzytoplasmas (s. auch Kap. 3 und Kap. 6) kommt es bei überstürzter Nachreifung im Rahmen akuter und chronischer Infektionen. Betroffen sind nahezu alle aus den Granulozytenreservoirs freigesetzten Neutrophilen. Allein die Anzahl toxisch granulierter Granulozyten schließt eine Verwechslung mit gering granulierten Basophilen aus.

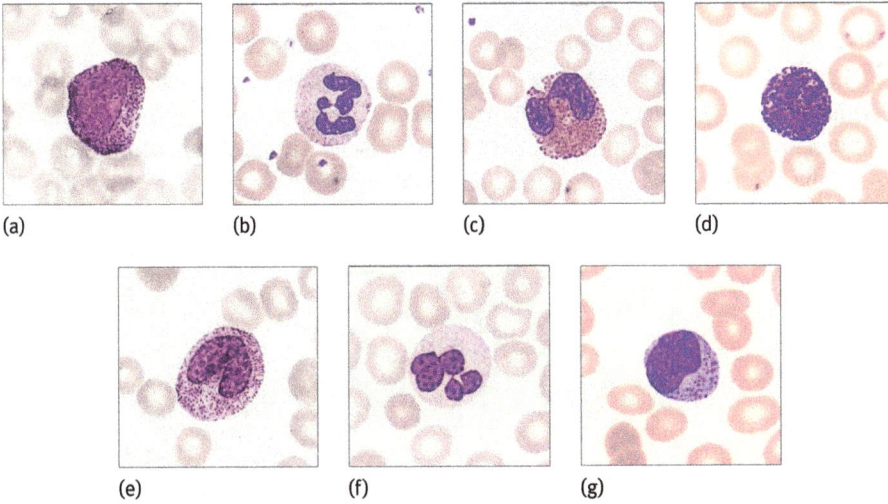

Abb. 1.8: Unterschiedliche Granulationen der Leukozyten im peripheren Blutausstrich: (a) Reifungs-granula; (b) neutrophile; (c) eosinophile und (d) basophile Funktionsgranula; (e) toxische Granula sowie ein agranulärer Granulozyt (f). Das hellblaue Zytoplasma großer Lymphozyten (g) kann einzel-ne rötliche bis azurblaue Granula enthalten.

1.3.4 Kernkonfiguration als morphologisches Kriterium

Die morphologische Abgrenzung von stabkernigen und segmentkernigen neutrophi-len Granulozyten bereitet den Anfängern der Blutbildmorphologie immer wieder Schwierigkeiten. Eine etwas umständliche Hilfestellung gibt dabei die sogenannte Drittelregel: Hierbei vergleicht man den maximalen Durchmesser des dicksten Kern-bereichs mit dem Durchmesser der schmalsten Kernbrücke im Bereich der Einbuch-tung bzw. Segmentierung. Beträgt diese mehr als ein Drittel des maximalen Kern-durchmessers (Abb. 1.9), so handelt es sich bei dem links abgebildeten neutrophilen Granulozyten um einen sogenannten „Stabkernigen". Beträgt der Durchmesser der Kernbrücke zwischen den Segmenten weniger als ein Drittel des maximalen Kern-durchmessers, so handelt es sich wie bei dem rechts abgebildeten Granulozyten um einen „Segmentkernigen".

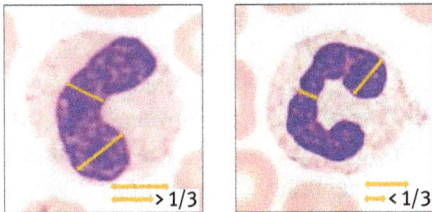

Abb. 1.9: Anwendung der sogenannten Drittel-regel zur Unterscheidung von stab- und seg-mentkernigen Granulozyten.

Segmentierungsvarianten

Unter normalen Umständen sind die Kerne reifer neutrophiler Leukozyten angedeutet segmentiert (Stabkernige) oder weisen bis zu fünf unterschiedlich tiefe Segmentierungen auf (Segmentkernige). Bei mehr als fünf Segmenten spricht man von übersegmentierten Neutrophilen (Abb. 1.10), die einerseits Ausdruck einer fortgeschrittenen Neutrophilenreife oder Ausdruck eines Vitaminmangels (Vitamin B_{12}, Folsäure; s. Kapitel 5) sind [10].

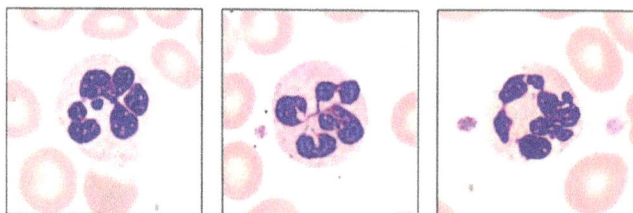

Abb. 1.10: Hypersegmentierter neutrophiler Granulozyt.

Neutrophile Segmentkernige in Blutausstrichen von Frauen zeigen häufig kleine Chromatinanhängsel, die an Trommelschlegel (engl. „drum stick") erinnern. Dabei handelt es sich um einen gestielten Fortsatz mit kleinem Köpfchen, das das inaktive X-Chromosom enthält (Abb. 1.11).

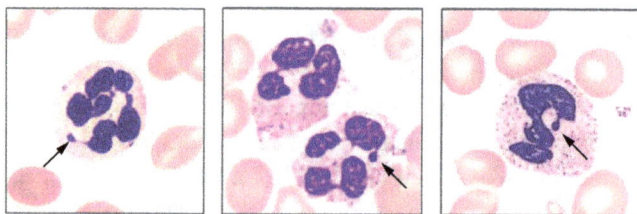

Abb. 1.11: Trommelschlegelfortsatz („drum stick").

Im Zusammenhang mit seiner Reifung und fortschreitender Segmentierung nimmt der Kern eine gebogene Form ein, was beim bohnenförmigen „jugendlichen" Metamyelozyten schon angedeutet ist und mit der Anordnung der zunehmenden Segmente um das Zentrosom deutlicher wird.

Eine fehlende oder auf zwei Segmente beschränkte Segmentierung („Hantelform" des Kerns, Abb. 1.12) ist charakteristisch für den hereditären Morbus Pelger-Huët (s. Kapitel 8). Eine solche allerdings erworbene Segmentierungshemmung ist auch häufig bei Myelodysplasien (Kapitel 5) zu finden. Die angeborene Form dieser Anomalie ist klinisch unbedeutend, kann aber zu Fehlinterpretationen des Differenzialblutbildes im Sinne einer Linksverschiebung führen.

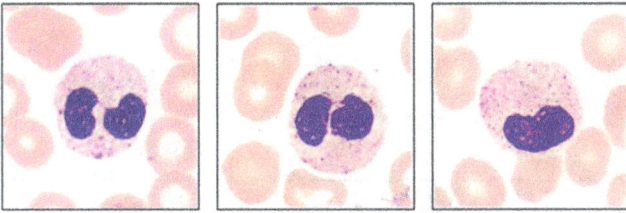

Abb. 1.12: Neutrophile Granulozyten mit Segmentierungsstörung.

Dysplastische Veränderungen von Leukozytenkernen werden an anderer Stelle (Kapitel 6 und 8) vorgestellt und besprochen.

1.3.5 Kernschatten, Zellartefakte, Blutalterung und Apoptose

Zellen, die nicht mehr intakt sind, also bei denen die Zellgrenzen nicht mehr erkennbar sind, werden bei der mikroskopischen Differenzierung nicht mit berücksichtigt, auch wenn sie anhand eines vermeintlich typischen Zellkerns („Nacktkern") noch zugeordnet werden könnten. Gleiches gilt für um einen rudimentären Kern verstreute typische Granula, auch wenn sie z. B. eindeutig baso- oder eosinophil angefärbt sind (Abb. 1.13).

Eine Zelle kann morphologisch nur dann sicher zugeordnet werden, wenn Zellkern und Zellmembran erhalten sind. Desintegrierte Zellen, wie sie in Abb. 1.13a–d abgebildet sind, und auch die in Abb. 1.13e–h dargestellten Beispiele für Ausstrichartefakte werden bei der Differenzierung nicht berücksichtigt.

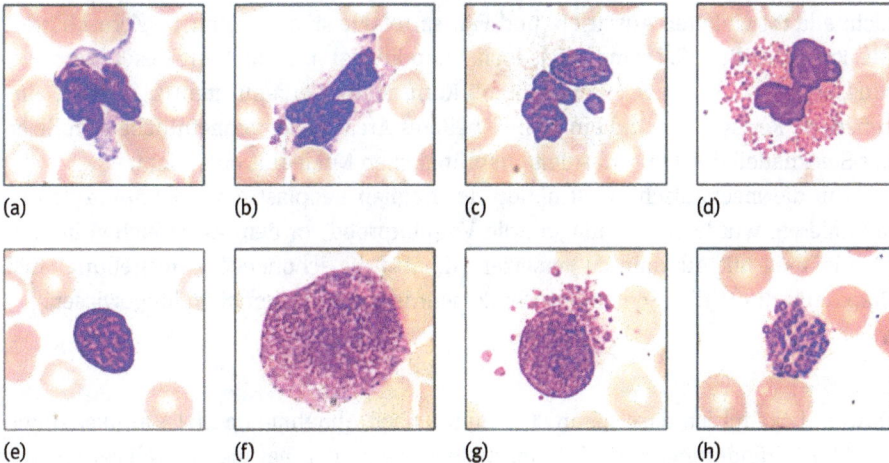

Abb. 1.13: Desintegrierte Zellen (a–d) sowie Ausstrichartefakte (e–h), die bei der Differenzierung nicht zu berücksichtigen sind.

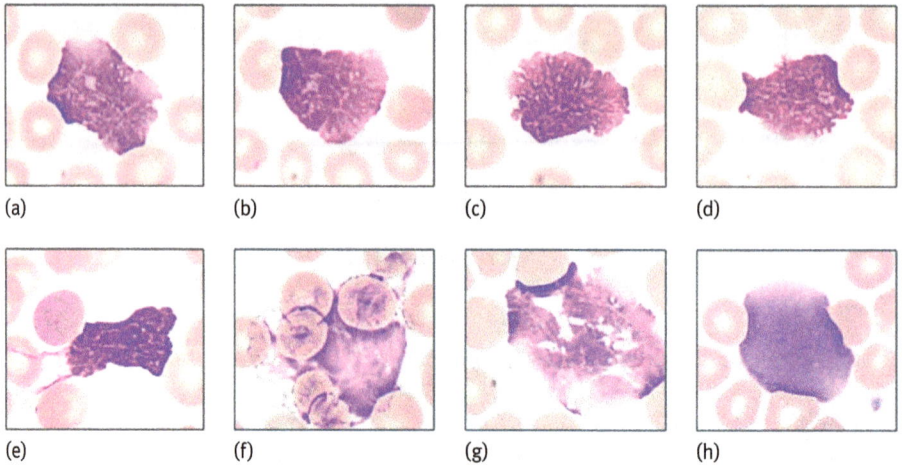

Abb. 1.14: Lymphozytäre („Gumprecht'sche") Kernschatten (a–d) und andere Ausstrichartefakte (e–h), die häufig als „Kernschatten" fehlinterpretiert werden.

Wenn ehemalige Zellkerne beim Ausstreichen zerstrichen werden, spricht man von „Kernschatten". Bei der chronisch lymphatischen Leukämie werden diese Ausstrichartefakte historisch auch als „Gumprecht'sche Kernschatten" bezeichnet. Diese Kernschatten sind jedoch kein spezifisches diagnostisches Kriterium der CLL! Nach der derzeitig geltenden Leitlinie zur Zellmorphologie werden die Kernschatten bei Verdacht auf CLL als Lymphozyten mitgezählt [11]; einige Labore geben ihre Anzahl auch gesondert an. Bei Ringversuchen werden bei einer CLL die echten Kernschatten nicht als Lymphozyten, sondern als Kernschatten auf 100 Zellen differenziert. Aber nicht alle rot-violetten Ausstrich- und Färbeartefakte sind tatsächliche Kernschatten. Die korrekte Identifizierung ist jedoch unabdingbar für ein korrektes Differenzierungsergebnis (Abb. 1.14). Bei „echten" Kernschatten erkennt man z. T. noch eine gefiederte Reststruktur und ein kleines helleres Areal in der vermeintlichen Größe eines Stecknadelköpfchens, das dem ursprünglichen Nukleolus entspricht.

Um die mechanische Destruktion der fragilen neoplastischen Lymphozyten zu minimieren, wurde vorgeschlagen, die Vollblutprobe vor dem Ausstreichen im Verhältnis 4 + 1 mit Albumin zu versetzen [12]. Auf die schonendere Herstellung eines Präparates durch die „Schleudertechnik" wurde bereits weiter oben hingewiesen.

Altes Blut

Obwohl bekannt ist, dass schon 30 Minuten nach Abnahme im EDTA-antikoagulierten Blut Veränderungen der Zellmorphologie beginnen, hat die Zentralisierung von Laborleistungen mit zunehmenden Transportwegen dazu geführt, dass hämatologische Blutuntersuchungen nicht vor Ablauf von 2 Stunden, sondern erst nach 24 bis 36 Stunden durchgeführt werden.

Während die Zählergebnisse der Hämatologieautomaten auch nach 24 Stunden noch akzeptabel sind und für überalterte Proben einen Warnhinweis („Flag") setzen, werden Veränderungen der Zellmorphologie von den Geräten nur bedingt erfasst. Allerdings verschieben sich die Relationen zwischen den Populationen, da die Neutrophilen als erste zugrunde gehen und es damit zur relativen Vermehrung der langlebigeren Lymphozyten kommt. Auch die Abkugelung von Kernsegmenten der Neutrophilen im Rahmen einer zunehmenden Apoptose führt zur falschen apparativen Zuordnung von Granulozyten zur Lymphozytenpopulation. Die Ergebnisse der maschinellen Differenzierung sind daher mit Vorbehalt zu interpretieren, wenn es sich um Proben handelt, die älter als 12 Stunden sind, wobei auch eine gewisse Abhängigkeit von der Lagerungstemperatur besteht. Vollblutproben sollten gekühlt, aber nicht auf Eis, sondern allenfalls auf Eiswasser transportiert werden, weil sonst an der Gefäßwand angefrorene Erythrozyten bei Erwärmung hämolysieren.

In einer relativ aktuellen Studie wurden morphologische Veränderungen von Leukozyten systematisch unter dem Aspekt von Zeit und Lagerungstemperatur untersucht. Veränderungen, die von mehr als 50 % der Untersucher unabhängig von der Lagerungstemperatur beschrieben wurden, traten bei 24-stündiger Lagerung auf. Eine nicht unerhebliche Anzahl an Proben zeigte allerdings schon nach 4 und nach 12 Stunden fassbare Veränderungen [13]. Die relevanten Veränderungen bei neutrophilen Granulozyten waren eine zytoplasmatische Fragmentierung, eine Degranulierung, eine Vakuolisierung (Abb. 1.16) und die Bildung von Kernformen, die an Pelger-Zellkerne erinnern sowie die Bildung von Echinozyten und Sphärozyten bei den roten Blutzellen (Abb. 1.15). Bei den Thrombozyten fällt durchgehend die Zellschwellung auf. Die geringsten Veränderungen wiesen Lymphozyten auf.

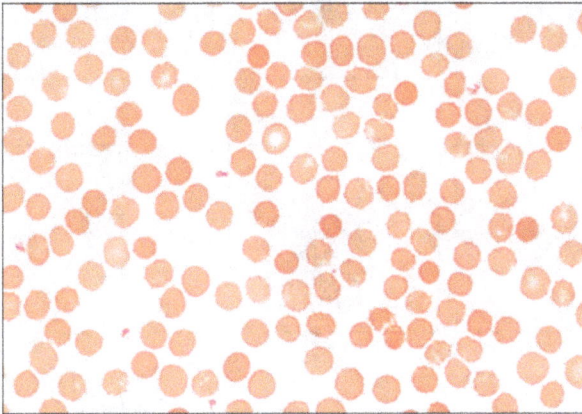

Abb. 1.15: Altes Blut mit Sphärozyten und gleichförmigen Membranausstülpungen der Erythrozyten (Echinozyten).

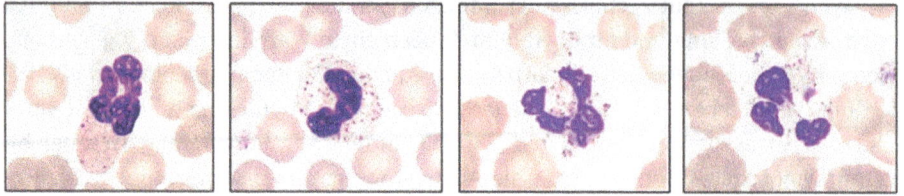

(a) Alterung neutrophiler Granulozyten

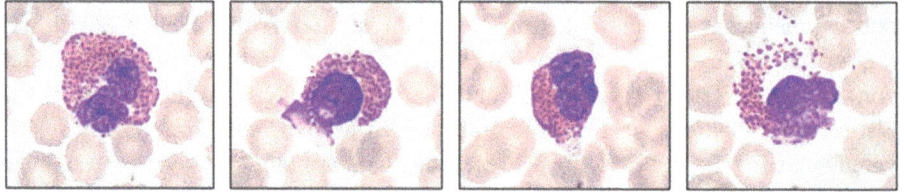

(b) Eosinophilenalterung

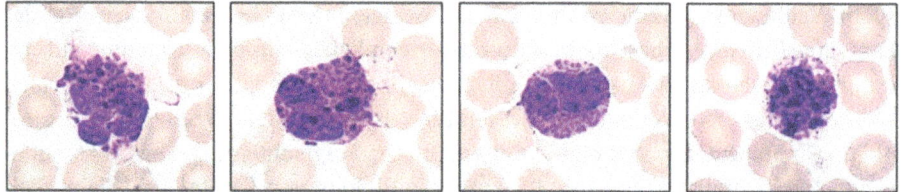

(c) Basophilenalterung

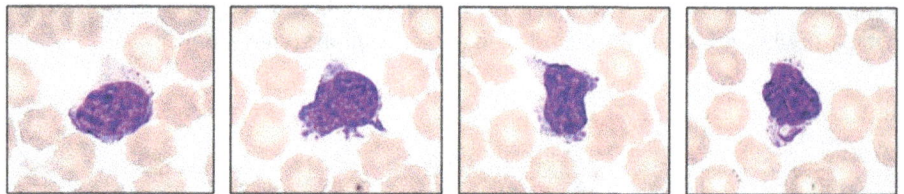

(d) Lymphozytenalterung

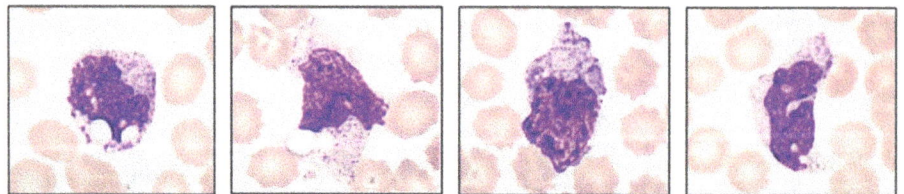

(e) Monozytenalterung

Abb. 1.16: Beispiele für morphologische Veränderungen von Leukozyten in peripheren Blutaus-strichen, angefertigt aus mit EDTA-antikoaguliertem Vollblut nach 24-Stunden-Lagerung bei Raum-temperatur.

In der nachstehenden Tabelle (Tab. 1.2) werden die durch Probenalterung hervorgerufenen Veränderungen der verschiedenen Zellen zusammengefasst. Diese morphologischen Veränderungen führen auch zu Veränderungen des sogenannten maschinellen Differenzialblutbildes [14]. Aufgrund der zunehmenden dezentralen Laboranalytik kann die kritische Zeitgrenze für die morphologische Analytik von 4 Stunden nach der Blutentnahme in der ambulanten, z. T. aber auch schon der stationären Patientenversorgung nicht eingehalten werden, was eindeutig zu Lasten der analytischen Qualität und Zuverlässigkeit geht.

Tab. 1.2: Morphologische Veränderungen von Blutzellen nach 4 bis 24 Stunden Probenlagerung bei Raumtemperatur (modifiziert nach Vives Corron [13]).

Zelltyp	Veränderung
Erythrozyten	Echinozytenbildung Sphärozytenbildung
Neutrophile Granulozyten	Homogenitätsverlust des Chromatins (Verklumpung) deutliche Trennung der Kernsegmente (Pelger Formen) Degranulierung zytoplasmatische Fragmentierung (KS) zytoplasmatische Vakuolisierung Verlust der zytoplasmatischen Zellbegrenzung
Monozyten	Homogenitätsverlust des Chromatins vermehrte irreguläre Kernlappung vermehrte zytoplasmatische Vakuolisierung Verlust der zytoplasmatischen Zellbegrenzung zytoplasmatische Fragmentierung (KS)
Lymphozyten	Homogenitätsverlust des Chromatins Kernlobulierung und Bildung von Kernknospen reaktive Zelltransformation Verlust der zytoplasmatischen Zellbegrenzung zytoplasmatische Fragmentierung (KS) zytoplasmatische Vakuolisierung
Eosinophile	Degranulierung Verlust der zytoplasmatische Zellbegrenzung zytoplasmatische Vakuolisierung zytoplasmatische Fragmentierung (KS)
Basophile	Degranulierung Verlust der zytoplasmatischen Zellbegrenzung zytoplasmatische Vakuolisierung
Thrombozyten	Vergrößerung der Thrombozyten (Zellschwellung) Thrombozytenaggregation Degranulierung

KS = Kernschatten

Apoptotische Leukozyten im Blutausstrich

Im Rahmen des Zelluntergangs kommt es zu Umbauvorgängen in der Zelle mit einer Verdichtung des Kernchromatin der Zellen zu homogenen tiefdunklen kreis- oder tropfenförmigen Strukturen (Abb. 1.17), die nicht mehr zusammenhängen. Dieses als Apoptose bezeichnete Endstadium der Leukozyten (häufig bei Granulozyten zu sehen) leitet den Zelltod ein [15].

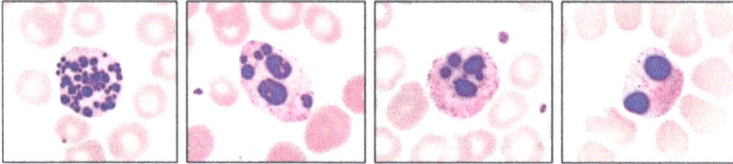

Abb. 1.17: Apoptose der neutrophilen Granulozyten.

Solche apoptotischen Zellen (häufig Granulozyten) lassen sich gelegentlich im peripheren Blutausstrich, insbesondere bei älteren, gelagerten Blutproben, aber seltener auch mal in frischeren Proben, nachweisen.

Literatur

Die Inhalte dieses Kapitels beziehen sich auf die im Anhang des Buches benannten Lehrbücher und Monografien und auf die nachstehenden Literaturstellen, die auch zur weiterführenden Information empfohlen werden:

[1]   Chabot-Richards DS, Foucar K. Does morphology matter in 2017? An approach to morphologic clues in non-neoplastic blood and bone marrow disorders. Int J Lab Hematol 2017;39(1):23–30. [https://doi.org/10.1111/ijlh.12667][PMID: 28447424]

[2]   Schoorl M, Chevallier M, Elout J, van Pelt J. Flagging performance of the Sysmex XN2000 haematology analyser. Int J Lab Hematol 2016;38(2):160–166. [https://doi.org/10.1111/ijlh.12461] [PMID: 26825847]

[3]   Bain BJ. Diagnosis from the blood smear. N Engl J Med 2005; 353(5):498–507. [https://doi.org/10.1056/NEJMra043442][PMID: 16079373]

[4]   Davidson E. The distribution of cells in peripheral blood smears. J Clin Pathol 1958;11(5):410–411. [https://doi.org/10.1136/jcp.11.5.410][PMID: 13575556]

[5]   Houwen B. The differential cell count. Lab Hematol 2001;7:89–100.

[6]   Ruemke CL. Laboratory Aids. Variability of results in differential cell counts on blood smears. Triangle 1960;4:154–158.

[7]   Hagner R. The manual differential enters the digital age. MLO: medical laboratory observer 2012;44(5):20–21. [PMID: 22649965]

[8]   Kratz A, Lee S-H, Zini G, et al. Digital morphology analyzers in hematology: ICSH review and recommendations. Int J Lab Hematol 2019;41(4):437–447. [https://doi.org/10.1111/ijlh.13042] [PMID: 31046197]

[9]   Park SH, Park C-J, Choi M-O, et al. Automated digital cell morphology identification system (CellaVision DM96) is very useful for leukocyte differentials in specimens with qualitative or quantitative abnormalities. Int J Lab Hematol 2013;35(5):517–527. [https://doi.org/10.1111/ijlh.12044] [PMID: 23286314]

[10] Edwin E. The segmentation of polymorphonuclear neutrophils. The conditions in hypovitamino-
      sis B12 and hypersegmentation. Acta Med Scand 1967;182(4):401–410. [PMID: 6054823]
[11] Diem H, Binder T, Bettelheim P. Kernschatten im Blutausstrich: Gumprecht's shadows in peri-
      pheral blood smear. J Lab Med 2005;29(5):333–334.
[12] Palmer L, Briggs C, McFadden S, et al. ICSH recommendations for the standardization of nomen-
      clature and grading of peripheral blood cell morphological features. Int J Lab Hematol 2015;37
      (3):287–303. [https://doi.org/10.1111/ijlh.12327][PMID: 25728865]
[13] Vives-Corrons J-L, Briggs C, Simon-Lopez R, et al. Effect of EDTA-anticoagulated whole blood sto-
      rage on cell morphology examination. A need for standardization. Int J Lab Hematol 2014;36
      (2):222–226. [https://doi.org/10.1111/ijlh.12170][PMID: 24330572]
[14] Daves M, Zagler EM, Cemin R, et al. Sample stability for complete blood cell count using the
      Sysmex XN haematological analyser. Blood Transfus 2015;13(4):576–582. [https://doi.org/
      10.2450/2015.0007-15][PMID: 26057491]
[15] Luo HR, Loison F. Constitutive neutrophil apoptosis: mechanisms and regulation. Am J Hematol
      2008;83(4):288–295. [https://doi.org/10.1002/ajh.21078][PMID: 17924549]

2 Erythrozytenmorphologie

2.1 Erythropoese

2.1.1 Proerythroblasten

Die früheste morphologisch abgrenzbare Vorläuferzelle der Erythrozyten, der Proerythroblast, ist unter physiologischen Bedingungen ausschließlich im Knochenmark zu finden. Selbst bei extramedullärer Blutbildung sind sie nur vereinzelt im peripheren Blutausstrich nachzuweisen. Sie sind mit etwa 20 μm die größten nachweisbaren erythropoetischen Vorläuferzellen. Ihr großer Kern mit dichter regelmäßiger Chromatinstruktur ist blau-violett, der umgebende schmale Zytoplasmensaum von tiefem Blau mit kernnaher Aufhellung (Golgi-Zone und Mitochondrien) (Abb. 2.1). Gelegentlich zeigen die Proerythroblasten Ausstülpungen des Zytoplasmas, die nach ihrem Erstbeschreiber benannten „Heckner'schen Öhrchen".

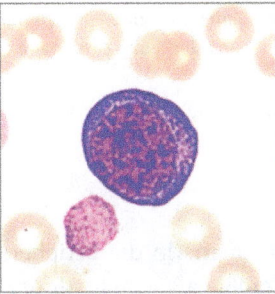

Abb. 2.1: Proerythroblast und deutlich basophil getüpfelter polychromatischer Erythrozyt.

2.1.2 Erythroblasten

Kernhaltige Erythrozyten werden heute unabhängig von ihrem Reifungsgrad als Erythroblasten bezeichnet (Abb. 2.2). Die frühere Bezeichnung „Normoblasten" ist verlassen worden, ebenso wie die Beschreibung ihres Reifegrades aufgrund der unterschiedlichen Anfärbbarkeit ihres Zytoplasmas (basophile „Makroblasten", polychromatische und orthochromatische „Normoblasten"). Die Erythrozytenblastenkerne sind normalerweise rund, das Chromatin ist dicht und wirkt schollig. Im peripheren Blut treten kernhaltige rote Blutzellen in der Regel nur unter pathologischen Bedingungen wie z. B. bei hämolytischen Anämien oder extramedullärer Blutbildung auf. Sie sind immer ein Hinweis auf Störungen der Knochenmark-Blut-Schranke.

https://doi.org/10.1515/9783110664690-002

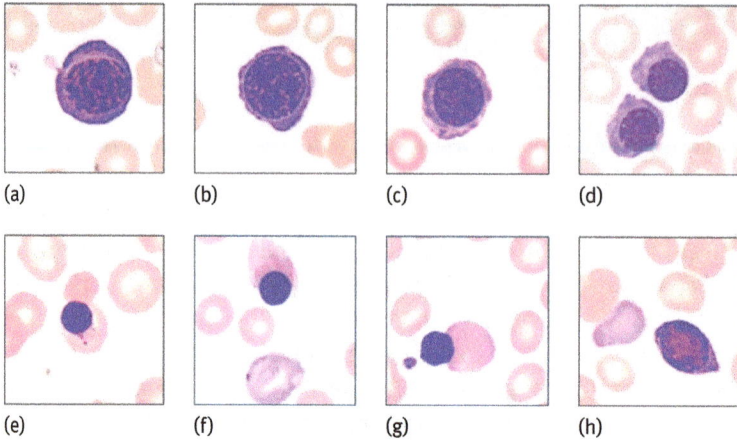

(a)   (b)   (c)   (d)

(e)   (f)   (g)   (h)

Abb. 2.2: Vorkommen von Erythroblasten im peripheren Blut. Die noch unreifen Erythroblasten (a–d) findet man nur unter pathologischen Bedingungen (z. B. bei hämolytischen Anämien oder extramedullärer Blutbildung) im peripheren Blut. In der abschließenden Reifungsphase stößt der Erythroblast seinen pyknotisch verdichteten kleinen runden Kern aus (e–g) und hinterlässt einen jungen, relativ großen Erythrozyten (h). Neben dem polychromatischen Erythrozyten (h) sieht man einen reifen Lymphozyten.

2.1.3 Retikulozyten

Die herangereiften Erythrozyten werden nach Verlust ihres Kerns in die periphere Blutbahn ausgeschwemmt. Sie sind anfangs noch sichtbar größer als reife Erythrozyten und ihre Anfärbbarkeit ist geringfügig basophiler (polychromatisch). Bei erkennbar vermehrtem Auftreten spricht man von einem polychromatischen Ausstrich (Abb. 2.3). Allerdings kann man Retikulozyten allein aufgrund ihrer Größe und Anfärbbarkeit nicht quantifizieren. Hierzu bedarf es der sogenannten Vitalfärbung.

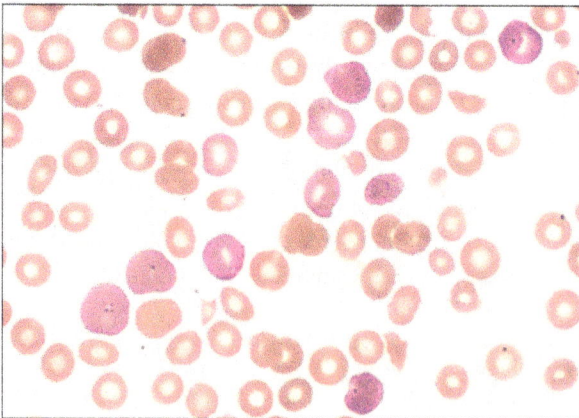

Abb. 2.3: Polychromatische Erythrozyten (Polychromasie).

Obwohl heute die meisten hämatologischen Analysegeräte über eine Option zur automatisierten Retikulozytenzählung verfügen, sollten unplausible oder von den Automaten verweigerte Retikulozytenzählergebnisse „manuell" bzw. mikroskopisch kontrolliert werden. Da nach der Kernausstoßung Reste von Ribonukleinsäure in jungen Erythrozyten noch eine gewisse Zeit vorhanden sind, lassen sich diese mithilfe der sogenannten Vitalfärbung anfärben und damit mikroskopisch nachweisen („Substantia reticulofilamentosa"). Hierfür wird das Vollblut im Verhältnis 1:1 mit der Farblösung (Brillantkresylblau oder Methylenblau) über 30 min inkubiert und dann ausgestrichen. Nach dem Trocknen werden mit dem 100er-Ölimmersionsobjektiv die Retikulozyten ausgezählt, wobei das Ergebnis in Prozent angegeben wird. Als Retikulozyt zählt der Erythrozyt, der mindestens zwei bläulich gefärbte filamentöse retikuläre Strukturen enthält (Abb. 2.4). Je mehr intrazelluläre Nukleinsäurereste ein Retikulozyt aufweist, desto „jünger" bzw. unreifer ist er. Diesen Zusammmmenhang beschrieb Heilmeier erstmals aufgrund mikroskopischer Auszählungen [1]. Heute werden die Retikulozytenzahlen mit fluoreszensbasierten durchflusszytometrischen Verfahren bestimmt, dabei erlaubt die Intensität der anfärbbaren ribosomalen RNS die Erfassung unterschiedlicher Reifegrade der Retikulozyten auf sehr viel elegantere Weise.

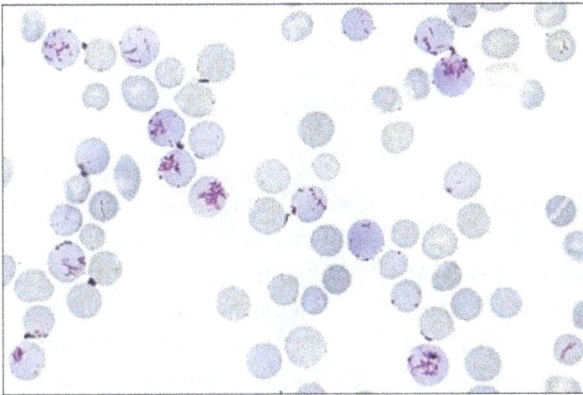

Abb. 2.4: Retikulozytenfärbung für die mikroskopische („manuelle") Zählung. Auch in dieser Färbung erkennt man eine gewisse Polychromasie der relativ großen Retikulozyten. Die intrazelluläre Quantität der violett gefärbten Substantia filamentosa ist reziprok mit der Retikulozytenreife korreliert.

Um Retikulozyten oder morphologisch auffällige Erythrozyten (s. u.) mit der Gesamtzahl an Erythrozyten im (optimalen) Ausstrichbereich in Relation setzen zu können (z. B. die Anzahl der Retikulozyten auf 1.000 Erythrozyten) ist eine Verkleinerung des mikroskopischen Gesichtsfeldes von Vorteil.

Die von der „International Council for Standardisation in Haematology" (ICSH) empfohlene mikroskopische („manuelle") Vorgehensweise mithilfe eines Okulareinschubs (Okularmikrometer nach Miller) [2] reduziert das Gesichtsfeld auf ein quadratisches Feld, das ein Neuntel der Gesamtfläche eines großen Quadrates einnimmt. Die Retikulozyten werden im großen Quadrat, die Erythrozyten werden in zehn klei-

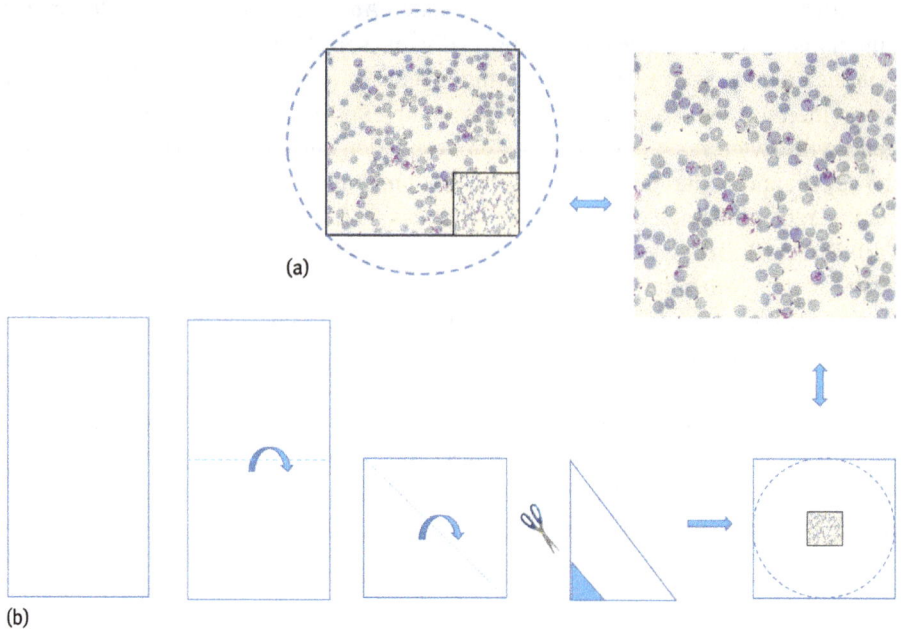

Abb. 2.5: Verkleinerung des mikroskopischen Gesichtsfeldes zur mikroskopischen Bestimmung des Anteils an Retikulozyten oder an morphologisch auffälligen Erythrozyten. Die Darstellung (a) zeigt das Okularmikrometer nach Miller. Die Darstellung (b) zeigt, wie man mit einem lichtundurchlässigen Papier eine Gesichtsfeldverkleinerung mit einfachen Mitteln erreichen kann.

nen Quadraten gezählt, um die mittlere Erythrozytenzahl pro Kleinquadrat zu ermitteln. Voraussetzung ist auch hier wieder, dass im Monolayerbereich gezählt wird. Die Zahl der Großquadrate, die mit dem 100er-Objektiv durchmustert werden mussten, um ungefähr 100 Retikulozyten zu zählen, wird dann mit der mittleren Erythrozytenzahl eines Kleinquadrates multipliziert, und die so erhaltene Zahl an Erythrozyten als Bezugszahl für den prozentuale Anteil der Retikulozyten genommen [3].

Beim alternativen, allerdings ungenaueren Verfahren der Gesichtsfeldverkleinerung wird ein lichtundurchlässiges Papier, wie in Abb. 2.5 gezeigt, zweimal gefaltet und schließlich die Spitze des entstehenden Dreiecks so abgeschnitten, dass ein 4 × 4 mm großes Zählquadrat entsteht. Jetzt muss das Papier noch so ausgeschnitten werden, dass es in das Okular eingepasst werden kann. Im reduzierten Gesichtsfeld werden Retikulozyten und Erythrozyten differenziert, bis etwa 100 Retikulozyten gezählt sind. Dann werden die Zählergebnisse in Relation gesetzt und das Ergebnis in Prozent angegeben [3].

Der Referenzwert für Retikulozyten bezieht sich auf gesunde Individuen mit normalen Hämoglobinwerten, wodurch eine Anämie des Referenzkollektiv möglichst ausgeschlossen werden soll. Bei regelhafter Erythropoese passt sich die Produktion der Erythrozyten dem Bedarf an. Um die Erythrozytenbildungsfähigkeit des Knochenmarks zu prüfen, errechnet man den Retikulozytenproduktionsindex (RPI) wie folgt:

RPI = [Ret% × Hkt$_{akt}$] / [T$_{reif}$ × Hkt$_{ref}$]

RPI = Retikulozytenproduktionsindex

T$_{reif}$ = Reifungszeit (Tage) im peripheren Blut

Hkt$_{akt}$ = Aktueller Hämatokrit

Hkt$_{ref}$ = Referenzhämatokrit

Die theoretisch bestimmte Reifungszeit im peripheren Blut ist abhängig vom gemessenen Hämatokrit und beträgt z. B. bei einem Hämatokrit von 0,45 etwa 1 Tag, bei einem Hämatokrit von 0,35 circa 1½ Tage und bei einem Hämatokrit von 0,25 ungefähr 3 Tage. Bei Werten des RPI > 3 liegt eine adäquate Erythropoese vor, bei einem Wert von < 2 ist diese vermindert.

2.2 Erythrozytenmorphologie

2.2.1 Der reife Erythrozyt

Die endständigen Zellen der Erythropoese, die kernlosen Erythrozyten, machen mit 4–5 Mio/µl den größten Anteil aller Blutzellen aus. Sie bilden im optimalen Blutausstrich einen Zellrasen, in dem die Zellen gut abgrenzbar nebeneinander liegen.

In der Aufsicht erscheinen sie in der Regel kreisrund und färben sich in der Routinefärbung nach Pappenheim rötlich. Ihr Durchmesser beträgt 7–8 µm, was in etwa dem Kerndurchmesser eines kompakten reifen Lymphozyten entspricht. Das Zentrum der Erythrozyten erscheint blasser gefärbt: Diese Aufhellung ist der typischen bikonkarven Form der Erythrozyten zuzuschreiben, da die Zelle in der Mitte flacher ist und damit weniger Hämoglobin das Durchlicht absorbiert (Abb. 2.6). Diese Zellkonfiguration erlaubt dem Erythrozyten, sich maximal zu verformen und die engen kapillären Endstrecken und endothelialen Zwischenräume passieren zu können. Die hierbei auf die Zelle einwirkenden Scherkräfte setzen allerdings eine hohe Membranfluidität und Elastizität voraus. Diese wiederum nimmt mit der Zellalterung oder pathologischen Veränderung der Membran bzw. des Zellskeletts ab.

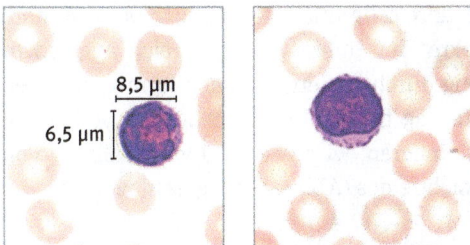

Abb. 2.6: Typische Erythrozyten mit zentraler Aufhellung. Die Größenrelation zum Kern des reifen Lymphozyten zeigt, dass es sich um kleine Erythrozyten im Sinne einer erythrozytären Mikrozytose handelt. Bei der Beurteilung des roten Blutbildes mithilfe der digitalen Mikroskopie ist ein mit dem Zoom gekoppelter Doppelkreis mit der Angabe des Durchmessers hilfreich.

8,5 µm

6,5 µm

2.2.2 Beurteilung der Erythrozytenmorphologie mithilfe der konventionelle Mikroskopie

Die Beurteilung der Erythrozytenmorphologie beinhaltet sowohl die Erythrozytengröße (Durchmesser) und ihre Zellgestalt als auch das Ausmaß der im Präparat vorliegenden Variabilität. Die unterschiedliche Anfärbbarkeit der roten Blutzellen und intrazelluläre Auffälligkeiten wie Einlagerungen, Ausfällungen und Einschlüsse können entscheidende differenzialdiagnostische Hinweise geben. Die aufmerksame Durchsicht des erythrozytären Zellrasens erlaubt dem erfahrenen Untersucher die Erkennung von intra- und extrazellulären Krankheitserregern, insbesondere von Parasiten (Malaria!). Das Vorliegen von Agglutinaten (Kälteagglutinine, „Geldrollenbildung") und der Nachweis von kernhaltigen Erythrozyten (Erythroblasten) sind ebenfalls zielführende diagnostische Hinweise. Die derzeit im Labor eingesetzten hämatologischen Analysenautomaten messen mit hoher Präzision die Erythrozytenzahl und ihr Volumen sowie das Gesamthämoglobin, die im Zusammenhang mit Anämien oder anderen Erkrankungen typischerweise einhergehenden morphologischen Veränderungen der Erythrozyten (s. Kapitel 5 und 8) sowie zytoplasmatische Einschlüsse der roten Blutzellen werden allerdings von den gängigen Durchflusszytometern und auch der digitalen Mikroskopie bisher nur unzureichend oder gar nicht erfasst. Daher bleibt die morphologische Beurteilung des roten Blutbildes weitgehend der konventionellen Mikroskopie vorbehalten. Sie ist allerdings personell und zeitlich aufwendig. Das erklärt auch, dass diese Untersuchung in der Regel nicht direkt anforderbar ist und ihre sachgerechte Durchführung und Beurteilung sowie ihre Interpretation nur wenigen erfahrenen technischen Assistenten und ärztlichen Kollegen vorbehalten bleibt.

Ein Problem ist die Quantifizierung der pathologischen Erythrozytenveränderungen. Wenn überhaupt, dann werden die verschiedenen Zellformen allenfalls semiquantitativ mitgeteilt. Die internationalen Vorgaben zur Standardisierung [4] fordern allerdings – wie bei der mikroskopischen Retikulozytenzählung – die Angabe der jeweiligen von der Norm abweichenden Erythrozytenform auf 1.000 gezählte Erythrozyten (s. u.), was allenfalls von Speziallabors geleistet werden kann. Auch gibt es nur wenige Referenzwertangaben (Tab. 2.1) für die z. T. auch bei Gesunden vorkommenden Formvarianten der Erythrozyten.

Für die mikroskopische Beurteilung der Erythrozytenmorphologie ist nur der schon beschriebene optimale Ausstrichbereich (Erythrozytenrasen ohne Zellüberlagerungen) geeignet, da ausschließlich dort Zellgröße und Färbung optimal sind. Dazu wird zunächst mit dem 10er-Objektiv der Untersuchungsbereich aufgesucht und dann mit einer höheren Vergrößerung durchmustert, um nach formveränderten roten Blutzellen zu suchen. Zur Erleichterung der Zählung von 1.000 Erythrozyten und um dabei Mehrfachzählungen zu minimieren, wird wie für die Auszählung von Retikulozyten eine Verkleinerung des Gesichtfeldes (Abb. 2.5) vorgeschlagen [2].

2.2.3 Digital unterstützte Mikroskopie des roten Blutbildes

Mit der ursprünglichen Software der digital unterstützten mikroskopischen Untersuchung der Erythrozyten wird unter Verwendung des 10er-Ölobjektivs ein für die
Analyse optimaler Ausstrichbereich festgelegt und als Übersichtsbild digitalisiert.
Dieser Bereich kann dann vom Untersucher mit variabler Vergrößerung durchmustert
werden. Einzelne Ausstrichbereiche lassen sich zusätzlich mit einer digitalen Lupe
ergänzend untersuchen. Die qualitativ auffälligen Erythrozyten können dann manuell in einer vorgegebenen Tabelle semiquantitativ dokumentiert werden (Abb. 2.7).

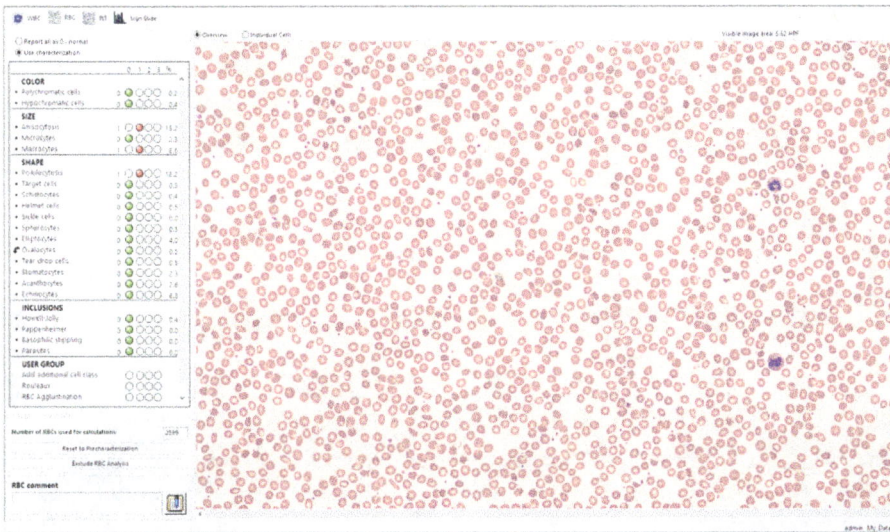

Abb. 2.7: Monolayer eines Blutausstriches, erfasst und dargestellt mithilfe der digital unterstützten
automatisierten Mikroskopie (DM 96).

Mit einer weiterentwickelten Software wird der festgelegte Ausstrichbereich 35-
mal unter Anwendung neuer Erkennungsalgorithmen gescannt. Die Erythrozyten,
die sich von den unauffälligen roten Blutkörperchen unterscheiden, werden markiert
bzw. hervorgehoben (Abb. 2.8a) und mithilfe der von der Fa. CellaVision entwickelten Zellerkennungssoftware (Advanced Red Blood Cell Application, ARBCA) klassifiziert [5]. Hierbei werden durch ein künstliches neuronales Netzwerk eine große Anzahl an Informationen wie Größe, Rundung der Zelle, Ausmaß und Form der zentralen Aufhellung sowie Einkerbungen verarbeitet. Die auffälligen Erythrozyten werden
in 21 unterschiedliche morphologische Kategorien vorklassifiziert. Die derart zugeordneten Erythrozyten werden zur Sicherheit automatisch auf Referenzzellen abge-
glichen. Die Darstellung erfolgt in gesonderten Bildschirmzeilen (Abb. 2.8b). Zu diesem Zeitpunkt können noch manuelle Korrekturen durchgeführt werden, bevor die

einzelnen Erythrozytenkategorien dann als Relativwerte quantifiziert und dokumentiert werden.

Die ersten Studien zur Sensitivität und Spezifität der Erkennung von unterschiedlichen Erythrozytenmorphologien zeigen eine Sensitivität zwischen 91,7 und 100 %. Die Spezifität wird mit 25–88,9 % angegeben [5].

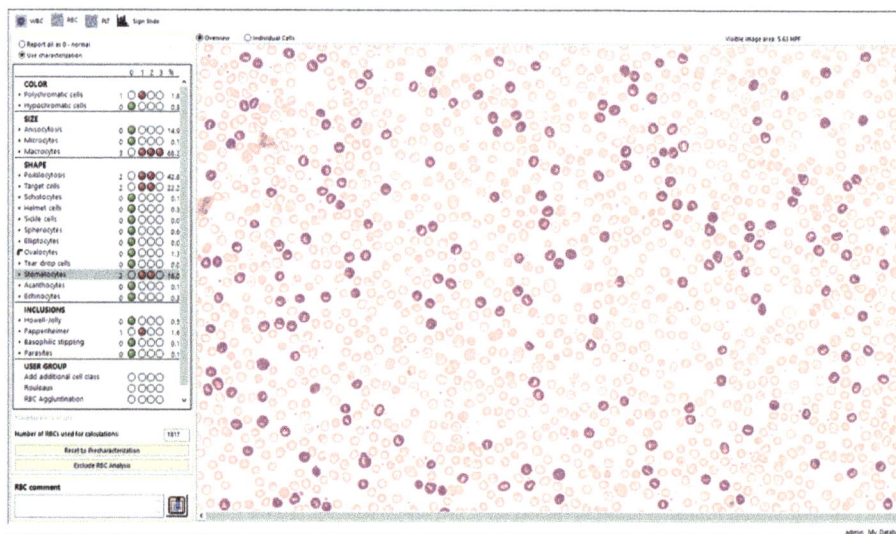

(a)

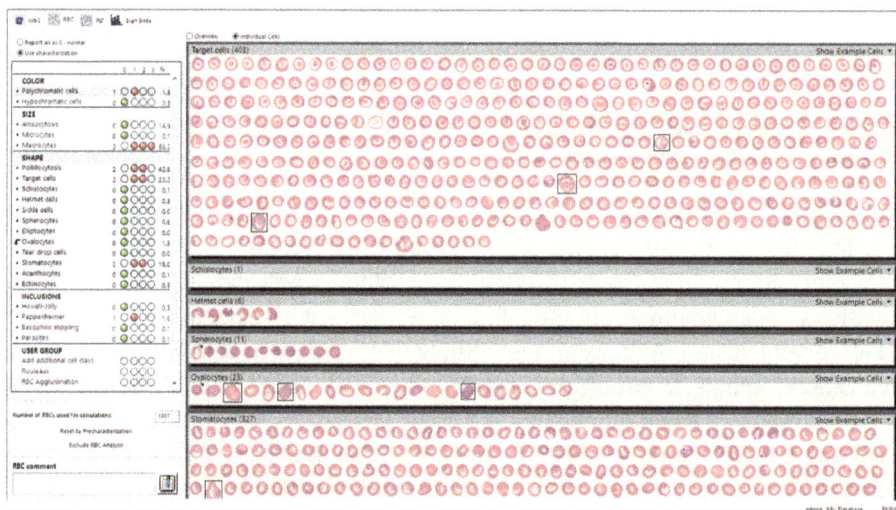

(b)

Abb. 2.8: Digitale Mikroskopie des roten Blutbildes: Auffällige von der Norm abweichende Erythrozyten werden markiert (a) und dann in unterschiedlichen Morphologiespalten zusammengefasst und quantifiziert (b).

2.3 Pathomorphologie der Erythrozyten

Die Beschaffenheit und Zusammensetzung von Erythrozytenmembran und Stützgerüst bestimmen die Erythrozytenform bzw. ihre Verformbarkeit sowie die Abweichungen von der Norm. Die normale Erythrozytenmembran besteht aus einer Lipiddoppelschicht, die durch ein Zytoskelett stabilisiert wird. Dieses Zytoskelett besteht unter anderem aus verschiedenen Spektrinen und Ankyrin. Bei Mutationen der Gene, die α-Spektrin, β-Spektrin, Ankyrin und Membranproteine kodieren, ist die Verbindung von Lipidschicht und Zytoskelett verändert. Hierdurch ist die Verformbarkeit der Erythrozyten beeinträchtigt, was unter den Scherstressbedingungen in der Milz zur Ruptur der Zellen und zum verfrühten Abbau führen kann [6]. Veränderungen der Zellform und der damit verbundene verfrühte Abbau (Hämolyse) sind entweder Ausdruck von Defekten der Membran und/oder des Zytoskeletts oder Folge der Präzipitation, der Kristallisation oder der Polymerisation des Hämoglobins. Allerdings kann auch die rein mechanische Fragmentation der Erythrozyten zu einer veränderten Erythrozytengröße und -form führen (Fragmentozyten bzw. Schistozyten), die sowohl mit als auch ohne messbare Hämolyse einhergehen kann.

Im Folgenden werden die wesentlichen Änderungen der Erythrozytenform vorgestellt (Abb. 2.9). Die klinische Bedeutung bzw. Assoziation mit der jeweiligen zugrunde liegenden Erkrankung werden in den Kapitel 5 und 8 beschrieben.

2.3.1 Sichelzellen (Drepanozyten)

Das aufgrund eines β-Kettendefekts gebildete abnorme Hämoglobin (HbS) führt bei Sauerstoffmangel zur Bildung von polymerisierenden Fibrillen mit „Verklumpung" des Hämoglobins, das eine um 25-fach geringere Löslichkeit gegenüber normalem Hämoglobin hat. Die Polymerisation des HbS bedingt die Verformung der Erythrozyten zu länglichen sichelförmigen, spitz zulaufenden und nur eingeschränkt verformbaren Zellkörpern (Abb. 2.9a).

2.3.2 Eliptozyten/Ovalozyten

Als Eliptozyten werden Erythrozyten bezeichnet, die morphologisch im Vergleich zur Querachse eine mindestens doppelt so lange Längsachse aufweisen. Ist die Längsachse kürzer, so spricht man von Ovalozyten (Abb. 2.9b). Die hereditären Ellipto- oder Ovalozytosen weisen eine angeborene Veränderung des Zytoskeletts auf. Einzelne dieser Zellen lassen sich aber auch in den Ausstrichen von Anämien und Myelodysplasien, insbesondere bei Myelofibrose, nachweisen.

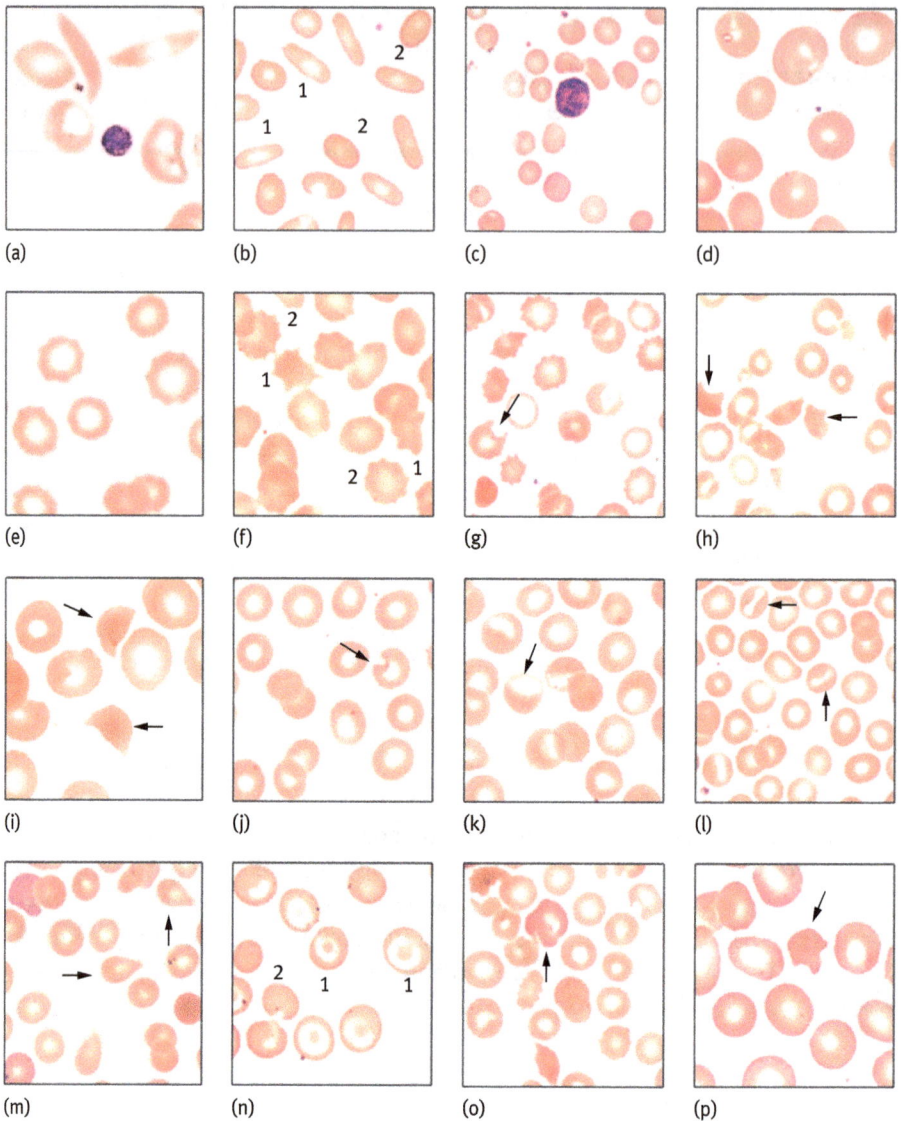

Abb. 2.9: Morphologisch auffällig veränderte Erythrozyten, die Hinweise auf Störungen der Erythropoese geben: (a) Sichelzellen; (b) Eliptozyten (1) und Ovalozyten (2); (c) Mikrosphärozyten mit Verlust der zentralen Aufhellung: Der Vergleich zu dem reifen Lymphozyten zeigt Sphärozyten, die mikroskopisch kleiner erscheinen als sie es vom Volumen her sind. (d) Makrosphärozyten die auch vom Durchmesser her so groß wie normale Erythrozyten sind; (e) Echinozyten; (f) Stachelzellen bzw. Akanthozyten (1) sowie Echinozyten (2); (g) Hornzelle (Keratozyt) oder Pinzettenzelle; (h) Schistozyten; (i) Fragmentozyten, die an ein geköpftes Frühstücksei erinnern („Eierschalenphänomen"); (j) Biss-Zelle" („bite cell"); (k) blasig aufgetrieben wirkende Erythrozyten („blister cells") mit hämoglobinfreiem Anteil, der von einer zarten polaren Membran gedeckt wird; (l) fischmaulartig aussehende Erythrozyten (Stomatoyzten); (m) Dakrozyten („tear drops" oder Tränenzellen); (n) Schießscheiben- bzw. Targetzellen (1) sowie eine Bisszelle (2); (o) irreguläre multiforme Erythrozyten; (p) pilzartig aussehende „Mushroom"-Zelle.

2.3.3 Sphärozyten (Kugelzellen)

Sphärozyten sind Zellen, die sich im optimalen Bereich des Ausstriches deutlich abgerundet darstellen (Abb. 2.9c). Sie haben entweder aufgrund eines angeborenen Membrandefektes (hereditäre Mikrosphärozytose) oder eines erworbenen Defektes des Zytoskeletts (Hitzeeinwirkung bei Verbrennungen) eine kugelige Gestalt. Mit der Kugelform geht die zentrale Aufhellung des Erythrozyten verloren, daher wirken sie vom Durchmesser her kleiner, obwohl sich ihr mit der Impedanz gemessenes Volumen häufig noch im Referenzbereich befindet. Aufgrund einer antikörpervermittelten Immunreaktion können Membrananteile eines Erythrozyten verloren gehen (immunhämolytische Anämie). Um dadurch keine größeren Zytoplasmaanteile zu verlieren, nimmt der Erythrozyt zunehmend die ideale Form einer Kugel ein (Makrosphärozyten) (Abb. 2.9d), um dann im fortgeschrittenen Stadium doch zu hämolysieren.

2.3.4 Echinozyten/Akanthozyten

Unter Echinozyten, die ursprünglich mit den Akanthozyten zu den sogenannten Stachelzellen („burr cells") gezählt wurden, versteht man aufgrund elektronenmikroskopischer Untersuchungen Erythrozyten, die sich zunehmend „abkugeln" und gleichmäßig kurze Ausstülpungen der Membran ausbilden (Abb. 2.9e). Diese Art der Verformung, die im Zusammenhang mit erhöhten Fettsäurespiegeln oder einer Verarmung an ATP als universellem Energieträger steht, ist reversibel. Allerdings können sie sich auch in Stomatozyten umwandeln. Eine Echinozytose kann als Lagerungseffekt auftreten, nämlich immer dann, wenn das Blut zu spät ausgestrichen wird. Dagegen haben Akanthozyten deutlich weniger Ausziehungen. Diese sind von unterschiedlicher Länge und nicht so regelmäßig angeordnet wie beim Echinozyten. Ihre Enden können spitz oder stumpf sein (Abb. 2.9f). Die nicht reversiblen Membranverformungen stehen ursächlich im Zusammenhang mit Störungen des Lipoproteinstoffwechsels. Sie treten bei unterschiedlichen Dyslipoproteinämien, aber auch bei Lebererkrankungen und bei Hyposplenismus auf und werden unter anderem auch bei Anorexia nervosa gefunden. Im Zusammenhang mit einer hämolytischen Anämie können sie ein Hinweis auf einen Mangel an Pyruvatkinase sein. Die Differenzierung von Akanthozyten und Echinozyten kann also durchaus von differenzialdiagnostischer Bedeutung sein.

2.3.5 Keratozyten

Keratozyten oder Hornzellen scheinen paarige Stacheln auszubilden. Sie gehören ebenfalls zu den „Stachelzellen" und werden auch als „geweihförmige" oder „gehörnte" Erythrozyten beschrieben (Abb. 2.9g). Die Ursache für ihre Erscheinungsform sind mechanische Schädigungen des Erythrozyten, z. B. aufgrund einer mikro-angiopathischen hämolytischen Anämie oder nach Klappenersatz. Hiervon sind die ähnlich aussehenden Fragmentozyten, die zu den Schistozyten gezählt werden, nicht immer eindeutig abgrenzbar. Die hier gezeigte Zelle hat allerdings auch Ähnlichkeit mit einer sogenannten Pinzettzelle, die wie auch die pilzförmig aussehenden „Mushroom"-Zellen (Abb. 2.9p) bei hämolytischen Anämien vorkommen können (s. Kapitel 8).

2.3.6 Schistozyten

Im deutschen Sprachraum werden die Erythrozytenfragmente, die häufig zusammen mit Akanthozyten auftreten, auch Fragmentozyten genannt, wenn sie Ähnlichkeiten mit der Schale eines halben aufgeschlagenen Eies zeigen. Ihr Auftreten kann diffe-renzialdiagnostisch bedeutend sein, wenn es um die Diagnose des sog. HELLP-Syn-droms oder des hämolytisch-urämischen Syndroms geht. Wenn im Rahmen eines Fragmentationssyndroms unterschiedliche Fragmente entstehen, werden diese Schistozyten genannt (Abb. 2.9h).

2.3.7 Blasenzellen („blister cells")

Es handelt sich hierbei um Erythrozyten mit einem blasenförmigen hämoglobinfreien Anteil, der noch von einer feinen Membran umgeben ist (Abb. 2.9k). Fällt diese weg, dann bleibt ein Erythrozyt übrig, der aussieht als wäre ein Teil abgebissen worden („bite cell"). Blasen- oder „Blister"-Zellen werden klassischerweise bei oxidativ aus-gelösten Hämolysen wie z. B. bei angeborenem Glukose-6-Phoposphat-Dehydroge-nasemangel (G6PDH) beobachtet, in der Regel dann zusammen mit Schistozyten und Sphärozyten.

2.3.8 Stomatozyten

Morphologisch haben diese Erythrozyten eine spaltförmige Aufhellung, so dass sie einem Fischmaul oder einem Brötchen gleichen (Abb. 2.9l). Die Ursache hierfür sind Membranveränderungen unterschiedlicher Art. Offensichtlich spielt dabei die Aus-dehnung der inneren Membranlamelle eine wesentliche Rolle. Neben einer seltenen angeborenen Form der Stomatozytose treten Stomatozyten z. B. im Ausstrich von Al-koholikern auf und sind dann häufig mit einer Makrozytose assoziiert.

2.3.9 Tränenzellen („tear drops" oder Dakrozyten)

Birnen- oder tropfenförmigen Zellen (Dakrozyten) (Abb. 2.9m) lassen sich insbesondders bei megaloblastären Anämien, Thalassämien und bei extramedullärer Blutbildung nachweisen. Häufig werden derartig verformte Erythrozyten auch als Tränenzellen („tear drops") bezeichnet.

2.3.10 Targetzellen (Schießscheibenzellen)

Der Name beschreibt eigentlich schon die Morphologie dieser Erythrozyten. Im anglo-amerikanischen Sprachgebrauch werden diese Zellen auch „Mexican Hats" genannt, weil sie an die typischen mexikanischen Hüte (Sombreros) erinnern, auf die der Betrachter von oben herabschaut (Abb. 2.9n). Die zentrale Färbung inmitten der üblichen erythrozytären Aufhellung hat ihren Ursprung in einem hohen Membran-Volumenverhältnis der Zellen, d. h., dass überschüssige Membrananteile zu einer glockenförmigen Gestalt des Erythrozyten führen, was allerdings nur elektronenmikroskopisch sichtbar ist. Ihr Auftreten kann Folge von Lipidveränderungen z. B. im Rahmen schwerer Lebererkrankungen oder bei Mangel an Lecithin-Cholesterin-Acyltransferase (LCAT) sein. Aber auch eine Verringerung von Zellinhalt mit daraus resultierendem Missverhältnis zur Zelloberfläche, z. B. im Rahmen von Eisenmangelanämien oder Hämoglobinopathien (Thalassämien) kann zur Bildung von Targetzellen führen.

2.3.11 Irreguläre multiforme Erythrozyten

Über die definierten morphologischen Anomalien von Erythrozyten hinaus gibt es irregulär verformte schmale kontrahierte und entrundete Zellen ohne zentrale Aufhellung mit Ausziehungen oder Eindellungen, die sich auch mit Kontrakturen beschreiben lassen (Abb. 2.9o). Es handelt sich um unspezifische Veränderungen, die man bei Hämoglobinopathien, bei Glukose-6-Phosphat-Dehydrogenasemangel und auch bei Neugeborenen findet.

Zur Erythrozytenmorphologie gehören neben den Formveränderungen auch Kenntnisse über die möglichen zytoplasmatischen Einschlüsse, die, wie auch die parasitären Einschlüsse, weiter unten vorgestellt werden.

2.4 Zusammenfassende Beschreibungen morphologischer Veränderungen des roten Blutbildes

Bei morphologisch eindeutig vermehrten Anteilen verformter Erythrozyten spricht man von „Zytose", also z. B. von einer „Sphärozytose". Bei Überwiegen zu kleiner Erythrozyten handelt es sich um eine Mikrozytose bzw. um eine Makrozytose, wenn größere Zellen das Ausstrichbild bestimmen.

2.4.1 Anisozytose

Eine Anisozytose beschreibt das auffällige Vorliegen unterschiedlich großer Erythrozyten (Abb. 2.10), was einer Verbreiterung der Verteilungskurve der Erythrozytengröße, der „red cell distribution width" (RDW), des maschinellen kleinen Blutbildes entspricht.

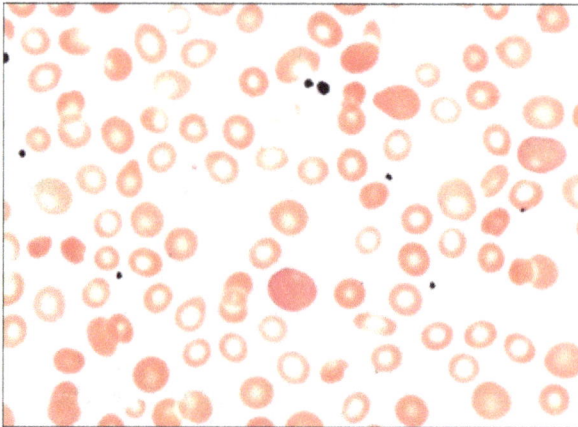

Abb. 2.10: Die Anisozytose beschreibt das Nebeneinander unterschiedlich großer Erythrozyten (Mikro- und Makrozyten). Die unterschiedliche Morphologie rechtfertigt auch die Bezeichnung Anisopoikilozytose.

2.4.2 Poikilozytose /Anisopoikilozytose

Wenn der Anteil der unterschiedlich von der normalen Erythrozytenform abweichenden Zellen erhöht ist, spricht man von einer Poikilozytose, wegen der dabei häufigen Größenunterschiede auch von einer Anisopoikilozytose (Abb. 2.11).

Die Aussage, dass eine Poikilozytose oder Anisopoikilozytose im Ausstrich vorliegt, sollte durch eine Beschreibung der charakteristischen Veränderungen wie z. B. Tränenzellen, Elliptozyten etc. ergänzt werden.

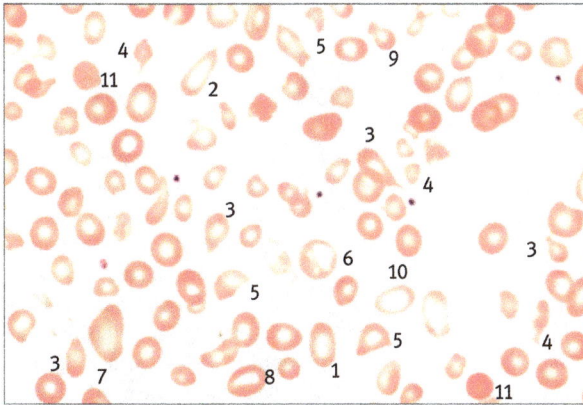

Abb. 2.11: Ausgeprägte Poikilo- und Anisopoikilozytose: Unauffällige Erythrozyten neben mikrozytären und makrozytären Zellen mit unterschiedlichem Hämoglobingehalt; Ovalo- (1) und Eliptozyten (2), Tränenzellen (3), Schistozyten (4), Fragmentozyten (5), eine Blisterzelle (6) sowie etliche irreguläre multiforme Erythrozyten (7), ein Stomatozyt (8), eine Mushroom-Zelle (9), ein Anulozyt (10) und ein Sphärozyten (11).

2.4.3 Anisochromasie

Die Begriffe Hyper- und Hypochromasie weisen auf die Färbeintensität der roten Blutzellen hin. Unter der im deutschen Sprachraum wenig gebräuchlichen Bezeichnung Anisochromasie versteht man eine unterschiedliche Anfärbbarkeit im Sinne einer unterschiedlichen Hämoglobinbeladung der Erythrozyten (Abb. 2.12). Es handelt sich um einen Befund, der häufig bei Eisenmangel, bei Myelodysplasie und bei hypochromer Anämie nach Gabe von Erythrozytenkonzentraten auffällt (s. Dimorphismus).

2.4.4 Polychromasie

Retikulozyten sind deutlich größer als die reifen Erythrozyten und unterscheiden sich auch in der Farbe, was durch die basischen Farbstoffanteile, die die noch vorhandene ribosomale RNA anfärben, bedingt ist. Dieses Phänomen wird als Polychromasie bezeichnet und ist besonders bei einer Retikulozytose auffällig (Abb. 2.3).

2.4.5 Dimorphismus

Von Dimorphismus spricht man bei Vorliegen von zwei unterschiedlichen Erythrozytenpopulationen (Abb. 2.12), so z. B. nach Transfusion von Erythrozytenkonzentraten bei einer mikrozytären Anämie. Man kann einen solchen Dimorphismus der Erythrozyten anhand einer auffälligen Anisozytose und Anisochromasie vermuten. Bestätigt wird dieser jedoch erst durch den Nachweis der Doppelgipfligkeit der Erythrozytenverteilungsbreite (RDW) im entsprechenden Histogramm der apparativen Analyse des kleinen Blutbildes.

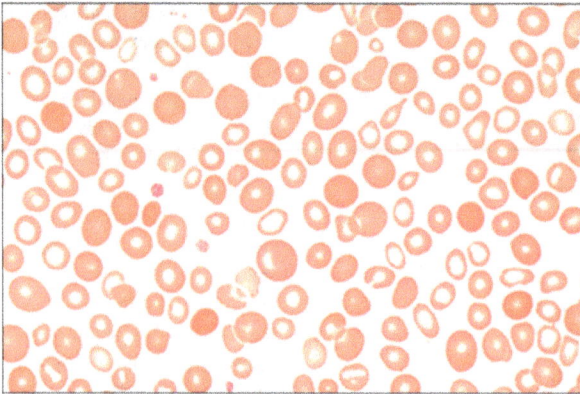

Abb. 2.12: Dimorphe Erythrozyten mit einer relativ ähnlichen normozytären Population neben einer mikrozytären Population mit ausgeprägter Poikilozytose bei ausgeprägter Eisenmangelanämie. Das Ausstrichbild lässt sich auch als Anisochromasie beschreiben.

2.5 Erythrozyteneinschlüsse

2.5.1 Howell-Jolly-Körper

Die runden solitären Einschlußkörperchen sind schwarzblau bis dunkelviolett gefärbte kleine Fragmente des ursprünglichen Erythrozytenkerns, die nicht ausgestoßen wurden. Normalerweise werden solchermaßen „markierte" Erythrozyten von den Milzmakrophagen eliminiert. Man findet Howell-Jolly-Körper z. B. nach Splenektomie, aber auch bei Myelodysplasie, megaloblastärer Anämie und nach Chemotherapie (Abb. 2.13a).

2.5.2 Basophile Tüpfelung

Die im Erythrozytenzytoplasma verteilten unterschiedlich großen basophilen Einschlüsse (Abb. 2.13b) entsprechen Ribosomenaggregaten und können auch Mitochondrien oder Siderosomen enthalten. Man kann sie bei verschiedenen Anämieformen und Schwermetallvergiftungen (Bleivergiftung!) sowie bei Thalassämien und Myelodysplasien finden. Sie weisen bei verstärktem Auftreten auf die Möglichkeit eines ererbten oder erworbenen Mangels an Pyrimidin-5'-Nukleotidase hin. Eine eher feine basophile Tüpfelung über das gesamte Zytoplasma verteilt, stellt einen normalen Befund bei Retikulozytose dar.

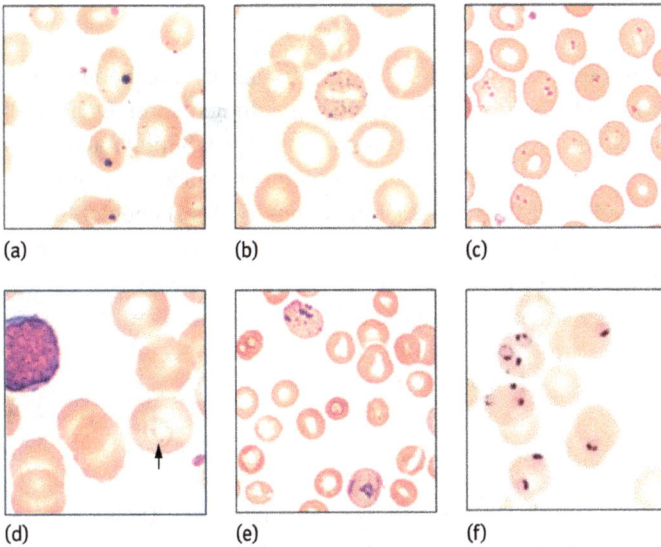

(a)　　　　　　　　(b)　　　　　　　　(c)

(d)　　　　　　　　(e)　　　　　　　　(f)

Abb. 2.13: Unterschiedliche Erythrozyteneinschlüsse: Howell-Jolly-Körper (a); basophile Tüpfelung (b); Pappenheim-Körperchen (c); Cabot-Schleip-Ringe (d); Einschluss von Porphyrinkristallen bei einem splenektomierten Patienten (e); Malaria (f).

2.5.3 Pappenheim-Körper

Kleine Ansammlungen basophiler Einschlüsse in einem begrenzten Areal am Erythrozytenrand werden als Pappenheim-Körper bezeichnet (Abb. 2.13c). Sie bestehen aus Phagosomen mit Ferritinaggregaten, die sich aufgrund ihres Eisengehaltes anfärben lassen. Sie können z. B. nach Splenektomie auftreten oder sind mit einer Eisenüberladung, einer sideroblastischen Anämie oder einer Myelodysplasie assoziiert. Ein Erythrozyt mit Pappenheim-Körperchen wird von einigen Morphologen auch als Siderozyt bezeichnet.

2.5.4 Cabot-Schleip-Ringe

Zarte ringförmige oder schlingenförmige Einschlüsse in den Erythrozyten werden als Cabot-Schleip-Ringe bezeichnet (Abb. 2.13d). Sie sind blassviolett gefärbt, kommen selten vor und sind ein Hinweis auf eine gestörte Erythropoese, die auch als Dyserythropoese bezeichnet wird. Man findet solche feinen runden oder auch verschlungenen Ringe bei schweren Anämien und myelodysplastischen Syndromen. Sie sind Reste von mitotischen Spindelfasern.

2.5.5 Heinz-Innenkörper

Heinz-Innenkörper sind ein ebenfalls seltenes Phänomen, das bei angeborenen Hämoglobinopathien oder im Rahmen toxischer Hämolysen auftreten kann. Es handelt sich um membrannahe globuläre Einlagerungen, die nur in der Supravitalfärbung sichtbar sind. Im einen oder anderen Fall vermitteln sie den Eindruck, die Erythrozytenmembran etwas vorzuwölben. Es handelt sich um denaturiertes Hämoglobin, das sich blassblau anfärbt. Bei Gesunden werden Erythrozyten mit solchen Einlagerungen schnell abgebaut. Nach Splenektomie sind sie gelegentlich nachweisbar. Sie lassen sich insbesondere bei Patienten mit Glukose-6-Phosphatdehydrogenase-Mangel nach Milzentfernung nachweisen.

2.6 Bewertung der Erythrozytenmorphologie

Die Beschreibung und graduelle Bewertung von Formveränderungen (Poikilozytose) der Erythrozyten erfolgt weitgehend willkürlich, da auch in den Lehrbüchern keine verbindlichen Hinweise für eine einheitliche Bewertung zu finden sind, wenn man von einer 2015 publizierten Übersicht absieht [4]. Die bisher übliche semiquantitative Bewertung der Blutzellmorphologie ist nicht standardisiert und variiert erheblich zwischen den Laboratorien. So wird die Zahl der morphologisch veränderten roten Blutkörperchen entweder deskriptiv mit „wenig", „mehrere" oder „deutlich erhöht" beschrieben oder semiquantitativ z. B. mit + bis +++ erfasst. Eine quantitative Erfassung durch Auszählen ihres prozentualen Anteils, wie sie bei der konventionellen Retikulozytenzählung (s. o.) gehandhabt wird, ist zeitaufwändig und mühsam und von daher nicht routinetauglich. Möglicherweise bietet der Versuch, mithilfe der digitalen Mikroskopie morphologisch veränderte oder abnorme Erythrozyten zu „sortieren" und damit auch zu quantifizieren, zukünftig eine Möglichkeit der Standardisierung. Eine verlässliche und reproduzierbare Quantifizierung z. B. von Targetzellen kann bei der Erkennung und Verlaufsbeobachtung von Hämoglobinopathien durchaus hilfreich sein.

Tab. 2.1: Referenzbewertung (Graduierung) von morphologisch veränderten Erythrozyten (modifiziert nach Constantino [7] und Palmer [4]).

Erythrozytenmorphologie	Referenz-bewertung	gering (1 +)	moderat (2 ++)	deutlich (3 +++)
Hypochromasie				
MCH [pg]	27–34	22–26	18–21	< 18
hypochrome Erys [%]		5–15	16–40	> 40
Hyperchromasie				
MCH [pg]	> 34			
hyperchrome Erys [%]		3–5	6–20	> 20
Polychromasie				
polychromatische Erys [%]		< 5	5–20	> 20
Mikrozytose				
MCV [fl]	80–99	70–79	60–69	< 60
Mikrozyten [%]		< 10	11–20	> 20
Makrozytose				
MCV [fl]	80–99	100–110	111–125	> 125
Makrozyten [%]		< 10	11–20	> 20
Schistozyten [%]		1–5	6–15	> 15
Fragmentozyten [%]			1–2	> 2
Elliptozyten [%]	< 1	6–20	21–50	> 50
Ovalozyten [%]		< 5	5–20	> 20
Sphärozyten [%]		< 5	11–50	< 50
Target-Zellen [%]	< 5	5–10	6–20	> 50
Akanthozyten [%]		< 10	11–25	> 25
Blister-Zellen [%]			1–2	> 2
Bite-Zellen [%]			1–2	> 2
Stomatozyten [%]	<	< 5	5–20	> 20
Tränenzellen [%]		< 5	5–20	> 20
Irregulär kontrahierte Erys [%]			1–2	> 2
Ery-Rouleaux-Bildung	b. w. v.			

b. w. v.: „berichten, wenn vorhanden"

Dass einer Standardisierung der Beurteilung von morphologisch auffälligen Erythrozyten und der Vergleichbarkeit der Ergebnisse von Labor zu Labor in der Qualitätssicherung bisher keine wirkliche Beachtung geschenkt wurde, mag auch damit zusammenhängen, dass der Morphologie des roten Blutbildes nicht die ursprüngliche klinische Bedeutung zugemessen wird, zumal heute sensitivere biochemische und molekulargenetische Untersuchungsmethoden zur Verfügung stehen.

Allerdings kann die Erythrozytenmorphologie für das hämatologische Routinelabor im Sinne der weiteren diagnostischen Weichenstellung durchaus hilfreich sein.
Die heute verfügbaren Hämatologieautomaten erlauben, abgesehen von der Beurteilung der Größe (mikro-, normo-, makrozytär) und der Hämoglobinbeladung (hypo-,
normo-, hyperchrom), keine weitergehende Differenzierung der Erythrozytenmorphologie. Allerdings geben neuere Geräte einen sicheren Hinweis auf das Vorliegen von
Erythroblasten. Das Problem der Erkennung von Fragmentozyten, die differenzialdiagnostisch ebenfalls eine wichtige Information erlauben, ist derzeit in der Entwicklung.

Grundsätzlich ist zu beachten, dass einige wenige Formvarianten in einem ansonsten unauffälligen Ausstrich klinisch eher irrelevant sind. Eine Häufung von Poikilozyten bei einer normozytären Anämie kann allerdings einen wichtigen Hinweis
auf ihre spezielle Ursache geben. Hierbei ist jedoch zu berücksichtigen, dass in der
neonatalen Periode und nach einer Chemotherapie per se eine Poikilozytose gefunden wird. Bei einer angeborenen Anämie und in ausgeprägter Form kann diese aber
klinisch durchaus relevant sein. Die Bedeutung der Beurteilung der Erythrozytenmorphologie besteht vor allem darin, dass sie dem behandelnden Arzt auffällige Befunde in einer lesbaren, verständlichen und prägnanten Form mitteilen soll. Mithilfe
dieser Bewertung lassen sich dann Rückschlüsse auf bestimmte hereditäre oder erworbene Erkrankungen ziehen. Voraussetzung hierfür ist allerdings ein vergleich-
bares und reproduzierbares Bewertungssystem.

Literatur

Die Inhalte dieses Kapitels beziehen sich auf die im Anhang des Buches benannten Lehrbücher und
Monografien und auf die nachstehenden Literaturstellen, die auch zur weiterführenden Information
empfohlen werden:

[1]   Heilmeyer L, Westhäuser R. Reifungsstudien an überlebenden Retikulozyten in vitro und ihre
      Bedeutung für die Schätzung der täglichen Hämoglobinproduktion in vivo. Z Klin. Med
      1932;121:361–365.

[2]   World Health Organization. The Expert Panel on Cytometry of the International Council for Stan-
      dardization in Haematology. ICSH Guidelines for Reticulocyte Counting in Microscopy of Supra-
      vitally Stained Preparations. Geneva; 1992.

[3]   Dacie and Lewis, editor. Practical Haematology: Basic Haematological Techniques. 12th ed. Else-
      vier Limited.

[4]   Palmer L, Briggs C, McFadden S, et al. ICSH recommendations for the standardization of nomen-
      clature and grading of peripheral blood cell morphological features. Int J Lab Hematol 2015;37
      (3):287–303. [https://doi.org/10.1111/ijlh.12327][PMID: 25728865]

[5]   Egelé A, Stouten K, van der Heul-Nieuwenhuijsen L, et al. Classification of several morphological
      red blood cell abnormalities by DM96 digital imaging. Int J Lab Hematol 2016;38(5):e98–e101.
      [https://doi.org/10.1111/ijlh.12530][PMID: 27321912]

[6]   Risinger M, Kalfa TA. Red cell membrane disorders: structure meets function. Blood 2020; 136
      (11):1250–1261. [https://doi.org/10.1182/blood.2019000946][PMID: 32702754]

[7]   Constantino BT. Reporting and grading of abnormal red blood cell morphology. Int J Lab Hema-
      tol 2015;37(1):1–7. [https://doi.org/10.1111/ijlh.12215][PMID: 24702767]

3 Leukozytenmorphologie

Ausgehend von der morphologisch nicht eindeutig abgrenzbaren pluripotenten hämatopoetischen Stammzelle werden im Knochenmark die Vorläufer von Erythrozyten und Leukozyten, das heißt von Granulozyten, Monozyten und Lymphozyten sowie von Thrombozyten gebildet. Die ausdifferenzierten Zellen lassen sich in der Regel im peripheren Blut morphologisch recht gut unterscheiden. Die Erkennung und Zuordnung ihrer unreifen Vorläuferzellen ist allerdings deutlich anspruchsvoller und erfordert morphologische Erfahrung [1].

Grundsätzlich gilt für die morphologische Differenzierung von myeloischen Vorläuferzellen, dass das Verhältnis von Zell- zu Kerngröße („Kern-Plasma-Relation") eine Aussage zum Reifungsgrad erlaubt: Je weiter sich das Verhältnis zugunsten des Zytoplasmas verschiebt, desto reifer ist die Zelle. Ein weiteres Reifungskriterium ist die Veränderung der Anfärbbarkeit des Zytoplasmas von tief basophil zu azidophil bis neutrophil sowie das Vorliegen zytoplasmatischer Granula. Auch die Größen- bzw. Volumenänderung der Zellen ist ein Reifekriterium. Im Folgenden werden die morphologischen Besonderheiten der kernhaltigen weißen Blutzellen, wie Granulozyten, Monozyten und Lymphozyten und ihrer Vorläuferzellen, beschrieben [2].

3.1 Morphologie der Granulozytopoese

3.1.1 Myeloblasten

Der Myeloblast ist die unreifste morphologisch beschreibbare Zelle der Granulozytopoese. Sie ist rund, gelegentlich auch oval und mit 12–20 μm von beträchtlicher Größenvariabilität. Der runde bis ovale Kern, der den größten Teil der Zelle einnimmt, hat ein zartes aufgelockertes Chromatingerüst von feinretikulärer bis „grießiger" Struktur als Ausdruck der erhöhten Stoffwechselaktivität des Myeloblasten. Dadurch können Kernverdichtungen, die sogenannten Nukleoli, die prinzipiell in den Zellkernen aller Zellen vorkommen, sichtbar werden. Myeloblasten haben in der Regel zwei bis drei solcher nicht sehr prominenter morphologisch erkennbarer Nukleoli, die aber durchaus auch fehlen können (Abb. 3.1). Die „hohe" Kern-Plasma-Relation zugunsten des Kerns lässt zum Teil nur relativ wenig Zytoplasma erkennen, das in der Pappenheim-Färbung mehr oder weniger intensiv blau (basophil) gefärbt ist. In der Regel ist das Zytoplasma eines undifferenzierten Myeloblasten nicht granuliert (Blasten vom Typ I). Mit zunehmender Differenzierung können vereinzelte unspezifische azurfarbene Granula auftreten (Blasten vom Typ II).

https://doi.org/10.1515/9783110664690-003

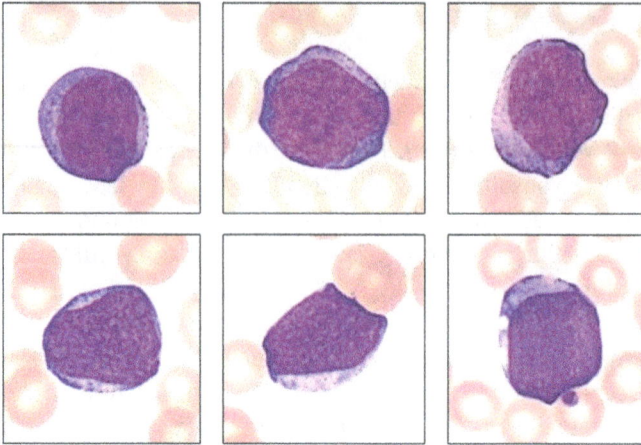

Abb. 3.1: Myeloblasten mit der charakteristischen hohen Kern-Plasma-Relation. Das feinretikuläre „grießige" Chromatin lässt in der Regel, aber nicht immer Nukleoli erkennen.

3.1.2 Promyelozyten

Der Promyelozyt ist mit einem Durchmesser von ca. 15–25 µm die größte myeloische Vorläuferzelle (Abb. 3.2). Die Kern-Plasma-Relation ist gegenüber den Myeloblasten geringer, d. h., sie ist zugunsten des stark basophilen und deutlich granulierten Zytoplasmas verschoben. Morphologisches Kennzeichen des Promyelozyten sind seine dichten azurophilen Primärgranula, die teilweise auch den Kern überdecken. Der

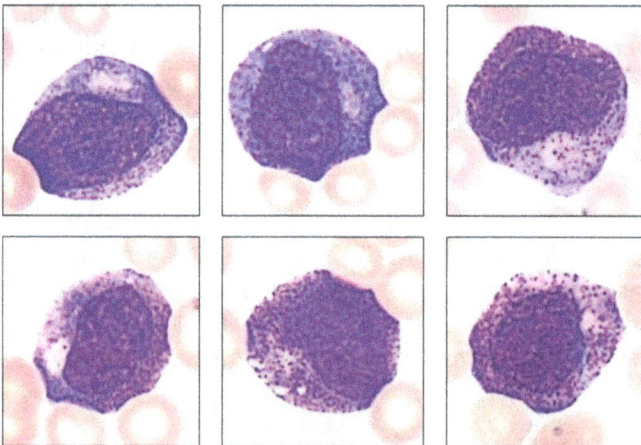

Abb. 3.2: Promyelozyten mit perinukleärer Aufhellung („Golgi-Zone") und einzelnen Nukleoli, die nicht so klar abgegrenzt sind wie bei Myeloblasten. Charakteristisch ist die ausgeprägte azurophile Granulation, die auch den Kern mit bedeckt.

Kern ist oval und kann seitliche Einbuchtungen zeigen. Das gegenüber den Myeloblasten nur stellenweise verdichtete Kernchromatin lässt zum Teil Nukleoli erahnen. Ein Unterscheidungsmerkmal gegenüber granulierten Myeloblasten ist ein kernnahes aufgehelltes Zytoplasmaareal, die sogenannte Golgizone, die dem aktiven Golgi-Apparat mit verminderter zytoplasmatischer Anfärbbarkeit entspricht.

3.1.3 Myelozyten

Der Myelozyt ist mit einem Durchmesser von etwa 10–20 μm deutlich kleiner als der Promyelozyt. Die Kern-Plasma-Relation ist durch eine weitere Abnahme zugunsten des Zytoplasmas gekennzeichnet. Das Zytoplasma selbst ist deutlich azidophiler als das des Promyelozyten. Neben den bereits vorhandenen spezifischen Funktionsgranula können durchaus noch primäre azurophilen Reifungsgranula vorhanden sein (Abb. 3.3). Der Kern ist oval mit beginnender seitlicher Eindellung und mäßig verdichtetem Chromatin, das keine Nukleoli mehr erkennbar lässt. Wenn die Kern-Plasma-Relation und die Größe der Zelle bereits die morphologischen Kriterien eines Myelozyten erfüllen, kann eine noch vorhandene, wenn auch eher spärliche azurophile Granulation den Untersucher veranlassen, diese Zellen als Promyelozyten einzuordnen. Hierbei ist immer zu berücksichtigen, dass die kontinuierliche Zellreifung bzw. Differenzierung zwangsläufig Übergangsformen beinhaltet, die eine sichere Zuordnung erschweren. Die Entscheidung sollte nicht allein von eventuell noch vorhandenen Primärgranula abhängen, sondern auch Differenzierungsmerkmale wie relative Zellgröße, Kern-Plasma-Relation und Chromatinbeschaffenheit sowie Zytoplasmafärbung mit berücksichtigen.

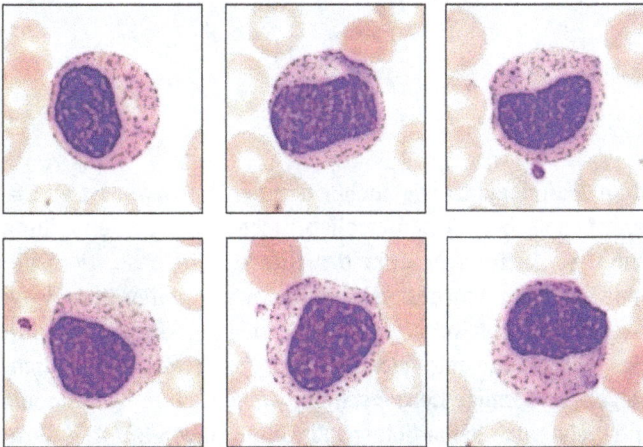

Abb. 3.3: Myelozyten mit beginnender Eindellung des noch relativ großen Kerns und weitgehender Abnahme der azurfarbenen Reifungsgranula, die zunehmend durch Funktionsgranula ersetzt werden.

3.1.4 Metamyelozyten

Der Metamyelozyt ist im Gegensatz zu den bisher vorgestellten Vorläuferzellen der Granulozytopoese nicht mehr teilungsfähig. Sein Durchmesser beträgt 10–17 µm und befindet sich damit ungefähr im Größenbereich reifer Granulozyten (Abb. 3.4). Die Kern-Plasma-Relation hat im Sinne der fortschreitenden Reifung weiter abgenommen, das Zytoplasma ist azidophil gefärbt. Es enthält ausschließlich spezifische neutrophile Funktionsgranula, aber keine azurophilen Reifungsgranula mehr. Der Zellkern ist oval mit deutlicher seitlicher Eindellung, teilweise schon angedeutet „U"- bzw. bohnenförmig. Das Chromatin ist verdichtet.

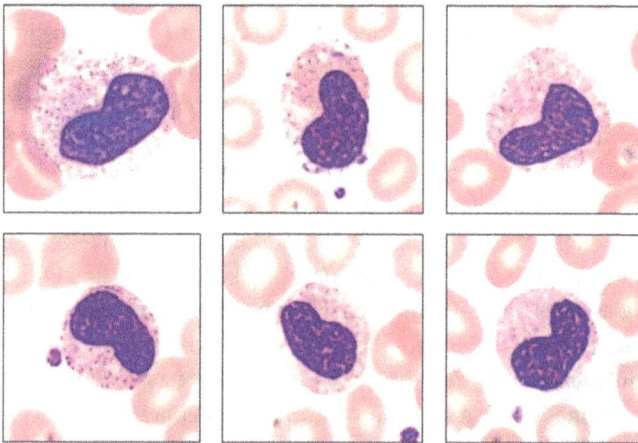

Abb. 3.4: Metamyelozyten mit Funktionsgranula und mit beginnender Kerneinbuchtung. Reifungsgranula sind nicht mehr vorhanden.

3.1.5 Stabförmiger neutrophiler Granulozyt

Der stabkernige neutrophile Granulozyt ist wie auch schon der Metamyelozyt im Unterschied zu den anderen myeloischen Vorläuferzellen nicht mehr zur Kernteilung fähig. Er ist ausschließlich ein Reifungsprodukt der Granulozytopoese. Der Zelldurchmesser entspricht mit 12–15 µm der Größe aller reifen neutrophilen Granulozyten. Die Reifung des Zellkerns führt zur weiteren Verdichtung („Verklumpung") aufgrund der Kontraktur des Chromatins mit fleckförmigen oder streifigen Verdichtungszonen. Der in der Regel „U"-förmige Kern erscheint weniger plump geformt als beim Metamyelozyten und weist auch keine tieferen Einschnürungen auf. Die Kern-Plasma-Relation hat sich weiter zugunsten des neutrophilen, mit multiplen zart azidophilen Funktionsgranula durchsetzten Zytoplasmas verschoben (Abb. 3.5).

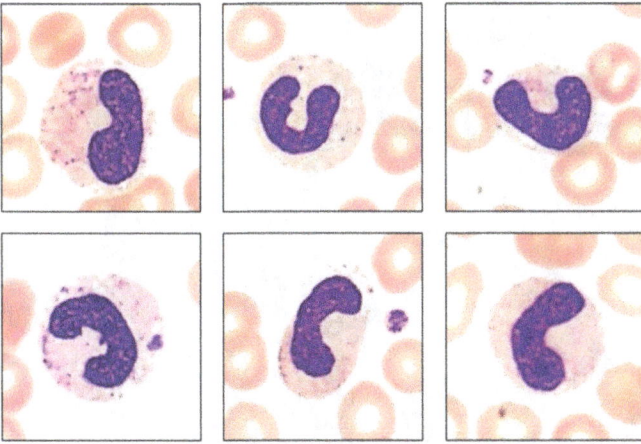

Abb. 3.5: Stabkernige neutrophile Granulozyten in unterschiedlichen Reifungsstadien, beginnend mit azidophilem Zytoplasma (links oben), das mit zunehmender Reifung nur noch geringe azidophile Anteile enthält und bei weiterer Reifung als neutrophiles Zytoplasma imponiert. Kerneinschnürungen sind nur angedeutet.

3.1.6 Segmentkernige neutrophile Granulozyten

Der segmentkernige Granulozyt repräsentiert die Differenzierungsendstufe der Myelopoese, wobei die Kerne durch fortschreitende Kontraktion des Chromatins unterschiedlich stark segmentiert werden. Die Kernstruktur ähnelt der des Stabkernigen und ist streifig bis fleckig. Die Zahl der Segmente beträgt zwei bis fünf. Sie können angedeutet „bogenförmig", aber z. T. auch sehr unterschiedlich (multiform) angeordnet sein. Die Chromatinbrücken zwischen den Segmentanteilen sind nicht dicker als ein Drittel des maximalen Kerndurchmessers (s. Kapitel 1; Abb. 1.9). Zellgröße und Zytoplasmabeschaffenheit unterscheiden sich nicht vom stabkernigen neutrophilen Granulozyten (Abb. 3.5 und 3.6).

Die mehr oder weniger ausgeprägte neutrophile Granulierung ist die funktionelle Voraussetzung für die essenzielle Rolle, die neutrophile Granulozyten bei der angeborenen Immunität („innate immunity") durch die Freisetzung von mikrobiziden Enzymen, Proteasen und Hydrolasen ausüben [3].

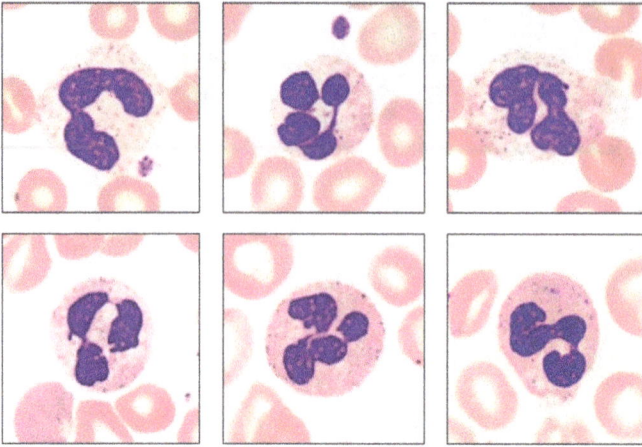

Abb. 3.6: Segmentkernige neutrophile Granulozyten.

Eine morphologische Besonderheit stellen übersegmentierte Granulozyten dar. Hierbei handelt es sich um Granulozyten mit 5- bis 10-fach segmentierten Kernen (Abb. 3.7). Sie können in ihrer Gesamtheit bis zu 3 % aller Granulozyten ausmachen; in der Regel sind sie Ausdruck einer Überalterung der Zellen. Ihr vermehrtes Vorkommen kann aber auch ein Hinweis auf einen Vitamin-B_{12}- oder Folsäuremangel sein.

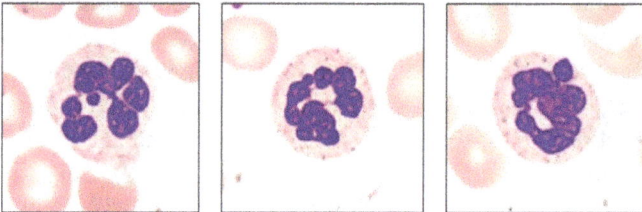

Abb. 3.7: Übersegmentierte neutrophile Granulozyten mit mehr als fünf Segmenten.

3.1.7 Eosinophile Granulozyten

Eosinophile Granulozyten sind rund bis oval und mit einem Durchmesser von etwa 12–17 μm nur geringfügig größer als Neutrophile. Aufgrund ihrer charakteristischen refraktären und dichten orange-roten, kugelig wirkenden Granula, die nahezu das gesamte Zytoplasma füllen, sind sie im Blutausstrich leicht zu identifizieren (Abb. 3.8). Diese typischen „Funktionsgranula" sind bereits bei eosinophilen Myelozyten zu erkennen. Während sich der Zellkern von eosinophilen Myelozyten nicht von den Kernen neutrophiler Myelozyten oder Metamyelozyten unterscheidet, zeichnen sich ausgereifte eosinophile Granulozyten (etwa vier Fünftel) durch nur eine einzige Segmentierung aus. Die Segmente des bi-lobulären Kern sind etwa gleich groß und ovaloid geformt. Das Chromatin ist relativ dicht. In Ausnahmefällen können wenige Eosinophile bis zu vier oder fünf Lobuli haben [4]. Der Anteil an Eosinophilen im peripheren Blut beträgt 3 bis 5 % aller Leukozyten; ihr absoluter Anteil beläuft sich auf 35–500/μl.

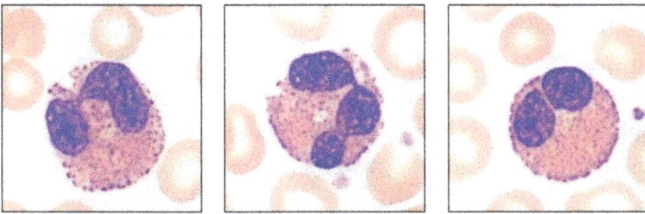

Abb. 3.8: Eosinophile Granulozyten mit typischer orange-roter Granulation. Randnahe einzelne Vakuolen. Das Chromatin des bi- oder tri-lobulären Kerns ist relativ kompakt bis schollig.

3.1.8 Basophile Granulozyten

Die etwas kleineren basophilen Granulozyten (10–14 μm) haben physiologischerweise nur einen sehr geringen Anteil am peripheren Blut (0–1 % bzw. 0–100/μl) und werden deshalb in normalen Blutausstrichen bei der Differenzierung von 100 Zellen meist nicht erfasst. Um ihren tatsächlichen Anteil im Differenzialblutbild und eventuelle morphologische Veränderungen oder Varianten bestimmen zu können, bedarf es der Differenzierung von mindestens 400 Zellen in zwei getrennten Blutausstrichen (z. B. 2 × 200 Zellen). Ein solches Vorgehen ist ein generell übliches Verfahren, um geringe Zellpopulationen statistisch exakter zu erfassen (s. Kapitel 1).

Das Zytoplasma färbt sich schwachrosa, sofern man dieses überhaupt aufgrund der dichten, ausgeprägt basophilen, violett-schwarzen grobtropfigen Granula erkennen kann [5]. Diese überlagern auch den Kern und lassen aufgrund ihrer Lichtundurchlässigkeit die Kerngrenzen nur schwer abgrenzen (Abb. 3.9). Nur bei weni-

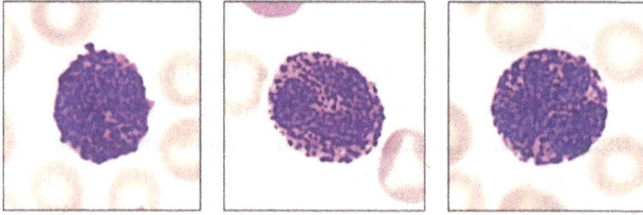

Abb. 3.9: Typische basophile Granulozyten mit grobtropfigen violett-schwarzen Granula, die den Zellkern nur schwer abgrenzen lassen und auch auf den Kernen erkennbar sind.

ger stark ausgeprägter Granulation erkennt man den häufig stabförmigen oder wie bei den Eosinophilen in zwei Segmente geteilten Kern. Die Granula können sich durch wässrige Färbelösungen auflösen bzw. entfärben, wodurch der Eindruck von reaktiv veränderten Basophilen entstehen kann, da sich diese durch eine tatsächliche Rarefizierung der basophilen Granula auszeichnen.

Für den morphologisch weniger Geübten können stark toxisch granulierte Neutrophile durchaus mit dysplastischen Basophilen verwechselt werden. In der Regel sind allerdings die meisten Neutrophilen toxisch granuliert; daher ist ihre Zahl viel höher als die von Basophilen. Auch Eosinophile mit auffällig dunkler Granulation können für Basophile gehalten werden, allerdings werden die Kerngrenzen nicht von Granula überdeckt.

3.2 Monozyten

Monozyten entwickeln sich in der frühen Differenzierungsphase aus den gleichen hämatopoetischen Vorläuferzellen wie die Granulozyten.

3.2.1 Monoblasten

Monoblasten (Abb. 3.10) können einen Durchmesser von 20–30 μm einnehmen. Sie haben runde oder ovale Zellkerne und weisen prominente Nukleolen auf. Das Chromatin ist feinkörnig-homogen und wirkt unreif. Die Färbung des Zytoplasmas ist eher basophil, nur selten deuten sich azurophile Granula an. Insgesamt ist die Chromatinstruktur nicht so homogen wie beim Myeloblasten.

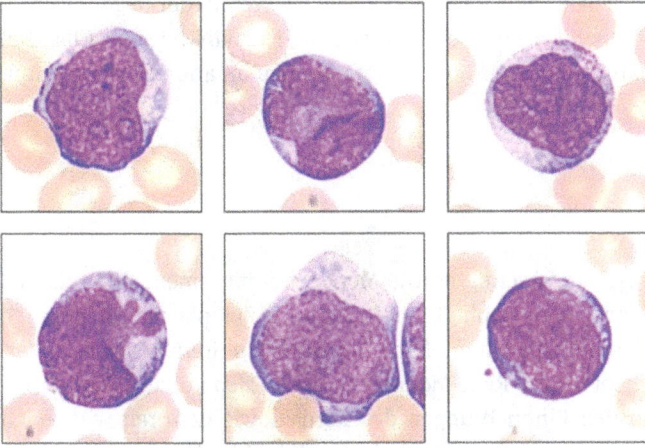

Abb. 3.10: Monoblasten mit unreif wirkendem, feinkörnigem und weitgehend homogenem Kernchromatin, das Nukleoli aufweisen kann. Das Zytoplasma kann selten auch mal Granula enthalten. Die Kernstruktur lässt bereits Faltungen erahnen.

3.2.2 Promonozyten

Die Promonozyten haben ein den Monoblasten ähnliches unreif wirkendes Chromatin mit allerdings weniger deutlich erkennbaren Nukleoli. Die Kerne selbst unterscheiden sich aber von den Monoblasten durch einen leicht gewundenen oder gebogenen Kern mit schon ausgedehnteren Einbuchtungen oder Fältelungen. Mit einer Größe von ungefähr 20 µm können Promonozyten (Abb. 3.11) durchaus auch einmal etwas kleiner als reife Monozyten sein.

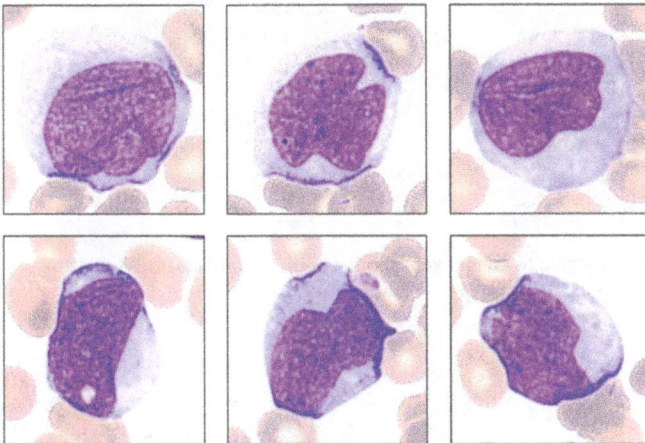

Abb. 3.11: Unterschiedlich reife Promonozyten mit zum Teil deutlichen Kerneinbuchtungen und Fältelungen.

Bei Gesunden lassen sich Monoblasten und Promonozyten in der Regel nicht im peripheren Blutausstrich nachweisen. Die Umstände ihrer reaktiv oder neoplastisch bedingten Ausschwemmung aus dem Knochenmark werden an anderer Stelle (Kapitel 6) beschrieben.

3.2.3 Monozyten

Im peripheren Blutausstrich repräsentieren die Monozyten mit einem Durchmesser von 15–20 µm die größten Zellen (Abb. 3.12). Das opake Zytoplasma ist deutlich graublau gefärbt und gelegentlich auch mit feinen azurophilen Granula versetzt. Vereinzelte Vakuolen sind nicht selten. Reife Monozyten lassen sich anhand ihrer Größe und an der Faltung und den Einbuchtungen des Kerns sowie dem reif wirkenden kondensierten Chromatin erkennen. Prominente Nukleoli fehlen [6].

Im peripheren Blut lassen sich zwischen 1 und 9 % (absolut zwischen 200 und 800/µl) Monozyten differenzieren. Bis zur 3. Woche nach der Geburt steigen die Werte an. Eine Monozytose wird angenommen, wenn der Wert $1 \times 10^9/l$ überschreitet. Sie ist meistens sekundärer oder reaktiver Natur und kann viele nicht neoplastische Ursachen haben (z. B. akuter Stress oder Traumen, systemische entzündliche Erkrankungen, Knochenmarkregeneration, Medikamente).

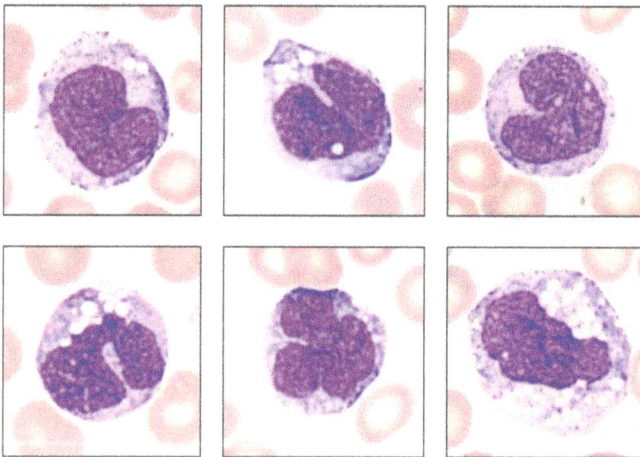

Abb. 3.12: Typische Monozyten mit gefalteten und gebuchteten Kernen, graublauem Zytoplasma und unterschiedlich ausgeprägter Vakuolisierung.

3.3 Lymphozyten

Lymphozyten üben unterschiedliche Funktionen zum Schutz der Integrität des Organismus aus. Sie repräsentieren im Wesentlichen die zelluläre Immunität. Die funktionellen Unterschiede haben im „Ruhezustand" kein typisches morphologisches Substrat. Morphologisch unterscheidbare Lymphozyten sind bei gesunden Erwachsenen ausschließlich in lymphatischem Gewebe, also in Lymphknoten und Milz, angesiedelt. Sie treten allerdings bei Neugeborenen und Kleinkindern auch in die Blutzirkulation zwecks „peripherer Lymphozytenschulung" über und sind dann im Blutausstrich vertreten. Da diese morphologisch charakteristischen Lymphozyten, unter anderem auch ihre unreifen Vorstufen, im höheren Lebensalter nahezu ausschließlich bei lymphatischen Neoplasien (Lymphome) im peripheren Blut auftreten, werden sie an anderer Stelle vorgestellt und beschrieben (Kapitel 7).

Im folgenden Abschnitt sollen die im Blutausstrich auffindbaren Lymphozyten vorgestellt werden, die aufgrund ihrer normalen morphologischen Vielfalt den weniger Geübten immer wieder irritieren.

3.3.1 Normale reife Lymphozyten

Im normalen peripheren Erwachsenenblutbild findet man vorwiegend kleine reife Lymphozyten (ungefähr 90 % aller zirkulierenden Lymphozyten). Ihr Durchmesser beträgt ca. 10–12 µm. Der unterschiedlich intensiv basophil gefärbte Zytoplasmaanteil ist eher gering, z. T. halbmondförmig schmal und bei geringerer Vergrößerung nicht immer abgrenzbar: Die Kern-Plasma-Relation ist daher hoch, was wir ansonsten nur bei blastären Zellen finden. Der Lymphozytenkern ist rund bis leicht oval, allenfalls nur angedeutet eingekerbt und durch ein dichtes bis grobscholliges Chromatin charakterisiert, was das Erkennen von Nukleoli verhindert (Abb. 3.13). Auch hierdurch wird ersichtlich, dass es sich bei den meisten peripher zirkulierenden Lymphozyten um nicht stoffwechselaktive Zellen handelt. Größere Lymphozyten (ca. 10 % der zirkulierenden Lymphozyten) haben einen Durchmesser von ca. 12–16 µm. Der Zytoplasmaanteil ist größer und homogen heller basophil angefärbt; der Kern kann etwas unregelmäßiger begrenzt sein, das Chromatin ist dicht und weist ebenfalls keine Nukleolen auf. Insgesamt ist das morphologische Bild auch der „normalen" Lymphozyten durch einen auffälligen Polymorphismus gekennzeichnet. Die Zuordnung eines Lymphozyten als „typischer Lymphozyt" ist daher manchmal schwierig und erfordert lange Erfahrung mit der morphologischen Beurteilung von Lymphozyten.

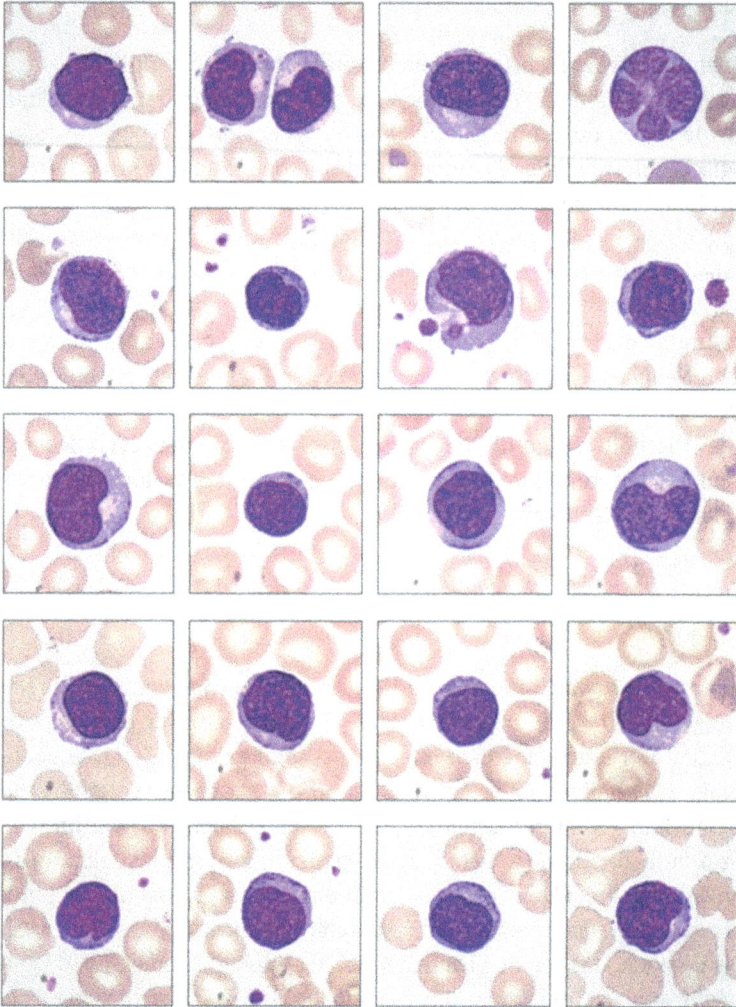

Abb. 3.13: Normvarianten reifer im peripheren Blut von Erwachsenen zirkulierender Lymphozyten.

3.3.2 Große granulierte Lymphozyten (LGL)

Einige der größeren Lymphozyten weisen in ihrem breiten hellbasophilen Zytoplasma unregelmäßig verteilte azurophile Granula auf (Abb. 3.14). Sie enthalten lysosomale Enzyme. Bei solchen granulierten Lymphozyten (LGL = large granular lymphocytes) handelt es sich um zytotoxische T-Lymphozyten, die auch unter dem Begriff „Natürliche Killerzellen" (NK-Zellen) bekannt sind. Ihr Kern ist multiformer und hat weniger dichtes Chromatin, daher können vereinzelte Nukleolen sichtbar sein.

In normalen Blutbildern kommen wenige LGL-Zellen vor. Ein Anteil der LGL-Zellen von 10–15 % aller mononukleären Zellen ist die Regel [7]. Eine absolute Vermehrung von LGL-Zellen kann bei reaktiven Blutbildern vorkommen. Eine Vermehrung der LGL-Zellen > 15 % aller mononukleären Zellen kann unter anderem ein Hinweis auf einen viralen Infekt sein. Bei gleichzeitiger Leukopenie oder einer Zytopenie anderer Zellreihen muss auch an eine leukämische Form eines LGL-Lymphoms oder eine LGL-Leukämie (selten) gedacht werden.

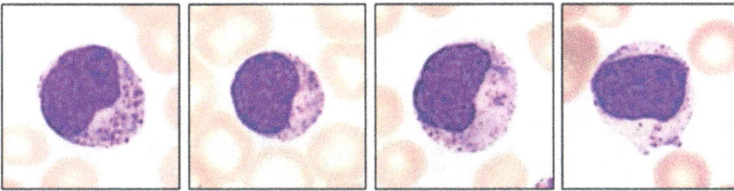

Abb. 3.14: Große granulierte Lymphozyten (LGL-Zellen).

Literatur

Die Inhalte dieses Kapitels beziehen sich auf die im Anhang des Buches benannten Lehrbücher und Monografien und auf die nachstehenden Literaturstellen, die auch zur weiterführenden Information empfohlen werden:

[1] Palmer L, Briggs C, McFadden S, et al. ICSH recommendations for the standardization of nomenclature and grading of peripheral blood cell morphological features. International journal of laboratory hematology 2015;37(3):287–303.
[2] Bain B. J. Blood Cells: A Practical Guide., Fourth Edition. Oxford, Blackwell Publishing Ltd.; 2006.
[3] Cowland JB, Borregaard N. Granulopoiesis and granules of human neutrophils. Immunological reviews 2016;273(1):11–28.
[4] Larsen RL, Savage NM. How I investigate Eosinophilia. International journal of laboratory hematology 2019;41(2):153–161.
[5] Feriel J, Depasse F, Geneviève F. How I investigate basophilia in daily practice. International journal of laboratory hematology 2020;42(3):237–245.
[6] Lynch DT, Hall J, Foucar K. How I investigate monocytosis. International journal of laboratory hematology 2018; 40(2):107–114.
[7] Alekshun TJ, Sokol L. Diseases of large granular lymphocytes. Cancer control : journal of the Moffitt Cancer Center 2007;14(2):141–150.

4 Thrombozytenmorphologie

4.1 Thrombozytopoese

Thrombozyten sind kleine kernlose „zelluläre Elemente" des zirkulierenden Blutes, die im nicht aktivierten Zustand eine diskoide Form und einen Durchmesser von ungefähr 1–3 μm haben (Abb. 4.1a). Im nativen Kapillarblut werden die oval-runden Blutplättchen abnahmebedingt spontan aktiviert und bilden sternförmige Membranausstülpungen (Echinosphärozyten) und neigen zur Aggregation. Eine solche Formänderung der Thrombozyten („shape change") erfolgt auch bei Kalziumentzug durch EDTA-Antikoagulation.

Das Zytoplasma ist fein azurophil granuliert. Die zentrale stärkere Anfärbbarkeit der Plättchen hängt damit zusammen, dass sich die Granula in der Mitte konzentrieren (Granulomer). Der aufgrund der geringen Granuladichte nur schwach gefärbte Rand der Zellen wird Hyalomer genannt. Obwohl der Thrombozyt unterschiedliche Granula enthält, sind nur die anfärbbaren Alpha-Granula im Ausstrich sichtbar.

Die Thrombozytengröße lässt sich durch den visuellen Vergleich ihres Durchmessers mit dem von normalen Erythrozyten oder Lymphozytenkernen (7–8 μm) abschätzen. Große Thrombozyten mit einem Durchmesser von 3–7 μm werden als Makrothrombozyten (Abb. 4.1b) und die, die bis zu 20 μm messen, werden als Riesenthrombozyten (Abb. 4.1c) bezeichnet [1,2]. Beim gesunden Erwachsenen beträgt der Anteil an Makrothrombozyten etwa 5 %; bei Neugeborenen und Kleinkindern ist ihr Anteil physiologischerweise höher. Wenn neben normal großen Blutplättchen ein höherer Anteil großer Thrombozyten und zusätzlich auch Riesenthrombozyten im peripheren Blutausstrich vorhanden sind, spricht man von einer Thrombozytenanisozytose, die beim maschinellen Blutbild als verbreiterte Plättchenverteilungskurve bereits erkennbar ist. Die Thrombozytengröße erlaubt bei Thrombozytopathien einen gewissen Rückschluss auf deren Ursache: So liegt einer Thrombozytopenie mit normal großen Blutplättchen häufig eine Störung der Nachbildung im Knochenmark zugrunde; ein größerer Anteil an Makrothrombozyten und Riesenthrombozyten weist

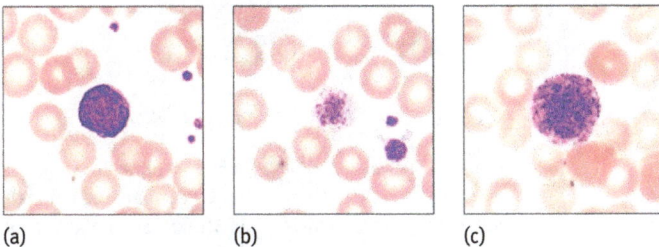

(a) (b) (c)

Abb. 4.1: Typische Thrombozyten (a) im Größenvergleich zu einem kleinen reifen Lymphozyten. Große Thrombozyten (Makrothrombozyten [b] mit einem Durchmesser von 3–7 μm) mit gut abgrenzbarem Hyalomer und Granulomer. Riesenthrombozyten (7–20 μm) (c).

https://doi.org/10.1515/9783110664690-004

auf einen gesteigerten Umsatz wie zum Beispiel bei einer Immunthrombozytopenie hin. Häufig sind diese morphologischen Veränderungen der Thrombozyten der erste Hinweis auf eine angeborene Thrombozytopenie. Eine deutlich ausgeprägte Anisozytose der Plättchen ist häufig mit einem myelodysplastischen Syndrom oder mit myeloproliferativen Neoplasien assoziiert [2].

Insgesamt hat der Mensch etwa eine Trillion Thrombozyten, die sich alle 8–10 Tage erneuern. Sie werden von ihren Vorläuferzellen, den 30–100 μm großen kernhaltigen Megakaryozyten, im Knochenmark in einem komplexen Vorgang freigesetzt. Zunächst bilden sich sogenannte Prothrombozyten (pro-platelets) aus. Dabei handelt es sich um längliche Ausziehungen (Pseudopodien) des Megakaryozyten, von denen sich in den Sinusoiden des Knochenmarks perlschnurartig die Thrombozyten abschnüren. Nach etwa 7 Tagen in der Zirkulation werden die Thrombozyten im retikulo-endothelialen System von Leber und Milz abgebaut.

Megakaryozyten (Abb. 4.2) lassen sich allerdings nur selten im peripheren Blut nachweisen, da sie nach der seltenen Freisetzung aus dem Knochenmark aufgrund ihrer Größe in der Lungenstrombahn zurückgehalten werden und sich zunächst durch Verringerung des Zytoplasmasaums verkleinern müssen, bevor sie im peripheren Blut zirkulieren können. Auf diese Weise entstehende kleinere Megakaryozyten, sogenannte Mikromegakaryozyten (Abb. 4.3a–c) oder Megakaryozytenkerne (Abb. 4.3d–e). Diese können bei gestörter Knochenmarksfunktion (z. B. im Rahmen einer extramedullären Blutbildung) oder auch bei erhöhtem Thrombozytenumsatz, so z. B. bei disseminierter intravasaler Gerinnung (DIC) vereinzelt im peripheren Blut auftreten [3]. In der Regel handelt sich dabei um kleinere reife Zellen der Megakaryopoese mit einem oder auch zwei kleinen runden Kernen. Das Zytoplasma ist granuliert und am Zellrand findet man Thrombozytenabschnürungen und Zytoplasmaknospungen. Ihre Anzahl kann bei Neugeborenen und deren Müttern physiologisch vermehrt sein. Gelegentlich lassen sie sich auch im Randbereich oder in den „Fahnen" eines Ausstriches bei schweren Entzündungen und ausgeprägten Infekten sowie bei myeloproliferativen Erkrankungen (MPN) finden.

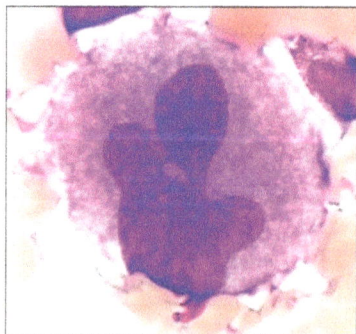

Abb. 4.2: Megakaryozyt mit großem Zytoplasmasaum, der unterschiedlich gefeldert ist. Erkennbar sind unregelmäßig aufgelockerte azurophile Strukturen, die Ausdruck der Thrombozytenbildung sind. Der Kern, dessen Chromatin aufgelockert wirkt, ist unregelmäßig gebuchtet.

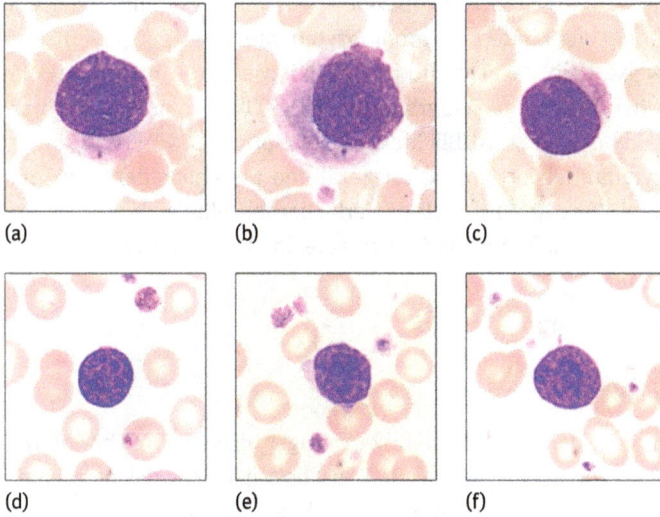

Abb. 4.3: Mikromegakaryozyten (a–c) und Megakaryozytenkerne (d–f).

4.2 Reaktive und pathologische Veränderungen der Thrombozytenzahl

Die Thrombozytenzahl lässt sich nur mit der apparativen Thrombozytenzählung verlässlich bestimmen. Aber auch ohne Vorliegen eines apparativen Zählergebnisses kann bereits durch die Musterung des peripheren Blutausstriches der Verdacht auf eine erniedrigte oder pathologisch vermehrte Zahl an Blutplättchen geäußert werden (Abb. 4.4): Der visuelle Vergleich der identifizierbaren Blutplättchen mit der Anzahl

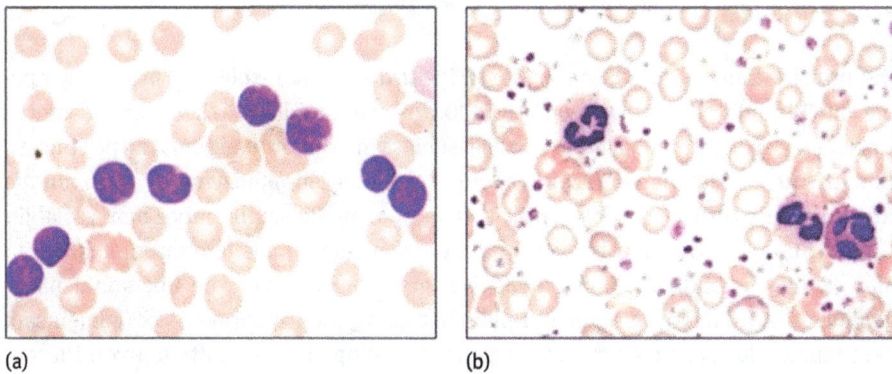

Abb. 4.4: Thrombopenie im peripheren Blutausstrich eines Patienten mit Lymphom (a) und eine Thrombozytose bei essenzieller Thrombozythämie (b).

an Erythrozyten etwa im jeweiligen mikroskopischen Gesichtsfeld erlaubt die grobe Abschätzung erhöhter oder verminderter Thrombozytenanteile im peripheren Blut [4]. Dieser Vorgehensweise liegt das Thrombozytenschätzverfahren nach Fonio [5] zugrunde: Hierfür wird bei 1000-facher Vergrößerung (10er-Okular und 100er-Objektiv) die Anzahl der Thrombozyten in 10 Blickfeldern (entspricht 1000 Erythrozyten) gezählt. Der Thrombozytenmittelwert von 10 ausgezählten Gesichtsfeldern wird mit dem empirisch ermittelten Wert 20×10^3 multipliziert. Hierbei sollte sich die Erythrozytenzahl im Referenzbereich befinden und Aggregate in der Ausstrichfahne ausgeschlossen werden.

4.3 Thrombozytopenie

Eine Thrombozytopenie liegt definitionsgemäß bei weniger als 150.000 Thrombozyten pro µl Blut (150×10^9/l) vor. Schon die morphologische Musterung des peripheren Blutausstriches (< 3 Thrombozyten pro Gesichtsfeld) bzw. die oben beschriebene Thrombozytenschätzung erlaubt einen Rückschluss auf eine verminderte Thrombozytenzahl und auf die mögliche Thrombopenieursache [6]. So weisen z. B. atypische, vermutlich neoplastische Lymphozyten bei weitgehendem Fehlen von Thrombozyten im Ausstrich (Abb. 4.4) oder unreife myeloische Zellen bzw. Blasten auf eine mögliche Verdrängung der Thrombopoese im Knochenmark hin. Aggregate im Blutausstrich erfordern den Ausschluss einer Pseudothrombozytopenie durch Wiederholung der apparativen Thrombozytenmessung in einer alternativ antikoagulierten Vollblutprobe. Riesenthrombozyten können ebenfalls Ursache einer falsch niedrigen maschinellen Thrombozytenzählung sein. Einen Überblick über mögliche angeborene oder erworbene Ursachen einer Thrombozytopenie vermittelt die Zusammenstellung in Tab. 4.1.

4.3.1 Immunthrombozytopenie

Die primäre Immunthrombozytopenie (ITP) ist durch eine isolierte Thrombozytopenie mit Blutplättchenzahlen von < 100.000/µl charakterisiert [7], nachdem andere Ursachen einer Thrombozytopenie ausgeschlossen werden konnten. Im peripheren Blutausstrich findet man eine verminderte Anzahl an Thrombozyten bezogen auf die Anzahl an Erythrozyten. Gelegentlich erkennt man Riesenthrombozyten variabler Größe (Abb. 4.5), die sich teilweise zu kleineren Konglomeraten zusammenlagern. Man könnte es bildhaft dahingehend beschreiben, dass sich die überstürzt nachgebildeten z. T. relativ großen Blutplättchen „ängstlich umarmen, um gemeinsam dem immunologischen Angriff zu trotzen". Allerdings ist das Auftreten von Riesenthrombozyten in solchen Aggregaten nicht pathognomonisch für eine ITP. Letztlich ist die Diagnose einer Immunthrombozytopenie eine Ausschlussdiagnostik, da auch

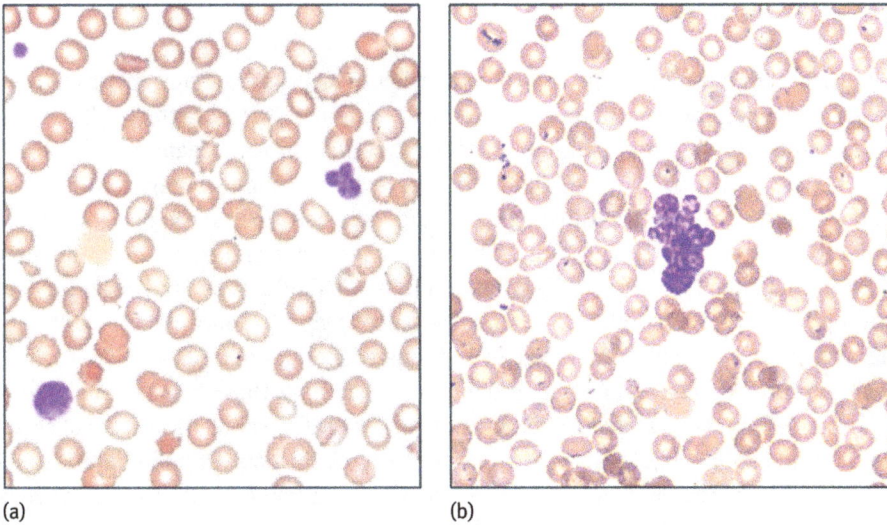

(a) (b)

Abb. 4.5: Riesenthrombozyten bei Immunthrombozytopenie (ITP): (a) Ein normal großer Thrombozyt (links oben) sowie ein Aggregat mit drei Thrombozyten und ein Makrothrombozyt. Vorhandene erythrozytäre Fragmente können zu falsch hohen Thrombozytenzählwerten führen; (b) ein Aggregat mehrerer Riesenthrombozyten.

der Nachweis von thrombozytären Antikörpern im Serum nur in etwas mehr als der Hälfte der Fälle gelingt. Eine Untersuchung des Knochenmarks wird nur bei Verdacht auf andere zusätzliche hämatologischen Veränderungen empfohlen, da sie per se keine wirklich verwertbare Information bezüglich einer ITP liefert. In der Regel kann man neben einer normalen Zellularität mit unauffälliger Erythro- und Myelopoese lediglich eine vermehrte Anzahl an Megakaryozyten finden.

Patienten mit einer ITP fallen klinisch häufig durch mehr oder weniger starke Haut- und Schleimhautblutungen bis hin zu seltenen lebensbedrohlichen Blutungen auf. Da viele der Patienten lange Zeit asymptomatisch sind, wird die Diagnose einer ITP häufig zufällig gestellt, wobei vorher andere Ursachen einer Thrombopenie, vor allem aber auch Ursachen einer sekundären ITP, z. B. im Rahmen von Autoimmunerkrankungen, lymphoproliferativen Erkrankungen oder Infektionen, auszuschließen sind.

Kontrovers diskutiert wird, inwieweit Medikamente eine Immunthrombozytopenie auslösen können. Eine solche „Drug-induced Immune Thrombozytopenie" (DI-ITP) stellt z. B. die durch Quinidin sowie diverse Antibiotika und NSAID ausgelöste Thrombozytopenie dar [8]. Sie erfordert neben der Antikörperbildung (z. T. gegen Metabolite der Medikamente) immer die Anwesenheit des Medikaments oder seiner Metabolite. In der Regel handelt es sich allerdings bei den medikamenten-assoziierten Thrombozytopenien um direkte Arzneimittelwirkungen auf die Thrombozytopoese im Knochenmark.

4.3.2 Pseudothrombozytopenie

Bei der Pseudothrombozytopenie (PTCP) handelt es sich um eine nur in vitro auftretende zeit- und temperaturabhängige Verminderung der Thrombozytenzahl, die auf eine Interaktion der Thrombozyten mit dem verwendeten Antikoagulans, vornehmlich EDTA, zurückzuführen ist. Durch die irreversible Komplexierung von Kalzium und Magnesium durch das Antikoagulans verändert sich die ursprüngliche Konfiguration der Thrombozytenoberfläche („shape change") mit Freilegung eines Epitops des Fibrinogenrezeptors (GIIb/IIIa), das ubiquitäre zirkulierende Antikörper binden kann [9,10]. Diese führen dann zu einer Vernetzung durch Zell-Antikörper-Zell-Bindungen, so dass sich mit zunehmender Lagerungsdauer des mit EDTA-antikoagulierten Blutes immer mehr und immer größere Aggregate von Thrombozyten bilden, die insbesondere in den Randbereichen und der sogenannten Fahne des Ausstriches zu finden sind (Abb. 4.6a). Entsprechend vermindert sich die apparativ zählbare Thrombozytenzahl. Dieses Phänomen, welches nur im abgenommenen Blut des Patienten auftreten kann, ist nicht von direkter klinischer Bedeutung, kann aber, wenn dieser Zusammenhang vom Labor nicht erkannt und entsprechend kommuniziert wird, zu diagnostischen Fehlinterpretationen und falschen therapeutischen Entscheidungen führen [11]. In mit Citrat antikoaguliertem Blut wird dieses In-vitro-Phänomen nur sehr selten beobachtet. Verhindert wird die Pseudothrombozytopenie durch die Verwendung von mit Magnesiumsulfat versetzten Blutentnahmesystemen [12,13].

4.3.3 Plättchensatellitismus

In EDTA-antikoagulierten Blutproben wird auch die reversible Bindung von Thrombozyten an der Membran von Leukozyten (Rosettenbildung), insbesondere an neutrophilen Granulozyten, beobachtet (Abb. 4.6b). Ein solches Phänomen ist allerdings weniger häufig als die Aggregatbildung. Beide In-vitro-Phänomene sind selten und ohne Krankheitswert für den Patienten, können aber als klinisch relevante Thrombozytopenien missinterpretiert werden [11]. Auch bei der Rosettierung kommt es zeit- und temperaturabhängig zu einer Verminderung der Thrombozytenzahlen. Der ge-

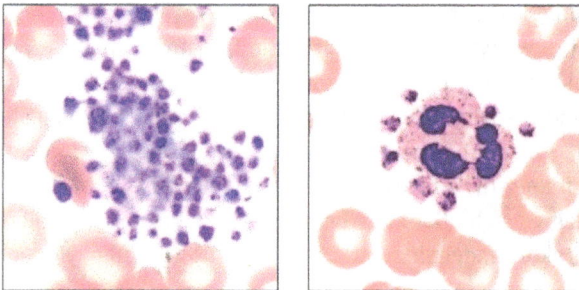

(a)

(b)

Abb. 4.6: Durch EDTA ausgelöste Pseudo-Thrombozytopenie (EDTA-PTCP): In vitro gebildete Thrombozytenaggregate (a) und durch Anlagerung von Thrombozyten an einen neutrophilen Granulozyten erfolgte Plättchenrosettenbildung („Plättchensatellitismus") (b).

naue Mechanismus ist zwar nicht bekannt, aber es scheint Parallelen zur Pseudothrombozytopenie zu geben, da der Satellitismus nicht stabil ist und der beobachtete
Thrombozytenabfall mit zunehmender Aggregatbildung einhergeht. Bei Patienten
mit Plättchensatellitismus und niedriger Thrombozytenzahl hilft die Blutentnahme
in alternativ antikoagulierten Entnahmesystemen [12]. Bei Thrombozytopenie – mit
Ausnahme der beiden hier beschriebenen In-vitro-Phänomene – ist die Ausstrich-
diagnostik im peripheren Blut in der Regel nur wenig hilfreich. Allerdings weisen
Makro- oder Riesenthrombozyten – gerade bei niedrigen Thrombozytenzahlen – auf
Störungen der Thrombozytopoese hin. In solchen Fällen ist eine morphologische Untersuchung von Knochenmarksblut indiziert. Eine Ausnahme hiervon macht die gesi-
cherte ITP.

Tab. 4.1: Beispiele für häufige Thrombozytopenieursachen [14].

Primäre (hereditäre) Thrombozytopenien	Sekundäre (erworbene) Thrombozytopenien	Pseudothrombozytopenien
Wiskott-Aldrich-Syndrom *	Immunthrombozytopenie # (ITP)	EDTA-induzierte Pseudothrombozytopenie
Bernard-Soulier-Syndrom #	Thrombotisch-thrombozytopenische* Purpura (TTP)	GPIIa/IIIb-Inhibitor (Abxizimab)-induzierte Pseudothrombozytopenie *
MYH9 assoziierte Thrombopenie #	disseminierte intravasale Gerinnung (DIC) *	Plättchensatellitismus
GATA1 assoziierte Thrombopenie #	therapiebedingte § Thrombozytopenien *	Probengerinnsel *
Gray-Platelet-Syndrom #	Infektionen *	Makrothrombozytose#
Thrombozytopenie X-linked *	Hypersplenismus *	
Tropomyosin-4-assoziierte Thrombozytopenie #	chronische Lebererkrankungen *	

* Mikro- und normozytäre Thrombozyten
# Makro- und Riesenthrombozyten
§ Hämodilution, Chemotherapie, Radiatio, Heparin-induzierte Thrombozytopenie

4.3.4 Makrothrombozytopenien

Makrothrombozytopenien haben ihre Ursache in Störungen der thrombozytopoeti-
schen Vorläuferzellen und sind in der Regel angeboren. Zur Abklärung von Thrombozytopenien, insbesondere von angeborenen Makrothrombozytopenien, kann das
periphere Differenzialblutbild nur wenig beitragen. Das bedeutet, dass eine Knochenmarksuntersuchung und eine Mutationsanalyse zur Diagnoseklärung unbedingt
notwendig sind.

MYH9-bedingte Makrothrombozytopenie

Diese relativ häufige Anomalie der Thrombopoese ist die Folge einer Mutation des MYH9-Gens [15,16]. Die betroffenen Patienten haben von Geburt an eine Makrothrombozytopenie, was auf einen „Verzweigungsdefekt" (branching-defect) der sogenannten Pro-Thrombozyten zurückzuführen ist. Normalerweise erhöht das „Branching" die Anzahl der freien Enden der Prothrombozyten. Ist dieser Vorgang und damit die Freisetzung von Plättchen gestört, so verzögert sich die Nachbildung einer ausreichenden Zahl an normalen Thrombozyten. Andere mit MYH9-Mutationen assoziierte Thrombozytopenien sind durch zytoplasmatische Substrateinschlüsse in den Leukozyten, die den Einschlüssen bei der May-Hegglin-Anomalie oder den Döhle-Körperchen ähneln (Pseudo-Döhle-Körperchen), erkennbar. Auch die Entwicklung einer progressiven Niereninsuffizienz, ein sensorischer Hörverlust und ein Katarakt können mit der Mutation assoziiert sein.

4.3.5 May-Hegglin-Anomalie

Bei der mit einer Thrombozytopenie einhergehenden May-Hegglin-Anomalie [17] handelt es sich um eine autosomal dominant vererbte Erkrankung, die morphologisch im peripheren Blutbild durch das Fehlen normaler Thrombozyten und durch vereinzelte Riesenthrombozyten gekennzeichnet ist. Ein typisches morphologisches Phänomen sind Granulozyten mit blassen graublauen Einschlüssen im Zytoplasma (Abb. 4.7). Es handelt sich dabei um amorphe Zytoplasma-Areale, die ribosomale Strukturen enthalten. Die Einschlüsse ähneln morphologisch den sogenannten Döhle-Körpern, sind aber intensiver anfärbbar. Sie sind spindel- oder sichelförmig und unregelmäßig im Zytoplasma verteilt. Von solchen Einschlüssen können auch Eosinophile, Basophile und Monozyten betroffen sein.

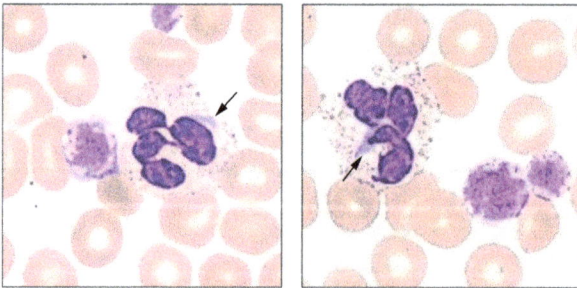

Abb. 4.7: May-Hegglin-Anomalie mit Riesenthrombozyten und typischen blass-blaugrauen sichel- oder spindelförmigen Einlagerungen im Zytoplasma von Granulozyten.

4.3.6 Gray-Platelet-Syndrom (GPS)

Das „Graue Thrombozyten-Syndrom" ist eine seltene ererbte Mutation des NBEAL2-Gens, die mit der Ausbildung der alpha-Granula und der Motilität der Thrombozyten interferiert. Hierdurch ist die Blutungsneigung der Patienten bedingt. Das Krankheitsbild ist neben einer Makrothrombozytopenie durch eine Splenomegalie und eine fortschreitende Myelofibrose des Knochenmarks gekennzeichnet [18]. Morphologisch findet man im peripheren Blutausstrich nur wenige, gering kontrastreiche, hypogranuläre bzw. agranuläre Thrombozyten (Abb. 4.8). Differenzialdiagnostisch sind andere seltene Makrothrombozytopenien mit hypogranulären Thrombozyten auszuschließen.

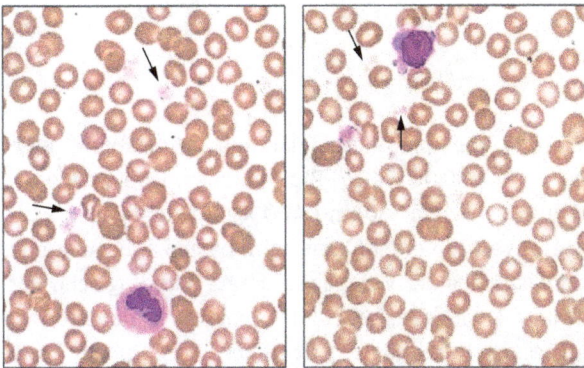

Abb. 4.8: Thrombozytopenie bei Gray-Platelet-Syndrom mit wenigen hypo- und agranulären Thrombozyten (Pfeile) (freundlicherweise überlassen von Dr. M. Roser, SLK-Kliniken Heilbronn).

4.3.7 Thrombotisch-thrombozytopenische Purpura (TTP)

Bei der thrombotisch-thrombozytopenischen Purpura (TTP), auch unter dem Begriff „Moschcowitz-Syndrom" bekannt, handelt es sich um eine angeborene systemische Erkrankung, die aufgrund von Mikrothrombosen mit Thrombozytenverbrauch zu unterschiedlichen Organschäden, insbesondere an Niere und Gehirn, aber auch zu Blutungen führen kann [19]. Wie auch bei anderen thrombotischen Mikroangiopathien imponiert im Blutausstrich eine Thrombozytopenie mit Anisozytose der noch vorhandenen Thrombozyten. Charakteristisch ist allerdings das Bild einer mikroangiopathischen hämolytischen Anämie mit Erythrozytenfragmenten (Abb. 4.9) und auffälliger Polychromasie, die auf die zugehörige Retikulozytose rückschließen lässt. Die Ursache der TTP ist ein Mangel der Zinkprotease ADAMTS13, wodurch die quervernetzten Multimere des von-Willebrand-Faktors nicht abgebaut werden können. Infolgedessen kommt es zu einer mechanischen Hämolyse (Fragmentierung) der Erythrozyten und der Bildung von Mikrothromben in den kleinen Gefäßen.

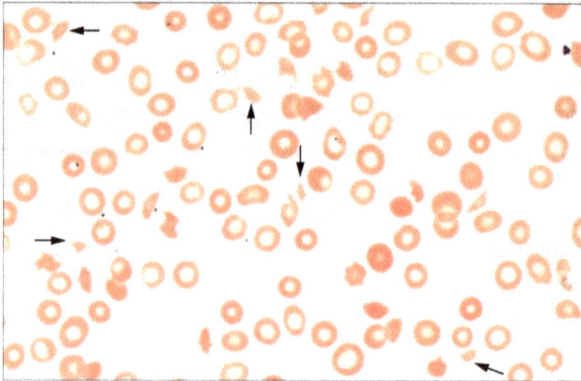

Abb. 4.9: Thrombotisch-thrombozytopenische Purpura (TTP): Fragmentierte Erythrozyten, die bei der maschinellen Zählung fälschlich als Thrombozyten gezählt werden (Pseudo-Thrombozythämie). Auffällig ist auch das Fehlen von Thrombozyten im Ausstrich.

4.4 Thrombozytose/Thrombozythämie

Von einer deutlichen Vermehrung der peripheren Thrombozytenzahlen, einer Thrombozytose, spricht man bei mehr als $400 \times 10^9/l$ Blutplättchen, wobei die obere Referenzwertgrenze in der Literatur zwischen 350 und $400 \times 10^9/l$ angegeben wird. Auch ohne Vorliegen eines apparativen Zählergebnisses kann bereits aufgrund einer Musterung des peripheren Blutausstriches der Verdacht auf eine pathologische Vermehrung der Blutplättchen geäußert werden (Abb. 4.11). Reaktive Veränderungen imponieren als wiederholt gemessene Erhöhung der Thrombozytenzahl auf Werte oberhalb des oberen Referenzwertes, so zum Beispiel im Verlauf von Tumorerkrankungen, insbesondere bei Bronchialkarzinomen, sowie bei chronischen Entzündungen, wie z. B. bei Colitis ulcerosa und primär chronischer Polyarthritis. Auch im Rahmen von chronischen Blutungen und konsekutivem Eisenmangel können reaktive Thrombozytosen infolge der eisenabhängigen Stimulation der Megakaryopoese auftreten (Abb. 4.10 und 4.11). Bei myeloproliferativen Neoplasien wie der primären Myelofibrose, einer Polycythaemia vera oder einer Philadelphia-Chromosom(BCR-ABL1)-positiven Chronisch-Myeloischen Leukämie (CML) werden ebenfalls Thrombozythämien beobachtet (Tab. 4.2).

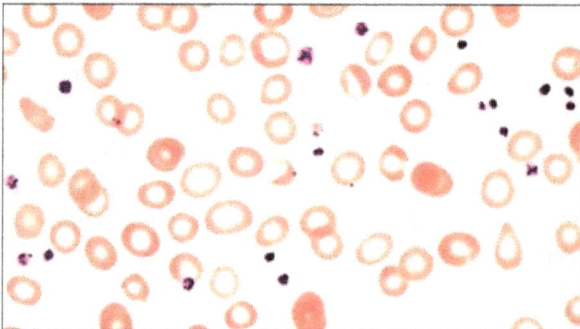

Abb. 4.10: Reaktive Thrombozytose bei Eisenmangelanämie.

4.4.1 Essenzielle Thrombozythämie

Bei Thrombozytenzählwerten von über 450×10^9/l wird nach WHO-Kriterien die Verdachtsdiagnose einer essenziellen Thrombozythämie (ET) gestellt. Im Blutausstrich besteht neben dem Thrombozytenreichtum („Plättchenmillionär") eine ausgeprägte Anisozytose der Thrombozyten mit einer größeren Anzahl an Makrothrombozyten und etlichen Riesenthrombozyten (Abb. 4.11). Die ET ist eine klonale hämatologische Neoplasie mit einer Mutation auf hämatologischer Stammzellebene (JAK2, MPL, CACR). Bei 50–60 % der Patienten mit Thrombozythämie liegt eine JAK2-V617F-Mutation vor. Die klinische Symptomatik wird durch die von der Thrombozytenzahl abhängigen thromboembolischen Ereignisse bestimmt [20].

Differenzialdiagnostisch muss an andere myeloproliferative Erkrankungen (MPN) wie die Polycythämia Vera (PV) und an eine Philadelphia-Chromosom(BCR-ABL1)-positive CML gedacht werden. Bei Verdacht auf eine ET sollte daher eine BCR-ABL1-Mutation ausgeschlossen werden, zumal bei einer CML die Thrombozytose ein frühes Merkmal sein kann.

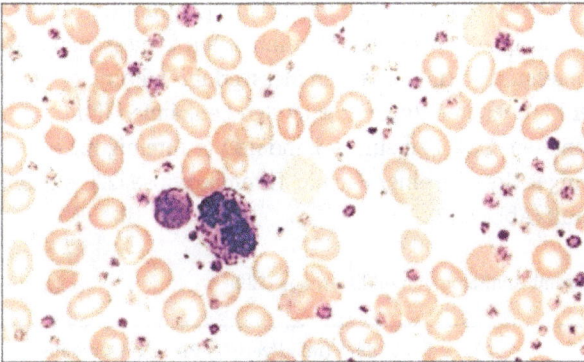

Abb. 4.11: Essenzielle Thrombozythämie: Ein atypischer basophiler Granulozyt rechts neben einem Riesenthrombozyten bei auffälliger Anisozytose der Thrombozyten.

4.4.2 Pseudothrombozytose/Pseudothrombozythämie

Der Verdacht auf eine Thrombozythämie wird in der Regel aufgrund des apparativen Thrombozytenzählergebnisses geäußert.

Um falsche Zählergebnisse auszuschließen, sollte zunächst ein peripherer Blutausstrich angesehen werden: Wenn die geschätzte Thrombozytenzahl im Ausstrich (ein Thrombozyt pro Gesichtsfeld entspricht etwa 20.000 Thrombozyten) oder die nach Fonio erfolgte Schätzung dem apparativen Zählergebnis in etwa entspricht, können die Weichen für die weitere Diagnostik wie z. B. eine Knochenmarksuntersuchung gestellt werden. Mitunter relativiert sich aber die apparativ gezählte Zellzahl durch die geringe Zahl mikroskopisch sichtbarer Thrombozyten. Das erhöhte maschinelle Zählergebnis erklärt sich dann meistens im Sinne einer sogenannten Pseudo-Thrombozytose

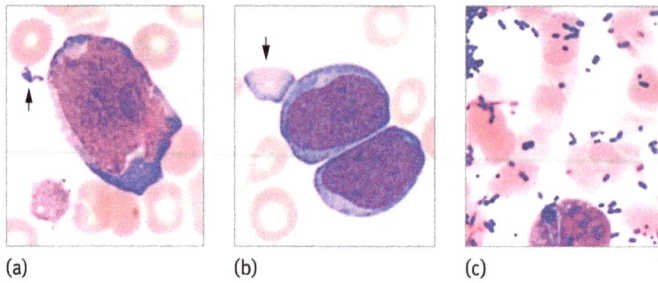

(a)   (b)   (c)

Abb. 4.12: Morphologische Befunde, die zu falsch hohen Thrombozytenwerten führen können („Pseudothrombozythämie"): Kleinere Kernabsprengung (a) und ein Thrombozyt, der größenmäßig der Kernabsprengung in (b) entspricht. In mit Bakterien (c) oder Pilzen kontaminiertem Blut werden z. T. extrem hohe Plättchenzahlen gemessen.

[21]. Das bedeutet, dass bei der Thrombozytenzählung mit der Impedanzmethode vergleichbar große Partikel miterfasst wurden. Häufig handelt es sich dabei um kleinste Erythrozyten bei mikrozytärer Anämie oder um Erythrozytenfragmente (Fragmentozyten bzw. Schistozyten) wie z. B. beim urämisch-hämolytischen Syndrom (HUS) oder bei einer TTP (Abb. 4.10). Diese fälschlicherweise als Thrombozyten gemessenen Zellfragmente können durch Nachmessungen mit optischen Messverfahren korrigiert werden. Blastäre Zytoplasma- oder Kernabsprengungen bei akuten Leukämien führen selten zu falsch hohen Zählergebnissen. Dagegen sind sekundäre Verunreinigungen der Probe mit Bakterien schon häufiger Ursache einer Pseudo-Thrombozytose [22], werden aber im Ausstrich schnell erkannt (Abb. 4.12).

Tab. 4.2: Primäre und sekundäre Thrombozythämien (modifiziert aus [22]).

Primäre Thrombozythämien	Sekundäre (reaktive) Thrombozythämien	Pseudo-Thrombo-zythämien
Essenzielle Thrombozythämie	Blutverlust	Schistozyten (Fragmentozyten)
Polycythemia vera	Eisenmangel	Mikrozytäre Anämien
Primäre Myelofibrose	Infekte/Entzündungen	Kernabsprengungen
Chronisch-myeloische Leukämie (CML)	Disseminierte Malignome	Fragmentierung neo-plastischer Zellen
Refraktäre Anämie mit Ringsideroblasten und Thrombozytose	Medikamente Zytokin-behandlung	Kryoglobulinämie
Chronisch-myelomonozytäre Leukämie (CMML)	Hyposplenismus	Chylomikronen
MPN/MDS Überlappung	Hämolyse	Malariaplasmodien
Familiäre Thrombozythämie Hereditäre Thrombopoietin-(Rezeptor-)mutationen		Bakterien

Literatur

Die Inhalte dieses Kapitels beziehen sich auf die im Anhang des Buches benannten Lehrbücher und Monografien und auf die nachstehenden Literaturstellen, die zur weiterführenden Information empfohlen werden:

[1] Robier C. Platelet morphology. J Lab Med. 2020;44 (5):231–239

[2] Latger-Cannard V, Fenneteau O, Salignac S, Lecompte TP, Schlegel N. Platelet morphology analysis. Methods in Molecular Biology. 2013;992:207–225.

[3] Hansen M, Pedersen NT. Circulating Megakaryocytes in Blood from the Antecubital Vein in Healthy, Adult Humans. Scandinavian Journal of Haematology. 1978;20(4):371–376. doi: 10.1111/j.1600-0609.1978.tb02469.x

[4] Moreno A, Menke D. Assessment of platelet numbers and morphology in the peripheral blood smear. Clinics in Laboratory Medicine. 2002;22(1):193–213. vii. doi: 10.1016/s0272-2712(03)00072-6

[5] Fonio A. Über ein neues Verfahren der Blutplättchenzählung. Deutsche Zeitschrift für Chirurgie. 1912;117(1–2):176–194. doi: 10.1007/BF02793644

[6] Greinacher A, Pecci A, Kunishima S, et al. Diagnosis of inherited platelet disorders on a blood smear: a tool to facilitate worldwide diagnosis of platelet disorders. J Thromb Haemost. 2017;15 (7):1511–1521. doi: 10.1111/jth.13729

[7] Cooper N, Ghanima W. Immune Thrombocytopenia. N Engl J Med. 2019;381(10):945–955. doi: 10.1056/NEJMcp1810479

[8] Aster RH, Bougie DW. Drug-induced immune thrombocytopenia. N Engl J Med. 2007;357(6):580–587. doi: 10.1056/NEJMra066469

[9] Silvestri F, Virgolini L, Savignano C, et al. Incidence and diagnosis of EDTA-dependent pseudothrombocytopenia in a consecutive outpatient population referred for isolated thrombocytopenia. Vox Sang. 1995;68(1):35–39. doi: 10.1111/j.1423-0410.1995.tb02542.x

[10] Silvestri F, Masotti A, Pradella P, et al. More on false thrombocytopenias: EDTA-dependent pseudothrombocytopenia associated with a congenital platelet release defect. Vox Sang. 1996;71(1):27–29. doi: 10.1046/j.1423-0410.1996.7110027.x

[11] Schuff-Werner P, Mansour J, Gropp A. Pseudo-thrombocytopenia (PTCP). A challenge in the daily routine? Journal of Laboratory Medicine. 2020;44(5):295–304.

[12] Schuff-Werner P, Steiner M, Fenger S, et al. Effective estimation of correct platelet counts in pseudothrombocytopenia using an alternative anticoagulant based on magnesium salt. British Journal of Haematology. 2013;162(5):684–692. doi: 10.1111/bjh.12443

[13] Schrezenmeier H, Muller H, Gunsilius E, Heimpel H, Seifried E. Anticoagulant-induced pseudothrombocytopenia and pseudoleucocytosis. Thromb Haemost. 1995;73(3):506–513.

[14] Greinacher A, Ittermann T, Bagemühl J, et al. Heparin-induced thrombocytopenia: Towards standardization of platelet factor 4/heparin antigen tests. Journal of Thrombosis and Haemostasis. 2010;8(9):2025–2031. doi: 10.1111/j.1538-7836.2010.03974.x

[15] Althaus K, Greinacher A. MYH-9 related platelet disorders: Strategies for management and diagnosis. Transfusion Medicine and Hemotherapy. 2010;37(5):260–267. doi: 10.1159/000320335

[16] Kunishima S, Saito H. Advances in the understanding of MYH9 disorders. Curr Opin Hematol. 2010; 17(5):405–410. doi: 10.1097/MOH.0b013e32833c069c

[17] Ruhoy SM, Yates A. Macrothrombocytopenia With Döhle Body-Like Granulocyte Inclusions: A Case Report of May-Hegglin Anomaly in a 33-Year-Old White Woman With an Update on the Molecular Findings of MYH9-Related Disease. Lab Med. 2016;47(3):246–250. doi: 10.1093/labmed/lmw033

[18] Pluthero FG, Di Paola J, Carcao MD, Kahr WHA. NBEAL2 mutations and bleeding in patients with gray platelet syndrome. Platelets. 2018;29(6):632–5. doi: 10.1080/09537104.2018.1478405

[19] Sadler JE. Pathophysiology of thrombotic thrombocytopenic purpura. Blood. 2017; 130 (10):1181–1188. doi: 10.1182/blood-2017-04-636431

[20] Tefferi A, Pardanani A. Essential Thrombocythemia. N Engl J Med. 2019;381(22):2135–2144. doi: 10.1056/NEJMcp1816082

[21] Van Der Meer W, MacKenzie MA, Dinnissen JWB, De Keijzer MH. Pseudoplatelets: A retrospective study of their incidence and interference with platelet counting. Journal of Clinical Pathology. 2003;56(10):772–774. doi: 10.1136/jcp.56.10.772

[22] Hoffman R, Benz EJ, Silberstein LE, et al. Hematology: Basic Principles and Practice. In: Hoffman, Hrsg. Hematology: Basic Principles and Practice: Elsevier; 2017.

Teil II: Pathologisch-morphologische Veränderungen des peripheren Blutausstriches

5 Pathologisches rotes Blutbild

In diesem Kapitel soll vornehmlich die Morphologie der erworbenen Anämien, die im Wesentlichen die Erwachsenen betreffen, vorgestellt werden. Obwohl angeborene Anämien manches Mal erst im jüngeren Erwachsenenalter bei Routineuntersuchungen auffallen, werden diese im Zusammenhang mit pathologischen Blutbildern bei Kindern (Kapitel 8) ausführlich behandelt.

5.1 Anämien

Unter Anämie versteht man allgemeinhin „Blutarmut", die sich auf die roten Blutzellen bezieht. Da die Zahl der Erythrozyten, ihre Größe und ihre Beladung mit Hämoglobin stark schwanken können, wird die Anämie nicht durch ihre Zahl, Größe oder ihren Hämoglobingehalt definiert, sondern durch die Gesamtkonzentration des Blutes an Hämoglobin. Die Festlegung der Weltgesundheitsorganisation besagt, dass bei einer Unterschreitung des Hämoglobinwertes von 13,5 mg/dl (8,4 mmol/l) bei Männern und von 12 mg/dl (7,5 mmol/l) bei Frauen eine Anämie vorliegt [1]. Die Definition wurde in den letzten Jahren unter dem Aspekt der Herkunft und des Alters der Patienten kritisch diskutiert ([2], ist aber weiter unverändert gültig.

Die erythrozytenbezogenen Parameter des sogenannten „Kleinen Blutbildes" erlauben nicht nur die Diagnose, sondern auch eine grobe Unterteilung der Anämien: Die Erythrozytengröße – oder korrekter – das mittlere korpuskuläre Volumen (MCV) ermöglicht die Unterscheidung von normo-, mikro- und makrozytären Anämien. Auch die Verteilungsbreite der Erythrozytengröße (RDW) erlaubt Rückschlüsse auf die Art der Anämie. Die Farbintensität bzw. der mittlere zelluläre Hämoglobingehalt (MCH) weist auf das Vorliegen einer normo-, hypo- oder hyperchromen Anämie hin.

Eine weitere Unterscheidungsmöglichkeit ist die Rate der Neubildung von Erythrozyten, die sich mithilfe der Retikulozytenzahl bestimmten läßt. Die Regenerationsfähigkeit der Erythropoese kann durch den Retikulozyten-Produktionsindex (RPI) ausgedrückt werden. Hierbei unterscheidet man normo-, hypo- und hyperregenerative Anämien. Zu den letzteren zählen vor allen Dingen die hämolytischen Anämien, für die kernhaltige Erythrozyten (Erythroblasten) im peripheren Blut ein wichtiger morphologischer Hinweis sind.

5.1.1 Mikrozytäre Anämien

Mikrozytäre Anämien haben ein erniedrigtes mittleres korpuskuläres Volumen von weniger als 80 fl. Im Blutausstrich kann die Erythrozytengröße nur über den eindimensionalen Zelldurchmesser geschätzt werden. So zählt die sog. mikrozytäre Sphärozytose nach dieser Definition nicht zu den mikrozytären Anämien, da die Ku-

https://doi.org/10.1515/9783110664690-005

gelform der Erythrozyten ein größeres Volumen einnimmt als es ihr Durchmesser vermuten läßt.

Die mikrozytären Anämien lassen sich im Englischen unter dem Akronym „TAILS" [3] zusammenfassen:

T = Thalassemia (Thalassämie)
A = Anemia of chronic disease (Anämie bei chronischer Erkrankung)
I = Iron deficiency (Eisenmangel)
L = Lead poisoning (Bleivergiftung)
S = (congential) sideroblastic anaemia (angeborene sideroblastische Anämie)

Da die Bleivergiftung heute eher selten vorkommt und die kongenitale sideroblastische Anämie eine Rarität ist, sollen hier vornehmlich die verbleibenden drei Formen der mikrozytären Anämien unter morphologischen Gesichtspunkten besprochen werden.

Eisenmangelanämie

Ein Eisenmangel kann bei verminderter Zufuhr mit der Nahrung, z. B. bei Essstörungen oder im Rahmen von einseitigen Diäten sowie bei gestörter Absorption, entstehen. Eine andere häufige Ursache ist der Eisenverlust durch chronische Blutungen, insbesondere des Gastrointestinaltraktes. Bei akuten Blutungen kommt es zwar akut zum Eisenverlust, die blutstillende Behandlung setzt aber in der Regel so rechtzeitig ein, dass der Eisenverlust relativ schnell vor Entwicklung einer morphologisch auffälligen Anämie ausgeglichen werden kann.

Die klassische Eisenmangelanämie entwickelt sich langsam und geht anfangs nur mit diskreten morphologischen Veränderungen wie einer Anisochromie einher. Bei Verminderung des mittleren Erythrozytenvolumens und einer deutlichen Verbreiterung der Erythrozytenverteilung ist der Verdacht auf eine fortgeschrittene Eisenmangelanämie gerechtfertigt. Die Hämoglobinverminderung führt zu kleinen Erythrozyten mit deutlich vergrößerter zentraler Aufhellung, so dass letztendlich nur noch ein äußerer Hämoglobinring vorhanden ist. Solche extrem hypochromen Zellen werden auch als Ringzellen (Anulozyten) bezeichnet (Abb. 5.1a). Bei länger andauerndem Eisenmangel (leere Eisenspeicher mit deutlich erniedrigten Ferritinwerten) besteht nicht nur eine deutlich verminderte Hämoglobinsynthese, sondern es kommt auch zu Zellbildungsstörungen mit Aniso- und Poikilozytose. In selteneren Fällen findet man auch die eine oder andere Targetzelle und/oder vereinzelte Elliptozyten (Abb. 5.1b), die, wenn sie besonders schmal sind, auch als „Stiftzellen" (pencil cells) bezeichnet werden [4] und auch schon mal mit Sichelzellen verwechselt werden können. Gelegentlich sind einzelne Erythrozyten basophil getüpfelt.

Eine extreme Eisenmangelsituation mit entsprechender Auswirkung auf die Erythropoese kann entstehen, wenn nach einem erheblichen (z. B. unfallbedingten) Blutverlust keine Gabe von Blut oder Blutbestandteilen erfolgt oder diese aus religiö-

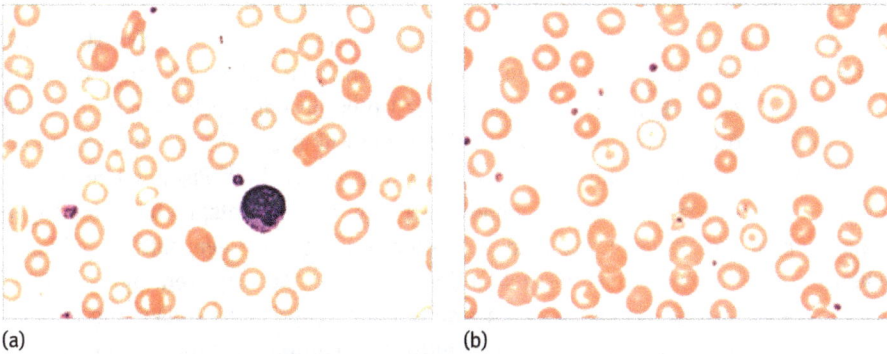

(a)   (b)

Abb. 5.1: Mikro- und Anulozytose bei Eisenmangelanämie. (a) Der Größenvergleich mit dem Lymphozytenkern weist auf das Vorliegen von Mikrozyten hin, die eine ausgeprägte zentrale Aufhellung als Ausdruck der geringen Hämoglobinfüllung zeigen. (b) Das zusätzliche Vorliegen einer ausgeprägten Aniso- und Poikilozytose und das Auftreten von Targetzellen sprechen für einen länger andauernden ausgeprägten Eisenmangel.

sen Gründen verweigert wird, und sich die Blutbildung trotz Gabe von Erythropoitin und Eisen erschöpft (Abb. 5.10). Die absolute Retikulozytenzahl ist bei der Eisenmangelanämie normal oder vermindert, der Retikulozytenreproduktionsindex ist kleiner als zwei. Eine Polychromasie ist Zeichen der Regeneration der Erythropoese nach Eisengabe und korrelliert mit dem Retikulozytenanstieg etwa eine Woche nach Beginn der Eisensubstitution.

Anämie bei chronischer Erkrankung (ACE)

Eine andere Form des Eisenmangels ist die verminderte Eisenverfügbarkeit infolge einer Sequestrierung bzw. einer fehlenden Freisetzung von Eisen aus den Speicherpools. Ein Beispiel hierfür ist die Anämie bei chronischen Infektionen [5]. Chronische Infektionen gehen mit einer milden bis mittelschweren normochromen und normozytären Anämie einher (Hb 7–12 g/dl), die durch eine verminderte Bildung bei gleichzeitig verminderter Überlebenszeit von Erythrozyten gekennzeichnet ist [6]. Bei dieser Form der Anämie liegt ein „funktioneller" Eisenmangel zugrunde, d. h., dass die notwendigen Eisenreserven zwar vorhanden sind, der Erythropoese aber kein Eisen zur Verfügung gestellt wird. Der zu erwartende erhöhte Ferritinspiegel korrelliert sowohl mit der Entzündungsaktivität als auch mit dem vorhandenen, aber nicht verfügbaren Eisen und kann daher differenzialdiagnostisch irreführend sein. Der Serumeisenspiegel ist erniedrigt, da das Eisen, das sonst durch Makrophagen beim Abbau der roten Blutkörperchen der Erythropoese wieder zugeführt wird, in den Knochenmark-, Milz- und Lebermakrophagen zurückgehalten wird, was im Wesentlichen auf die Wirkung von Hepcidin zurückzuführen ist. Dieses unter anderem den Eisenhaushalt regulierende Hormon, dessen Bildung unter dem Einfluss inflammatorischer Zy-

tokine wie IL-6, IL-22, Interferon und TNF in der Leber induziert wird, steigt bei Ent-
zündungs- bzw. den Abwehrreaktionen des Organismus an [6]. Ein hoher Hepcidin-
spiegel verringert die Eisenresorption im Darm und verhindert die Ausschleusung
von Speichereisen z. B. aus den Makrophagen. Unter diesem Aspekt gehört die durch
chronische Erkrankungen (Infektionen, Tumorerkrankungen, Entzündungen unterschiedlicher Art) verursachte Anämie ebenso wie die „echte" Eisenmangelanämie
mit zu den hyporegenerativen Anämien, was durch einen entsprechend niedrigen
Retikulozytenproduktionsindex zum Ausdruck kommt. Im Gegensatz zum klassischen fortgeschrittenen Eisenmangel ist der Anteil von mikrozytären, hypochromen
Erythrozyten geringer, was auch durch eine weniger ausgeprägte Aniso- und Poikilozytose und eine entsprechend geringere Erythrozytenverteilungsbreite zum Ausdruck
kommt. Von daher ist die Erythrozytenmorphologie für die Erkennung oder Differenzierung dieser Anämieursache nur wenig hilfreich (Tab. 5.1). Morphologisch auffällig
wird der relative Eisenmangel bzw. die Eisenverwertungsstörung erst, wenn ein tat-
sächlicher, also absoluter Eisenmangel durch Malabsorption oder Blutverlust hin-
zukommt. Dann werden auch die typischen morphologischen Veränderungen wie
Mikrozytose und Hypochromasie sowie in schweren Fällen eine Anisopoikilozytose
sichtbar.

Tab. 5.1: Unterscheidung von Eisenmangel und Eisenverwertungsstörung bei Anämie (Hb-Abfall).

Marker	Eisenmangelanämie	Anämie bei Entzündung
MCV	niedrig	normal
MCH	niedrig	normal
Ret Hb	niedrig	normal
hypochrome Erys [%]	hoch	niedrig
Transferrin	hoch	niedrig
Löslicher Transferrinrezeptor	hoch	normal
Ferritin	niedrig	hoch
Hepcidin	niedrig	hoch

MCV = mittleres corpuskuläres Volumen
MCH = mittleres corpuskuläres Hämoglobin
Ret Hb = Hämoglobingehalt der Retikulozyten

Eisen-refraktäre Eisenmangelanämie

Eine erst in den letzten Jahren molekular definierte Gruppe von hereditären Eisenmangelanämien ist die „iron refractory iron deficiency anemia" (IRIDA). Hier wird
durch eine genetisch bedingte supraphysiologische Wirkung des die Eisenhomöosta-
se regulierenden Peptids Hepcidin die enterale Eisenaufnahme verhindert. Betroffene
Patienten präsentieren sich mit dem Bild einer schweren Eisenmangelanämie, die
auf enterale (und auch parenterale) Eisengaben nicht anspricht. Mutationen im
TMPRSS6-Gen sind eine mittlerweile gut definierte Ursache für die IRIDA. Morpholo-

gisch entspricht das Ausstrichbild dem einer schweren Eisenmangelanämie mit ausgeprägter Mikrozytose [7]. Die Anämie ist mittelschwer bis schwer mit Hämoglobinwerten zwischen 6–9 mg/dl.

Thalassämie

Obwohl die β-Thalassämie, die zu den angeborenen Hämoglobinopathien und damit zu den hämolytischen Anämien gehört, die im Kapitel 8 besprochen werden, sollen die Thalassämie-Syndrome, die häufig erst bei Erwachsenen diagnostiziert werden, bereits an dieser Stelle besprochen werden.

Die Thalassämie-Syndrome zählen zu den mikrozytären hämolytischen Anämien, obwohl das mittlere Zellvolumen meist nur leicht erniedrigt ist oder sich sogar im unteren Drittel des Referenzbereiches bewegt [8]. Im Blutausstrich eines ansonsten gesunden Merkmalträgers einer heterozygoten β-Thalassämie (Abb. 5.2) besteht eine ausgeprägte Anisozytose mit überwiegend hypochromer Mikrozytose. Vereinzelt können im Ausstrich Targetzellen sowie Elliptozyten und Ovalozyten vorkommen. Bei schweren Verläufen treten z. T. verunstaltete Erythrozytenkonformationen mit unregelmäßigen Einziehungen auf. Der Schweregrad der Hämoglobinbildungsstörung bestimmt dabei das Ausmaß der morphologischen Veränderungen der Erythrozyten. Unter der Bezeichnung Thalassämie-Syndrome werden alle thalassämischen Hb-Synthesestörungen zusammengefasst. Ihr Erbgang ist autosomal rezessiv. Von wesentlicher klinischer Bedeutung sind die α- und die β-Thalassämien.

Die weltweite Migration aus Regionen mit einer hohen Thalassämieprävalenz hat dazu geführt, dass die Thalassämie als mikrozytäre Anämie auch hierzulande morphologisch eine differenzialdiagnostische Herausforderung darstellt, da die heterozygote β-Thalassämie häufig mit einer leichten hypochromen mikrozytären Anämie einhergeht, die der Eisenmangelanämie ähnelt. Allerdings spricht sie nicht auf Eisensubstitution an.

Die homozygoten Formen der Thalassämie-Syndrome sind morphologisch und klinisch eindeutiger: Sie gehen mit schweren hämolytischen Anämien und entsprechend veränderten Erythrozyten einher. Grundsätzlich unterscheidet man α- und β-Thalassämien in Abhängigkeit von der Lokalisation des Hämoglobinsynthesedefekts.

α-Thalassämie

Die vier bekannten α-Thalassämien sind in den südostasiatischen, arabischen und afrikanischen Ländern häufig, in Deutschland aber eher selten. Die α-Thalassaemia minima zeigt lediglich eine diskrete Hypochromasie mit Hämoglobinwerten im unteren Referenzbereich, während die Minorform durch eine leichte Anämie mit Hypochromasie und Mikrozytose auffällt. Die schweren heterozygoten Formen der α-Thalassämie werden morphologisch äußerst selten im Routinelabor gesehen, da diese Anämien häufig schon im frühen Kindesalter letal verlaufen (HbH-Krankheit, die drei inaktive α-Globingene aufweist). Das gilt auch für die homozygote Form (Hb-Bart's Hydrops fetalis Syndrom).

β-Thalassämie

Die β-Thalassämie-Syndrome resultieren aus einer mangelhaften (β⁺) oder fehlenden (β⁰) Produktion der β-Globinketten aufgrund von Mutationen des β-Globin-Gens. Ursprünglich stammten diese Patienten vornehmlich aus den Mittelmeerländern, aus Südosteuropa, Arabien und Asien. Die hämolytischen Veränderungen sind frühestens im 3. bis 6. Lebensmonat erfassbar, wenn die fetale gegen die adulte Blutbildung ausgetauscht wird.

Klinisch-diagnostisch und in gewisser Weise auch morphologisch lassen sich verschiedene schwere Verlaufsformen der β-Thalassämien unterscheiden: Die Thalassaemia minor (heterozygote β-Thalassämie) ist durch eine leichte mikrozytäre, hypochrome und eisenrefraktäre Anämie gekennzeichnet. Die Thalassaemia intermedia (milde homozygote oder gemischt heterozygote β-Thalassämie) weist einen intermediären Schweregrad mit inkonstantem Transfusionsbedarf auf; zusätzliche typische Komplikationen sind Skelettveränderungen mit tumoröse Veränderungen infolge der massiv hyperplastischen Erythropoese. Die Thalassaemia major (schwere homozygote oder gemischt heterozygote β-Thalassämie) geht mit einer dauerhaft transfusionsbedürftigen Anämie einher; unbehandelte Kinder sterben vor dem 10. Lebensjahr. Klinisch besteht im Verlauf das hohe Risiko der Eisenüberladung durch den Erythrozytenabbau und die notwendigen Erythrozytentransfusionen mit konsekutiver Multiorganerkrankung im Sinne einer sekundären Hämochromatose.

Morphologisch stehen bei der Thalassämie die Mikrozytose mit ausgeprägter Hypochromasie und die ausgeprägte Anisozytose im Vordergrund; die zentrale Aufhellung nimmt mehr als ein Drittel des Erythrozyten ein. Im Vergleich zum Eisenmangel ist die Poikilozytose (Abweichung der Erythrozyten von der runden Zellform) bei der Thalassämie in Abhängigkeit vom Schweregrad ausgeprägter. Diese Abweichungen umfassen Akanthozyten, Sphärozyten, Tränenformen (tear drops), Ovalozyten und Targetzellen. Hinzu kommen bei der Thalassämie basophile Tüpfelungen der Erythrozyten, eisenhaltige Einlagerungen als Pappenheim-Körperchen und Howell-Jolly-Körper (Zellfragmente aus Erythroblasten, die man typischerweise nach Splenektomie findet). Auch findet man etliche polychromatische Erythrozyten, die Retikulozyten entsprechen. Das Vollbild einer Thalassämie wird in Deutschland durch die verbesserten Therapieoptionen nur noch selten gesehen.

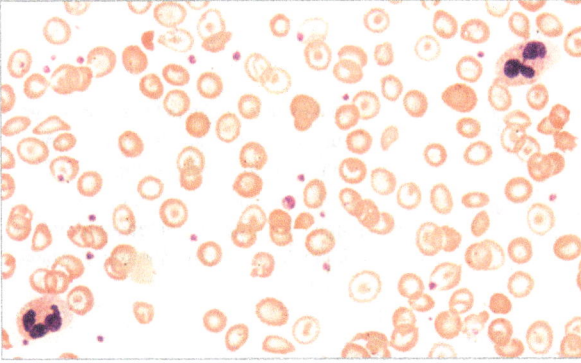

Abb. 5.2: Schwere heterozygote β-Thalassämie mit auffälliger Morphologie: Mikrozyten (Anulozyten), Targetzellen, Ovalozyten, Schistozyten.

Wie später noch ausgeführt wird (Kapitel 8), kann die heterozygote β-Thalassämie mit anderen Hämoglobinopathien wie z. B. der Sichelzellanämie oder der HbC-Krankheit assoziiert sein (Abb. 5.3).

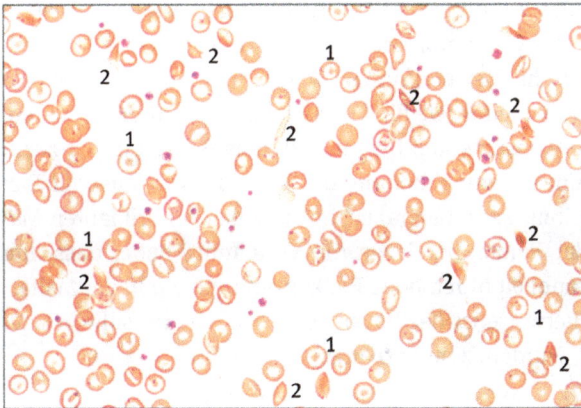

Abb. 5.3: Kombinierte Hämoglobinopathie: β-Thalassämie und Sichelzellanämie, beide heterozygot. Neben Targetzellen [1] und Sichelzellen [2] erkennt man Anulozyten, Ellipto- bzw. Ovalozyten, Stomatozyten und Schistozyten.

Mikrozytäre Anämie bei Bleivergiftung (Saturnismus)

Eine weitere mikrozytäre Anämie entwickelt sich infolge einer chronischen Bleivergiftung. Dazu kann es kommen, wenn metallisches Blei als gut wasserlösliches Salz (z. B. Blei(II)-Acetat) regelmäßig über die Nahrung aufgenommen wird [9]. Blei hemmt Enzyme der Hämoglobinsynthese (δ-ALA-Dehydrogenase, Koprogenase und Ferrochelatase). Die Aktivierungshemmung der Pyrimidin-5'-Nukleotidase inhibiert zusätzlich die Ausreifung der erythrozytären Linie, was letztendlich zu einer hypochromen Anämie mit verkürzter Überlebenszeit der Erythrozyten führt (Hämolyse und Retikulozytose). Die typische basophile Tüpfelung einzelner Erythrozyten entsteht durch Ablagerung denaturierter ribosomaler DNA und von Mitochondrienfrag-

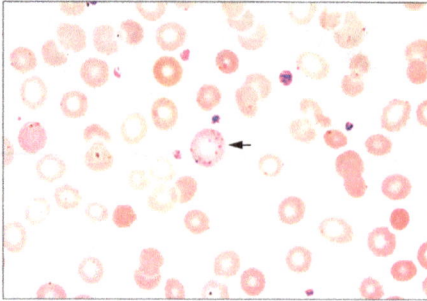

Abb. 5.4: Mikrozytäre Anämie bei chronischer Bleivergiftung mit z. T. hypochromen kleinen Erythrozyten sowie Anisozytose und Polychromasie. In der Mitte (Pfeil) sieht man einen großen jungen Erythrozyten mit basophiler Tüpfelung. Andere Erythrozyten enthalten Pappenheim-Körperchen.

menten (Abb. 5.4). Im Blut ist Blei hauptsächlich an erythrozytäre Proteine gebunden (99 %; nur 1 % zirkuliert frei). Dieser Anteil kann schnell ausgetauscht werden. Innerhalb von 100 Tagen verteilt es sich in Organen wie Leber, Niere, Gehirn, Lunge und Milz, in der Aorta, in den Zähnen und im Skelett. Im Körper ist Blei hauptsächlich im Knochen anstelle von Calciumphosphat gespeichert (90 %). Die Halbwertzeit im Blut beträgt ca. 30 Tage.

Häufige Quellen für eine Bleivergiftung sind auf Bleibasis hergestellte Farben in alten Häusern, unkontrollierte Recyclingprozesse von Autobatterien sowie Kosmetika oder auch Spielzeug. Chronische Bleivergiftungen waren früher aufgrund der damals üblichen Verwendung von Bleirohren für Wasserleitungen gar nicht selten. Heutzutage laufen auch Drogenkonsumenten Gefahr, sich eine Bleivergiftung zuzuziehen, z. B. durch den Konsum von zur Erhöhung des Verkaufsgewichtes mit Blei versetzem Marihuana oder Opium. Pathobiografische Analysen von brillianten Malern wie Van Gogh, Goya oder Rembrandt legen die Vermutung nahe, dass ihre Krankheiten wie etwa Goyas Taubheit durch hohe Bleikonzentrationen in der Malfarbe verursacht wurden. Möglicherweise ist Beethoven seine Vorliebe für süße Weine, die durch Bleiacetat „veredelt" wurden, zum Verhängnis geworden.

Morphologische Differenzialdiagnose der mikrozytären Anämien

Bei der Differenzierung mikrozytärer Anämien stehen die Eisenmangelanämie und β-Thalassämie an erster Stelle der differenzialdiagnostischen Möglichkeiten [10]. Häufig kann bereits anhand der quantitativen Blutwerte und der morphologischen Besonderheiten eine Verdachtsdiagnose gestellt werden (Abb. 5.5). Eine sehr grobe, orientierende differenzialdiagnostische Abschätzung stellt die Quotientenbildung (Mentzner-Index) aus MCV und Erythrozytenzahl dar. Ist dieser größer als 13 so liegt eher eine Eisenmangelanämie vor; bei Werten unter 13 ist eine β-Thalassämie in Betracht zu ziehen [11].

In der Literatur [3] werden basophil getüpfelte Erythrozyten als Differenzierungskriterium für die Abgrenzung der β-Thalassämie von der Eisenmangelanämie beschrieben. Diese sind aber auch typisch für die durch Bleivergiftung verursachte mikrozytäre Anämie (s. o.).

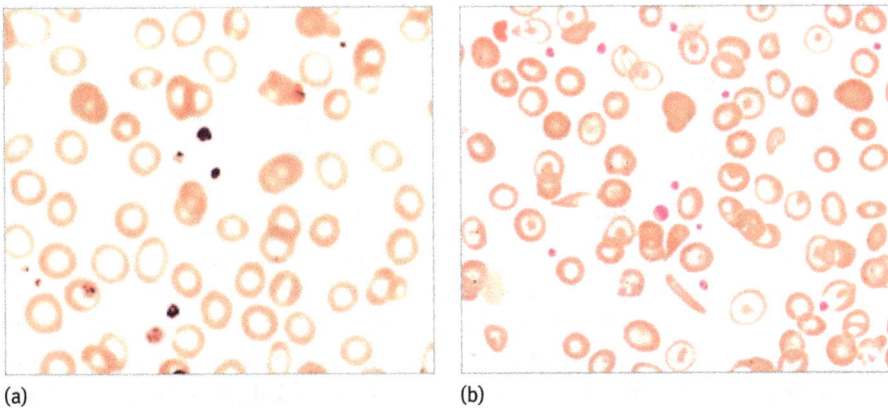

(a)   (b)

Abb. 5.5: Morphologische Differenzierung von mikrozytären Anämien im Vergleich. Die deutliche Eisenmangelanämie (a) zeigt eine ausgeprägte Mikrozytose (Anulozyten) sowie Anisozytose. Die β-Thalassämie (b) lässt ebenfalls eine Mikrozytose (Mikrosphärozyten) erkennen. Die Anisozytose ist ausgeprägter mit vereinzelten Fragmenten, Ovalozyten und lässt im unteren Drittel der Abb. 5b eine Sichelzelle (Kombination mit Sichelzellanämie ist beschrieben) erkennen. Hinzu kommen zahlreiche eindeutige Targetzellen. Getüpfelte Erys sind in diesem Ausstrich nicht zu erkennen.

5.1.2 Makrozytäre Anämien

Bei Anämien mit einem mittleren erythrozytären Volumen von mehr als 100 fl spricht man von makrozytären Anämien. In der Regel enthalten diese großen Erythrozyten (Abb. 5.6) auch einen höheren Hämoglobinanteil, d. h., die zentrale Aufhellung ist deutlich geringer und kann auch völlig fehlen. Die makrozytäre Anämie imponiert daher morphologisch als hyperchrome Anämie.

Wie bereits erwähnt, lassen sich die Anämien mithilfe des Retikulozyten-Reproduktionsindexes in hypo- und hyperregenerative Formen unterteilen: Manifeste, unbehandelte Mangelanämien (Folsäure- und Vitamin-B_{12}-Mangel) sowie Anämien im Rahmen eines Myelodysplastischen Syndroms oder unter Behandlung mit Folsäureantagonisten gehen mit einem RPI < 2 einher, während Blutungsanämien, hämolyti-

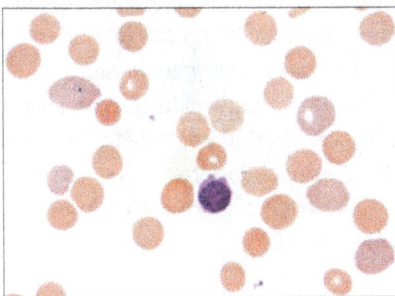

Abb. 5.6: Makrozytäre Anämie: Von den Erythrozyten sind einige deutlich größer als der abgebildete Lymphozytenkern; die zentrale Aufhellung als Hinweis auf die Hämoglobinbeladung ist kaum erkennbar oder aufgehoben. Hier liegt morphologisch der Verdacht auf eine makrozytäre Anämie (perniziöse Anämie bei Vitamin-B_{12}-Mangel oder eine Anämie bei Folsäuremangel) nahe.

sche Anämien und behandelte Folsäure- und Vitamin-B_{12}-Mangelanämien in der Regel einen gesteigerten RPI von > 3 aufweisen.

Der Mangel an Vitamin B_{12} und/oder Folsäure, entweder bedingt durch eine unzureichende Zufuhr oder Aufnahme, aber auch bei erhöhtem Bedarf, führt zu Reifungsstörungen der Vorläuferzellen der Erythropoese, wobei die Kernreifung deutlich verzögert ist (Kern-Zytoplasma-Asynchronie). Diese atypische Erythropoese wird als megaloblastäre Erythropoese bezeichnet, was in einer Vergrößerung sowohl der Erythrozytenvorstufen als auch der Erythrozyten selbst zum Ausdruck kommt.

Die Reifungsstörung betrifft auch die Myelopoese, wofür Riesenmetamyelozyten und Riesenstabkernige morphologisch im Knochenmark charakteristisch sind. Im peripheren Blut fällt die Reifungsstörung der Myelopoese durch übersegmentierte Neutrophile auf, allerdings lassen sich auch megaloblastäre Zellen im peripheren Blutausstrich nachweisen. Morphologisch sind die durch Vitamin-B_{12}- und/oder Folsäuremangel hervorgerufenen Veränderungen nicht zu unterscheiden. Typischerweise sieht man im Ausstrich neben der Makrozytose und Anisozytose z. T. unförmige („dicke") Erythrozyten mit nur gering ausgebildeter oder fehlender zentraler Aufhellung. Auch eine Poikilozytose mit ovalen und tränenförmigen Zellen sowie einzelnen basophil getüpfelte Erythrozyten findet man beim Vollbild der Vitaminmangelanämie. Gelegentlich sind auch Makropolyzyten im Ausstrich vorhanden. Die neutrophilen, gelegentlich aber auch die eosinophilen Leukozytenkerne können übersegmentiert sein („Rechtsverschiebung" der Myelopoese).

Bei längeren andauerndem Mangel mit zunehmender Anämie findet man im Ausstrich auch Mikrozyten und fragmentierte Erythrozyten. In seltenen Fällen eines Vitamin-B_{12}- oder Folsäuremangels kann die Anämie mit Zeichen eines Hyposplenismus (Howell-Jolly-Körper) vergesellschaftet sein; auch eine ineffektive Thrombozytopoese mit erniedrigter Zellzahl und verminderter Funktionalität ist nicht selten.

Die Morphologie der erythrozytären Makrozytose lässt in gewissem Maße eine Differenzierung der Ätiologie zu [12]: Während ein Überwiegen rundlicher Makrozyten auf eine gestörte Lipidzusammensetzung der Erythrozytenmembran (Alkoholismus, Leber- und Nierenerkrankungen, Hypothyreose) hinweisen soll, können mehr ovale Makrozyten durch Replikationsstörungen der DNA bedingt sein (unerwünschte Arzneimittelwirkungen, Folsäure- und Vitamin-B_{12}-Mangel und Myelodysplasie). Die Differenzierung einer megaloblastären Anämie von einer Myelodysplasie, die mit einer makrozytären Anämie einhergeht, gelingt in der Regel durch die Bewertung der Neutrophilensegmentierung (Abb. 5.7). Während bei einem myelodysplastischen Syndrom (MDS) die Neutrophilen hyposegmentiert sind, fällt bei den Mangelanämien eher eine Übersegmentierung auf.

Auch die Gabe von Zytostatika kann die Ursache für die Entwicklung einer megaloblastären Anämie sein. Hierzu gehören die Purin- und Pyrimidinantagonisten und andere, die DNS-Synthese hemmende Zytostatika. Bei hochdosierter Gabe von Folsäureantagonisten (Methotrexat) kann durch die Gabe von Folsäure die Wirkung des Folsäuremangels vermindert werden („Leucovorin®-Rescue").

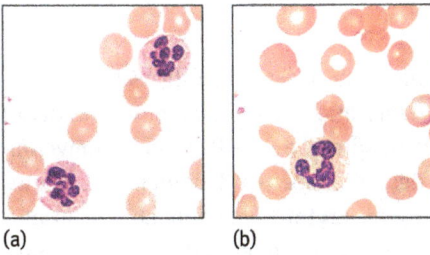

(a)   (b)

Abb. 5.7: Megalozytäre übersegmentierte Neutrophile bei einer durch Vitamin-B_{12}-Mangel hervorgerufenen makrozytären Anämie (a) im Vergleich zu einer solchen Anämie bei Myelodysplastischem Syndrom (MDS) (b).

Kombinierte mikro- und makrozytäre Anämie

Es kann durchaus einmal ein Vitamin-B_{12}-/Folsäuremangel mit einem Eisenmangel zeitgleich zusammentreffen. Im peripheren Blutausstrich überwiegt dann häufig das morphologische Bild des Eisenmangels mit hypochromen Mikrozyten neben den Makrozyten. Einen Hinweis auf den Cobalamin- bzw. Folsäuremangel geben dann möglicherweise die übersegmentieren Granulozyten, was allerdings nicht spezifisch für den Vitaminmangel ist. Wie auf Abb. 5.8 zu erkennen ist, kann auch eine hyperchrome makrozytäre Anämie das morphologische Bild bestimmen.

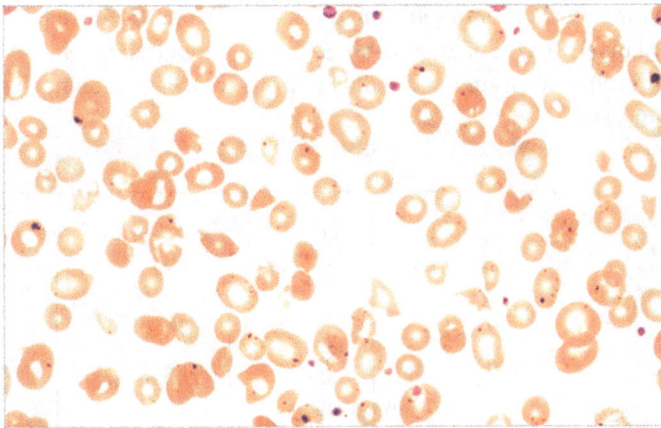

Abb. 5.8: Kombinierte Eisenmangel- und B_{12}-Mangelanämie mit morphologischen Zeichen einer Hyposplenie ein halbes Jahr nach Entfernung des Pankreas wegen eines Karzinoms bei gleichzeitiger Splenektomie und Magenteilresektion und fehlender postoperativer Substitutionstherapie. Die durch den Analyseautomaten gemessenen Werte (Hb 4,6 mmol/l [7,36 mg/dl]; Hkt 0,21; Erys 2,08 × 10^{12}/l; MCV 102,4 fl; MCH 2,21 fmol) lassen auf eine hyperchrome makrozytäre Anämie schließen. Morphologisch fallen eine ausgeprägte Anisopoikilozytose mit Makro- und zahlreichen Mikrozyten (z. T. Anulozyten) sowie vereinzelten Fragmentozyten und zahlreiche Howell-Jolly-Körperchen in den Erythrozyten auf.

5.1.3 Primär normozytäre Anämien

Die zunächst morphologisch unauffällige akute Blutungsanämie führt schnell zu einem messbare Verlust an Erythrozyten und damit auch von Hämoglobin. Der damit verbundene Plasmaverlust wird zunächst vom Körper durch Flüssigkeitsumverteilung ausgeglichen, was einer Verdünnung des verbliebenen Zellanteils des Blutes entspricht. Morphologisch ist diese Verarmung an Erythrozyten zunächst nicht auffällig. Schon nach wenigen Stunden kommt es zur gesteigerten Nachbildung von roten Blutkörperchen, was in den nachfolgenden Tagen in einem Anstieg des Retikulozytenproduktionsindexes > 2 zum Ausdruck kommt. Die Neubildung von Erythrozyten erreicht dann etwa eine Woche nach dem akuten Blutungsereignis ihr Maximum. Morphologisch geht das mit einer zunehmenden Polychromasie als Zeichen der Retikulozytose einher (s. Kapitel 2, Abb. 2.3). Die akute Blutungsanämie zählt damit zu den hyperregenerativen Anämien. In Abhängigkeit von der Höhe des Blutverlustes und der Blutungsdauer verknappen die Eisenreservoirs und andere essenzielle Bausteine der Erythropoese. Die Folgen sind multiple Bildungsdefekte der roten Blutzellen. Ein morphologischer Rückschluss auf die ursprüngliche Blutungsätiologie der Anämie ist dann ohne den Hinweis auf die Blutung oder weiteren klinischen Angaben kaum möglich.

Die bei Blutungsanämie in der Regel notwendige Substitution des Blutverlustes durch die Gabe von Erythrozytenkonzentraten kann durch eine Doppelgipfligkeit der Erythrozytenverteilungskurve (RDW) auffallen (Abb. 5.9); morphologisch ist ein solcher Dimorphismus der Erythrozyten (unterschiedliche Größe und Hämoglobinbeladung) nicht sicher zu erfassen.

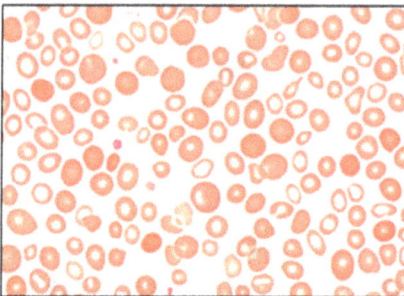

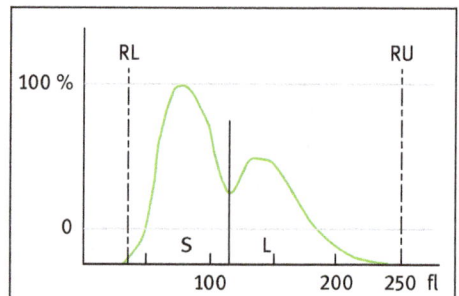

Abb. 5.9: Unterschiedliche Erythrozytenpopulationen (doppelgipflige RDW-Kurve).

In Extremfällen, zum Beispiel bei Patienten mit sehr starken Blutverlusten, die die notwendigen Bluttransfusionen aus religiösen Gründen konsequent verweigern, lassen sich im weiteren Verlauf nach dem Blutungsereignis im Ausstrich bizarre Erythrozytenformen bei insgesamt spärlicher Zellzahl erkennen. Der entsprechende Ausstrich einer Patientin, die nach einem schweren Verkehrsunfall Transfusionen bzw. die Gabe von Erythrozytenkonzentraten rigoros ablehnte, zeigt das morphologische Korrelat einer, trotz maximaler Gabe von Eisen, Vitaminen und Erythropoetin u. a. m. [13], maximal frustranen Erythropoese (Abb. 5.10). Die Erythrozytenzahl betrug zum Zeitpunkt des Ausstrichs 0,72 × 10^{12}/l, der Hb 1,5 mmol/l (2,4 mg/dl); der Hk 0,09; der MCV 127,8 fl; der MCH 2,08 fmol und der MCHC 16,3 mmol/l. Diese Werte entsprechen formal einer extremen makrozytären leicht hyperchromen Anämie, was sich morphologisch aber nicht nachvollziehen lässt. Eine solche Konstellation ist nur zeitlich begrenzt mit dem Leben vereinbar, wenn sie sich langsam entwickelt.

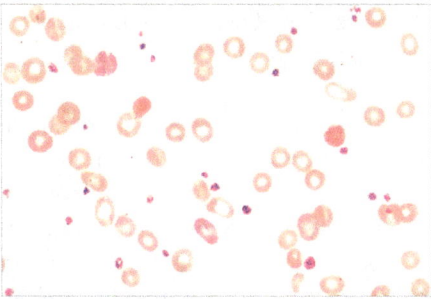

Abb. 5.10: Blutausstrich einer 33-jährigen Frau, die wochenlang nach einem schweren Verkehrsunfall jegliche Gabe von Blut oder Blutbestandteilen aus religiösen Gründen trotz des erheblichen Blutverlustes verweigert hatte („refused transfusion"). Zum Zeitpunkt des Ausstriches war das Hämoglobin auf 1,5 mmol/l (2,4 mg/dl) abgefallen. Der Hämatokrit betrug 0,09! Morphologisch fallen eine Mikrozytose mir Mikrosphärozyten und Anulozyten, eine Aniso- und Poikilozytose sowie eine Polychromasie auf.

5.1.4 Hämolytische Anämien

Der Ausstrich von Patienten mit chronischer hämolytischer Anämie ist morphologisch durch mehr oder weniger stark ausgeprägte unspezifische Merkmale wie Anisozytose, Makrozytose, Polychromasie und basophile Tüpfelung gekennzeichnet. Gelegentlich lassen sich auch vereinzelte Echinozyten oder andere Formänderungen der Erythrozyten nachweisen. Bei akuten in der Regel viralen Infekten oder der Einnahme bestimmter Medikamente kann sich die Anämie zunehmend verschlechtern. Hämolytische Anämien zählen zu den hyperregenerativen Anämien, d. h., dass sie sich durch einen RPI > 3 auszeichnen. Morphologisch imponiert ein polychromatisches Blutbild mit Makrozyten, u. a. bedingt durch die Retikulozytose. Bei einer entsprechend hohen Reproduktionsrate überwinden erythrozytäre Vorstufen (Erythroblasten) die Knochenmark-Blut-Schranke. Erythrozytäre kernhaltige Vorstufen bei ansonsten unauffälligem Differenzialblutbild können einen wesentlichen Hinweis auf eine hämolytische Anämie geben. Bei mechanisch bedingter Hämolyse finden sich erythrozytäre Fragmente im Blutausstrich (s. u.).

Grundsätzlich sind angeborene von erworbenen hämolytischen Anämien zu unterscheiden. Die kongenitalen Formen werden in Kapitel 8 vorgestellt, da sie in der Regel schon im Kindes- und Säuglingsalter diagnostiziert werden.

Erworbene nichtkorpuskuläre hämolytische Anämien

Erworbene nichtkorpuskuläre hämolytische Anämien werden durch immunologische und mechanische Ursachen oder durch Toxine bzw. Parasiten ausgelöst und führen zur Hämolyse strukturell gesunder Erythrozyten. Sie sind nicht selten mit viralen Infektionen assoziiert; so liegen auch aktuelle Berichte über eine autoimmunhämolytische Anämie (AIHA) vom Wärme- als auch vom Kältetyp mit einer COVID-19-Infektion vor [14,15].

Die autoimmunologisch unter Komplementaktivierung ausgelöste Hämolyse wird durch gegen Antigene der Erythrozytenmembran gerichtete Antikörper, die entweder in der Wärme oder in der Kälte wirksam sind, ausgelöst. In der Milz werden die durch Antikörper und Komplementfaktoren besetzten Erythrozyten insgesamt oder Anteile ihrer Membran phagozytiert. Ein solches „Abknabbern" der Membran führt zur Bildung kugeliger Erythrozyten (Sphärozyten). Im Ausstrich sieht man neben relativ großen Kugelzellen und einer allgemeinen Polychromasie polychromatische Makrozyten als Ausdruck der hyperregenerativen Aktivität der autoimmunhämolytischen Anämie (AIHA) [16].

Autoimmunhämolytische Anämie vom Wärmetyp

Die autoimmune Anämie vom Wärmetyp (WAHA) lässt sich auf zirkulierende Immunglobuline, in der Regel vom IgG-Typ, zurückführen [17] . Diese binden bei 37° C (Wärmeagglutinine) an Erythrozyten und aktivieren Komplement, was eine Lyse des Erythrozyten zur Folge hat. Ein anderer beteiligter Mechanismus beruht darauf, dass die mit Antikörpern und Komplement beladenen Erythrozyten oder Membrananteile vom retikuloendothelialen System, insbesondere von Makrophagen der Milz, erkannt und phagozytiert werden. Durch den Verlust von Membrananteilen und der hiermit verbundenen Formveränderung der Erythrozyten entstehen unterschiedlich große Sphärozyten (Kugelzellen) (Abb. 5.11). Darüber hinaus können auch andere extraerythrozytäre Mechanismen die Hämolyse hervorrufen; so zum Beispiel die Antikörpervermittelte Zytotoxizität von T-Lymphozyten. Morphologisch ist es schwierig, die hereditäre Sphärozytose von einer autoimmun-hämolytischen Anämie zu unterscheiden. In einem solchen Fall kann allerdings der direkte Coombs-Test weiterhelfen. Gelegentlich findet man im Ausstrich Erythrozytenaggregate sowie von Monozyten phagozytierte Erythrozyten oder auch eine erythrozytäre Rosettierung von Neutrophilen. Bei den auffällig großen Kugelzellen handelt es sich neben den polychromatischen

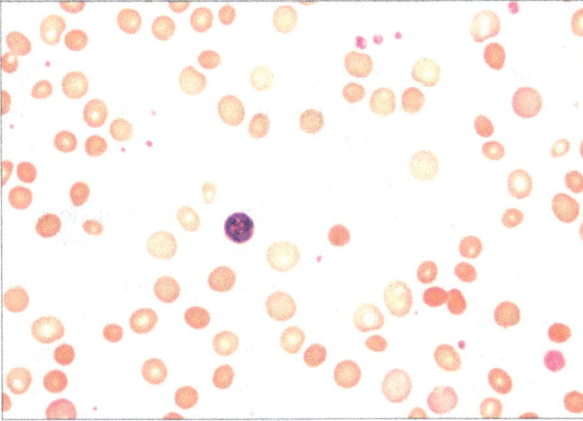

Abb. 5.11: Sphärozytose bei autoimmunhämolytischer Anämie vom Wärmetyp.

Retikulozyten um makrozytäre Erythrozyten (z. B. bei Vitamin- oder Folsäuremangel), die ebenfalls eine kugelige Form einnehmen. Die WAHA ist häufig mit einer Neigung zu venösen Thromboembolien, insbesondere Lungenembolien, assoziiert.

Autoimmunhämolytische Anämie vom Kältetyp

Andere gegen Epitope auf der Erythrozytenmembran gerichtete Autoantikörper, vorwiegend vom IgM-Typ, entfalten ihre maximale hämolytische Aktivität bei niedrigen Temperaturen. Auch sie vermitteln entweder eine Komplement-vermittelte Hämolyse oder eine Agglutination der roten Blutzellen in den kleinen Blutgefäßen, wodurch sich die Klinik der sogenannten Kälteagglutination mit peripherer Zyanose und schmerzhafter Ischämie erklärt. Morphologisch fallen im Ausstrich eine unterschiedliche Anzahl an Sphärozyten und nach Kälteexposition polychromatische Makrozyten auf; gelegentlich findet man auch eine Erythrophagozytose. Gar nicht so selten geht die Kälteagglutininerkrankung mit einer Lymphozytose (CLL) und/oder plasmazellähnlichen Lymphozyten einher (Abb. 5.12).

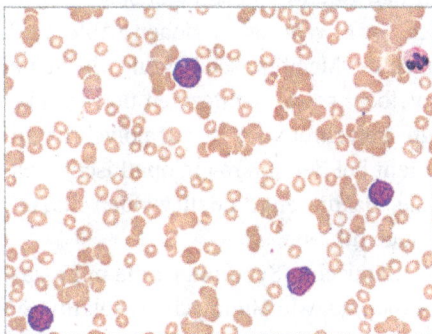

Abb. 5.12: Kälteagglutinie bei einer mit einem Lymphom (CLL) assoziierten autoimmunen hämolytischen Anämie vom Kältetyp.

Bei der differenzialdiagnostisch abzugrenzenden, aber sehr seltenen sogenannten paroxysmalen Kältehämoglobinurie (PTC) mit relativ schneller Erythrozytenlyse zeigt der Ausstrich nur einige wenige Sphärozyten. Hierbei handelt es sich um eine früher mit einer Syphiliserkrankung assoziierte temperaturabhängige biphasische Hämolyse, die auf einem Antikörper gegen das P-Antigen der Erythrozyten beruht, das 1904 von Donath und Landsteiner beschrieben wurde [18].

Bei autoimmunhämolytischer Anämie vom Kältetyp zeigt das maschinelle Blutbild neben der verminderten Erythrozytenzahl falsch hohe Werte für das MCV, das MCH und für die mittlere korpuskuläre Hämoglobinkonzentration (MCHC) an. Der MCHC-Wert gibt die Hämoglobin-Konzentration in Hämoglobin pro 100 ml Erythrozyten an. Auch bei Verdacht auf angeborene Membranveränderungen der Erythrozyten kann ein erhöhter MCHC diagnostisch wegweisend sein (so z. B. bei der Sphärozytose und ihren Varianten).

Mikroangiopathische hämolytische Anämien

Bei den mikroangiopathischen Anämien wird die Hämolyse durch eine mechanische Erythrozytenschädigung ausgelöst. Die daraus resultierende Destruktion der Erythrozyten führt zu Zellfragmenten, die sich im Ausstrich nachweisen lassen.

Hämolytisch urämisches Syndrom (HUS)

Bei Kindern ist häufig eine Darminfektion mit einer enterohämorrhagischen E.-coli-Variante (EHEC), die ein zellschädigendes Toxin (Shiga-Toxin) freisetzt, Ursache dieser mikroangiopathisch-hämolytischen Anämie [19]. Das Toxin zieht auch die Nierenkapillaren in Mitleidenschaft. Aufgrund der Nierenschädigung durch freigesetztes Hämoglobin ist das Nierenversagen eine gefürchtete klinische Komplikation. Es handelt sich um eine Coombs-negative Anämie mit Erythrozytenfragmentierung und ischämischem Organversagen. Diese Form der Anämie, die auch als „Hämolytisch Urämisches Syndrom" (HUS) bezeichnet wird, trat vor einigen Jahren in Norddeutschland nach Genuss bakteriell verunreinigter Bambussprossen endemisch auf und führte zu einer Reihe von Todesfällen.

Morphologisch ist diese Diagnose durch den Nachweis charakteristischer Zellfragmente, den sogenannten Fragmentozyten, in Erwägung zu ziehen (Abb. 5.13). Daneben sieht man Mikrosphärozyten, die nach der Membranschädigung als kleinere, aber sonst noch intakte Erythrozyten verbleiben, sowie Keratozyten und variabel gestaltete Schistozyten. Die hämolysebedingte Polychromasie ist auf polychromatische Makrozyten zurückzuführen. Häufig besteht bei den mikroangiopathischen hämolytischen Anämien eine Thrombozytopenie, da die zugrundeliegenden Schädigungsmechanismen zu einem Plättchenverbrauch führen.

Eine andere Ursache für ein Hämolytisch urämisches Syndrom ist die mikrovaskuläre Endothelschädigung durch Chemotherapeutika wie Mitomycin, Cisplatin, Cy-

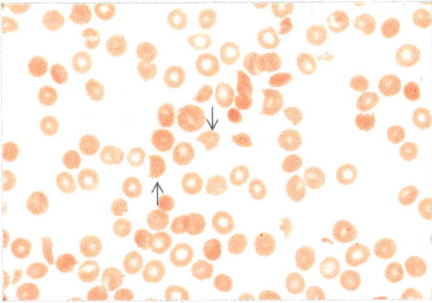

Abb. 5.13: Ausstrich bei Hämolytisch urämischem Syndrom (HUS). Die Pfeile weisen auf typische Fragmentozyten („Helmzellen") hin. Aufgrund der mechanischen Schädigung fallen in den Ausstrichen variabel gestaltete Schistozyten auf.

closporin A und Gemcitabin, wobei der genaue Pathomechanismus (Einfluss von Immunkomplexen? Von-Willebrand-Faktor-Beteiligung?) noch diskutiert wird.

Mikroangiopathische hämolytische Anämie in der Schwangerschaft

Neben der in der Schwangerschaft häufigen Eisenmangelanämie kann sich auch eine mikroangiopathische hämolytische Anämie entwickeln, die als Vorzeichen einer drohenden sogenannten Schwangerschaftsvergiftung (Prä-Eklampsie) gilt. Sie ist durch eine intravasale mechanische Fragmentierung der Erythrozyten mit Schistozyten und Fragmentozyten im peripheren Blutausstrich, einer Thrombozytopenie und einer Organschädigung (Leber, Niere) charakterisiert. Die im Labor erfassbare Befundkonstellation einer Hämolyse, erhöhter Leberenzyme und Thrombozytopenie wird unter

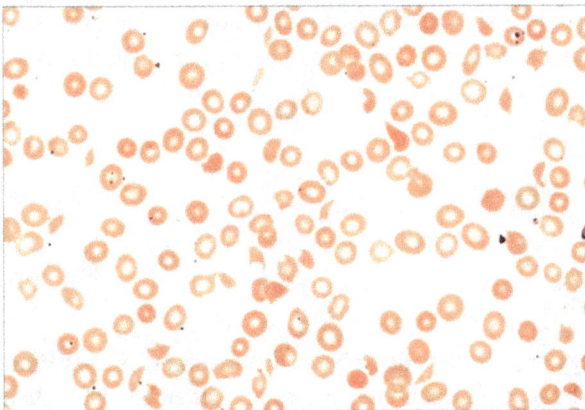

Abb. 5.14: Mikroangiopathisch-hämolytische Anämie infolge einer thrombotisch-thrombozytopenischen Purpura (TTP) oder einer fortgeschrittenen Tumorerkrankung („Moschcowitz-Syndrom"). Eine Sonderform stellt das sogenannte HELLP-Syndrom bei Schwangeren mit beginnender Eklampsie dar, wobei die Schädigung von Gefäßendothel durch einen Hypertonus und Gefäßkonstriktionen als mögliche Ursache angenommen werden. Bei diesen Patientinnen kann der sichere Nachweis von Fragmentozyten im Ausstrich diagnostisch wegweisend sein.

dem Begriff HELLP (Hemolysis, Elevated Liver Enzymes and Low Platelets) zusammengefasst [20]. Ein solches HELLP-Syndrom ist Vorzeichen einer bedrohlichen Situation für Mutter und Kind, die zu sofortigem Handeln zwingt (z. B. vorzeitige Entbindung). Der Nachweis von fragmentierten Erythrozyten ist für die Klinik oft ein entscheidender früher Hinweis auf das Vorliegen einer Prä-Eklampsie.

Mikroangiopathische hämolytische Anämie bei thrombotisch-thrombozytopenischer Purpura (TTP)

In diesem Zusammenhang ist auch die thrombotisch-thrombozytopenische Pupura zu sehen. Es handelt sich dabei um eine seltene, aber lebensbedrohliche mikroangiopathische hämolytische Anämie bei gleichzeitiger schwerer Thrombozytopenie und Organschädigung durch disseminierte mikrovaskuläre Thromben. Diese auch unter dem Begriff „Moschcowitz-Syndrom" bekannte Erkrankung lässt sich auf eine primäre Endothelzellläsion zurückführen [21]. Die dabei entstehenden langen Multimere des von-Willebrand-Faktors sind verantwortlich für die Aggregation von Thrombozyten in den kleinen Kapillargefäßen. Die physiologische Spaltung der langen Multimere ist aufgrund des Mangels eines Enzyms (Metalloproteinase ADAMTS 13) unzureichend. Hierdurch kommt es zu Mikrozirkulationsstörungen im Bereich von Arteriolen und Venolen, wobei hohe Scherkräfte die Erythrozyten fragmentieren. Der verantwortliche Enzymmangel lässt sich größtenteils auf gegen die Metalloproteinase gerichtete Autoantikörper zurückführen; er kann aber auch ererbt sein.

Morphologisch ist der Ausstrich durch Helmzellen („helmet cells"), respektive Fragmentozyten, kleine irregulär begrenzte z. T. dreieckige oder halbmondförmige Schistozyten sowie durch mikrozytäre Zellen mit fehlender zentraler Aufhellung (Sphärozyten) gekennzeichnet (siehe Abb. 5.14). Diese morphologische Konstellation ist aber unspezifisch, weil sie der anderer mikroangiopathischer hämolytischer Anämien entspricht.

5.2 Reaktive und neoplastische Veränderungen des roten Blutbildes

5.2.1 Polyzythämie

Eine Vermehrung der Erythrozytenzahl über den oberen Referenzwert hinaus führt in der Regel auch zu einem erhöhten Hb-Gehalt des Blutes und zu einem deutlichen Hämatokritanstieg. Da die Fließfähigkeit des Blutes wesentlich von der Zellzahl abhängt, die neben dem im Vergleich geringeren Einfluss des Proteingehaltes die wesentliche Einflussgröße der Viskosität des Blutes darstellt (Hagen-Poiseuille-Gesetz), kann es bei den Polyzythämien zu Durchblutungsstörungen und thromboembolischen Ereignissen kommen.

5.2.2 Reaktive (sekundäre) Polyzythämie

Durch eine reaktive Erhöhung der Erythrozytenzahl versucht der Körper einer Verminderung des äußeren Sauerstoffdrucks entgegenzuwirken. Das gilt physiologischerweise für Menschen (und Tiere), die in großen Höhen leben. Leistungssportler versuchen daher durch ein befristetes Höhentraining bessere Leistungen zu erzielen. Die Vermehrung von Sauerstoffträgern durch Gabe von Medikamenten bzw. von Faktoren, die die Erythropoese fördern, einschließlich der Transfusion von vorher abgenommenen Eigenblut, sind gängige, wenngleich verbotene und streng kontrollierte Methoden des „Blutdopings".

Bei chronischen Erkrankungen der Atemwege (z. B. COPD) versucht das blutbildende System durch eine erhöhte Produktion von Erythropoetin und damit von Erythrozyten die periphere Sauerstoffversorgung zu verbessern. Ähnlich verhält es sich bei Rauchern, die aufgrund eines erhöhten Methämoglobinanteils weniger Sauerstoff binden können als Nichtraucher.

5.2.3 Polyzytämia („rubra") vera (M. Osler)

Obwohl diese Erkrankung, die durch eine ausgeprägten Erythro- sowie Leuko- und Thrombozytose charakterisiert ist, zu den häufigsten Philadelphia-negativen myeloproliferativen Neoplasien (Kapitel 6) gehört, soll sie hier als als pathologische Veränderung des roten Blutbildes vorgestellt werden. Die klonale hämatopoetische Stammzelle, auf die die Polyzythämia vera (PV) zurückzuführen ist, weist eine V617F-Punktmutation oder eine Exon-4-Mutation des JAK2-Gens auf. Die Bezeichnung „rubra" geht auf die erhöhte Erythrozytenmasse, die zur sichtbaren prallen Füllung u. a. der sichtbaren Kapillaren der Gesichtshaut und der Konjunktiven führt, zurück. Die klinischen Komplikationen sind thrombotische Gefäßverschlüsse, volumenbedingter Hypertonus und eine durch die erhöhte Blutviskosität bedingte verschlechterte Hämoperfusion, die sich in Müdigkeit, Abgeschlagenheit, Kopf- und Knochenschmerzen sowie Juckreiz äußert. Kurzfristig können daher Aderlässe oder Erythrozytapheresen die Beschwerden merklich bessern. Der Blutausstrich gerät in der Regel aufgrund der durch die hohe Zellzahl bedingten Blutviskosität und des hohen Hämatokrits zu kurz und zu dick. Die Morphologie der normozytären, normochromen und dicht gepackten Erythrozyten (Abb. 5.15) bleibt so lange unauffällig, bis die Ressourcen der gesteigerten Erythropoese erschöpft sind. Dann sieht man die typischen morphologischen Varianten eines Eisen- oder Vitaminmangels, wobei die Erythrozytenzahl lange erhöht bleibt. Im Rahmen der begleitenden Leukozytose fällt häufig ein vermehrter Basophilenanteil auf.

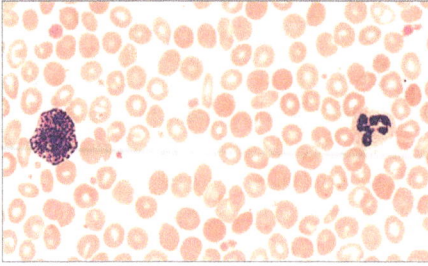

Abb. 5.15: Peripherer Blutausstrich bei Polycythemia vera: Dicht gepackte Erythrozyten, die beginnende Bildungsstörungen aufgrund erschöpfender Eisen- und Vitaminspeicher aufweisen, sowie ein übersegmentierter Neutrophiler als Hinweis auf einen Vitamin-B_{12}- bzw. Folsäuremangel. Der Anteil an basophilen Granulozyten (links im Bild) ist bei myeloproliferativen Neoplasien wie der PV häufiger erhöht.

5.2.4 Akute Erythroleukämie – „pure erythroid leukemia" (AML FAB-M6b)

Obwohl die akute Erythroleukämie (AML FAB-M6) nach der FAB-Klassifizierung mit zu den akuten myeloischen Leukämien (Kapitel 6) gehört, sollte der seltenere Subtyp AML FAB-M6b („pure erythroid leukemia") [22] bereits in diesem Kapitel vorgestellt werden. Die Benennung des Subtyps ist darauf zurückzuführen, dass es sich bei mehr als 80 % der kernhaltigen Zellen um z. T. dysplastische erythrozytäre Vorstufen handelt (Abb. 5.16). Differenzialdiagnostisch ist manchmal die Abgrenzung von einem myelodysplastischen Syndrom mit erythroider Hyperplasie schwierig; auch Knochenmarkkarzinosen können mit Zytopenien und einer alleinigen Vermehrung der roten Vorstufen einhergehen.

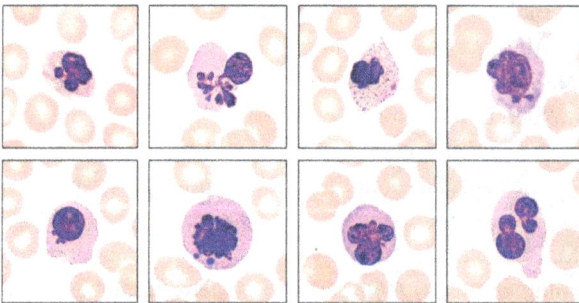

Abb. 5.16: Dysplastische Erythroblasten unterschiedlichen Reifegrades im peripheren Blut einer 76-jährigen Patientin mit akuter Erythroblastenleukämie (sekundäre AML FAB-M6b nach MDS vom Typ RAEB). Die periphere Erythroblastenzahl betrug 77 auf 100 Leukozyten; im KM-Präparat waren > 70 % aller kernhaltigen Zellen Erythroblasten, bei nur geringem Anteil granulozytärer Vorstufen.

5.3 Akanthozytosen

Blutausstriche aus den psychatrisch-neurologischen Bereichen fallen gelegentlich durch einen hohen Anteil an Akanthozyten auf (Abb. 5.17), wobei allerdings die Differenzierung von Akanthozyten und Echinozyten nicht ganz trivial ist (s. Kapitel 2). Häufig handelt es sich um Blutbilder von Patienten mit Fehlernährung bei chronischem Alkoholismus, der zu einer alimentär oder durch eine Lebersynthesestörung (Zirrhose) bedingten Hypobetalipoproteinämie geführt hat. Eine Hypobetalipoproteinämie kann selten auch angeboren sein. Die Zellkonformation ist bei diesen Fällen durch ein Mißverhältnis von äußerer und innerer Lamelle der Lipiddoppelschicht der Zellmembran bedingt. Die typischen „Neuroakanthozytosen" [23] sind allerdings nicht mit einer angeborenen Hypobetalipoproteinämie, sondern mit progressiven neurologisch-psychiatrischen Veränderungen assoziiert, so z. B. mit Bewegungsstörungen, Neuropathien, psychischen Auffälligkeiten, neurokognitiven Störungen und Epilepsie. Ein spezielles Krankheitsbild ist die Choreoathetose, auch unter Chorea Huntington („Veitstanz") bekannt.

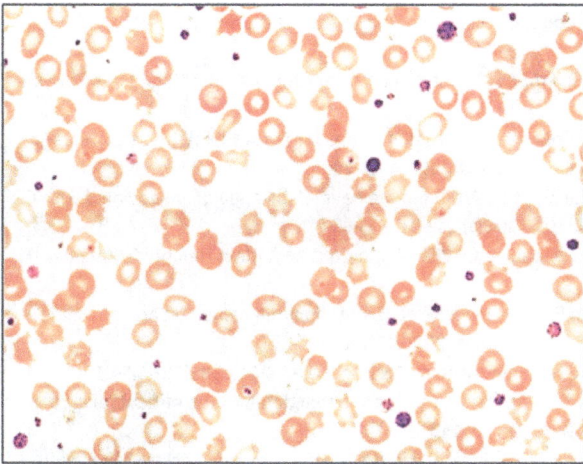

Abb. 5.17: Neuroakanthozytose: Im Gegensatz zu Echinozyten, die häufig bei Alterung der EDTA-antikoagulierten Blutprobe entstehen und gleichmäßige Ausziehungen der Membran aufweisen, bezeichnet man z. T. entrundete Zellen mit wenig regelmäßigen Ausstülpungen unterschiedlicher Länge und Verteilung mit spitz und rundlich zulaufenden Enden als Akanthozyten. Die Abbildung zeigt den Ausstrich eines nicht anämischen 15-jährigen Jungen mit mikrozytären Akanthozyten und normalen Lipoproteinen, der in der Abteilung für Kinder- und Jugendpsychiatrie behandelt wurde.

Literatur

Die Inhalte dieses Kapitels beziehen sich auf die im Anhang des Buches benannten Lehrbücher und Monografien und auf die nachstehenden Literaturstellen, die auch zur weiterführenden Information empfohlen werden:

[1]   Blanc B, Finch CA, Hallberg A. Nutritional anaemias. Report of a WHO Scientific group. WHO Tech Rep Ser. 1968;(405):1–40.

[2]   Beutler E, Waalen J. The definition of anemia: what is the lower limit of normal of the blood hemoglobin concentration? Blood. 2006;107(5):1747–1750.

[3]   Ford J. Red blood cell morphology. Int J Lab Hematol. 2013;35(3):351–357.

[4]   Rodgers MS, Chang CC, Kass L. Elliptocytes and tailed poikilocytes correlate with severity of iron-deficiency anemia. Am J Clin Pathol. 1999;111(5):672–675.

[5]   Weiss G, Ganz T, Goodnough LT. Anemia of inflammation. Blood. 2019;133(1):40–50.

[6]   Ganz T. Anemia of Inflammation. N Engl J Med. 2019;381(12):1148–1157.

[7]   Heeney MM, Finberg KE. Iron-refractory iron deficiency anemia (IRIDA). Hematol Oncol Clin North Am 2014;28(4):637–652.

[8]   Brancaleoni V, Di Pierro E, Motta I, Cappellini MD. Laboratory diagnosis of thalassemia. Int J Lab Hematol. 2016;38(1):32–40.

[9]   Knollmann-Ritschel BEC, Markowitz M. Lead Poisoning. Acad Pathol 2017; 4:2374289517700160.

[10] Harrington AM, Ward PCJ, Kroft SH. Iron deficiency anemia, beta-thalassemia minor, and anemia of chronic disease: a morphologic reappraisal. Am J Clin Pathol. 2008;129(3):466–471.

[11] Mentzer WC. Differentiation of iron deficiency from thalassaemia trait. Lancet. 1973;1 (7808):882.

[12] Nagao T, Hirokawa M. Diagnosis and treatment of macrocytic anemias in adults. J Gen Fam Med. 2017;18(5):200–204.

[13] Chae C, Okocha O, Sweitzer B. Preoperative considerations for Jehovah's Witness patients: a clinical guide. Curr Opin Anaesthesiol. 2020;33(3):432–40.

[14] Lazarian G, Quinquenel A, Bellal M, et al. Autoimmune haemolytic anaemia associated with CO-VID-19 infection. Br J Haematol. 2020;190(1):29–31.

[15] Maslov DV, Simenson V, Jain S, Badari A. COVID-19 and Cold Agglutinin Hemolytic Anemia. TH Open. 2020;4(3):e175-e177.

[16] Michalak SS, Olewicz-Gawlik A, Rupa-Matysek J, et al. Autoimmune hemolytic anemia: current knowledge and perspectives. Immun Ageing. 2020;17(1):38.

[17] Brodsky RA. Warm Autoimmune Hemolytic Anemia. N Engl J Med. 2019;381(7):647–654.

[18] Zeller MP, Arnold DM, Al Habsi K, et al. Paroxysmal cold hemoglobinuria: a difficult diagnosis in adult patients. Transfusion. 2017;57(1):137–143.

[19] Joseph A, Cointe A, Mariani Kurkdjian P, Rafat C, Hertig A. Shiga Toxin-Associated Hemolytic Uremic Syndrome: A Narrative Review. Toxins. 2020;12(2):67. https://doi.org/10.3390/toxins12020067.

[20] Sun D, McLeod A, Gandhi S, Malinowski AK, Shehata N. Anemia in Pregnancy: A Pragmatic Approach. Obstet Gynecol Surv. 2017;72(12):730–737.

[21] Joly BS, Coppo P, Veyradier A. Thrombotic thrombocytopenic purpura. Blood. 2017;129 (21):2836–2846.

[22] Wang W, Wang SA, Medeiros LJ, Khoury JD. Pure erythroid leukemia. Am J Hematol. 2017;92 (3):292–296.

[23] Walker RH, Danek A. "Neuroacanthocytosis" – Overdue for a Taxonomic Update. Tremor Other Hyperkinet Mov. 2021;11:1.

6 Reaktive und neoplastische Veränderungen der Granulozyten

6.1 Reaktive Veränderungen

Bei reaktiven Veränderungen des Blutbildes handelt es sich um Veränderungen, die meistens die Leukozyten betreffen, und die – im Gegensatz zu malignen bzw. neoplastischen Veränderungen – reversibel sind. Die Reaktion des Blutbildes auf eine Infektion oder eine Entzündung besteht zum einen in einer Zunahme der Zahl zirkulierender Leukozyten sowie einer quantitativen Verschiebung der Leukozytensubpopulationen, wie z. B. der Anstieg der Stabkernigen und das Auftreten einzelner myeloischer Vorstufen wie Metamyelozyten oder Myelozyten. Zum anderen kommt es zu morphologisch erkennbaren Veränderungen der neutrophilen Granulozyten, wie z. B. der „toxischen Granulierung".

6.1.1 Reaktive Leukozytose

Eine erhöhte Leukozytenzahl im peripheren Blut ist wohl mit die häufigste Befundkonstellationen im hämatologischen Labor. Von einer Leukozytose spricht man, wenn die Zahl der weißen Blutzellen den altersabhängigen oberen Grenzwert überschreitet. Der obere Referenzwert bei Erwachsenen wird laborabhängig mit Werten von $9–10 \times 10^9/l$ angegeben. Eine Leukozytenzahl von $30 \times 10^9/l$ ist demnach bei Erwachsenen deutlich erhöht, kann jedoch bei Neugeborenen noch normal sein. Auch die jeweiligen Anteile der Neutrophilen und der Lymphozyten zeigen eine Altersabhängigkeit, wobei über die gesamte Kindheit die Lymphozyten höhere Werte aufweisen. Eine Leukozytose kann unterschiedliche Ursachen haben und erfordert bei klinisch unklarem Beschwerdebild immer eine morphologische Abklärung durch ein „großes Blutbild". Das sogenannte „apparative" oder „maschinelle" Blutbild kann durchaus richtungsweisend sein, muss aber bei quantitativen und/oder qualitativen Warnhinweisen durch die mikroskopische Leukozytendifferenzierung ergänzt werden [2].

Bedeutung von quantitativen Veränderungen der Leukozytenpopulationen im Infektionsverlauf

Die im Verlauf eines infektiösen oder entzündlichen Prozesses stadienabhängig ablaufenden reaktiven Veränderungen wurden von dem Hämatologen Viktor Schilling [1] definiert. Demnach unterscheidet man drei verschiedene Phasen, die in einer von ihm selbst angefertigten Zeichnung mit dem Verlauf der verschiedenen Leukozytenpopulationen dargestellt wurden (Abb. 6.1): Die „neutrophile Kampfphase" mit relativer Neutrophilie, Lympho- und Monopenie sowie einer Aneosinophilie (Tag 1–5);

https://doi.org/10.1515/9783110664690-006

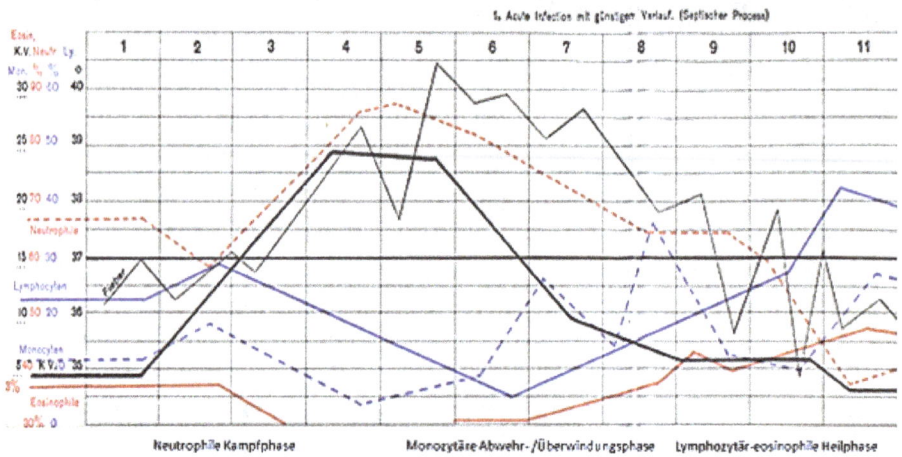

Abb. 6.1: Veränderungen der relativen Zahl der Leukozytenpopulationen im Differenzialblutbild im Verlauf einer Infektion (historische Darstellung, aus: Schilling V. Das Blutbild und seine klinische Verwertung. 7. u. 8. Auflage. Jena: Gustav Fischer; 1929).

die „monozytäre Abwehr bzw. Überwindungsphase" mit steigendem Lymphozyten- und Monozytenanteil und Wiedererscheinen von einzelnen Eosinophilen (Tag 5–9) und die abschließende „lymphozytär-eosinophile Heilphase" mit relativer Lymphozytose und Eosinophilie (Tag 9–12).

Im Verlauf einer nicht septikämisch verlaufenden Infektion lässt die quantitative Veränderung der verschiedenen Leukozytenpopulationen im Blutausstrich Rückschlüsse auf das Stadium, den Verlauf und damit auch auf die Prognose zu. Hierauf ist auch der historische Merksatz der Medizin: „Die Eosinophilie ist die Morgenröte der Genesung" zurückzuführen. Besondere Beachtung muss den Lymphozyten geschenkt werden, denn bei viralen Infektionen muss die Lymphozytenzahl nicht zwangsläufig ansteigen. So kommt es z. B. bei einer Infektion mit Masern, Gelbfieber und HIV zu einer Lymphopenie und nicht zu einer Lymphozytose.

Die Werte des Differenzialblutbildes werden heute immer noch als Relativ- und nicht als Absolutwerte angegeben. Zu welchen Fehlinterpretationen das führen kann, soll mit dem folgendem Beispiel veranschaulicht werden: Wie der Tab. 6.1 zu entnehmen ist, wurde bei einem wegen eines Infektes stationär aufgenommenen 22-jährigen Patienten mit dem hämatologischen Analysesystem eine Leukozytenzahl in Höhe von 33×10^9/l gemessen. Die Gesamtneutrophilenzahl betrug 28×10^9/l. Die einzelnen Leukozytenpopulationen wurden mikroskopisch auf 100 Leukozyten differenziert und entsprechend als Relativwerte angegeben. Diese Relativwerte wurden mit der Gesamtleukozytenzahl multipliziert, um die entsprechenden Absolutwerte zu ermitteln. Die Bewertung erfolgte dann anhand der relativen bzw. der absoluten Referenzwerte. Sowohl die relative als auch die absolute Zahl an stabkernigen Neutrophilen weist auf eine Linksverschiebung der Granulozytopoese hin. Auch die relative und absolute Gesamtzahl an Neutrophilen entspricht einer Neutrophilie. Die auffällige relative Lymphopenie lässt sich anhand des im Referenzbereich liegenden absoluten Lymphozytenwertes allerdings nicht bestätigen. Der unauffällige relative Monozytenanteil erweist sich allerdings nach Umrechnung als absolute Monozytose.

Tab. 6.1: Beispiel für die unterschiedliche Interpretation eines Differenzialblutbildes bei der Angabe von Absolut- und Relativwerten.

Differenzialblutbild			
Relativ- vs. Absolutwerte (Fallbeispiele)			
22-jähriger Patient, der wegen eines Infektes zur Aufnahme kam (Standortnummer 062–2009)			
Leukozytengesamtzahl	33,1 × 10⁹/l	(4–9 × 10⁹/l)	
Neutrophilengesamtzahl (maschinell):	28,3 × 10⁹/l	(2,0–7,0 × 10⁹/l)	
mikroskopisches Differenzialblutbild (Relativwerte [%])			
Eosinophile	0	(< 5)	
stabkernige Neutrophile	14	(< 8)	Linksverschiebung
segmentkernige Neutrophile	72		
Neutrophile gesamt	86	(36–84)	relative Neutrophilie
Lymphozyten	6	(20–42)	**relative Lymphopenie**
Monozyten	8	(< 15)	
mikroskopisches Differenzialblutbild (Absolutwerte [10⁹/l])			
Eosinophile	0	(< 0,7)	
stabkernige Neutrophile	4,6	(< 0,42)	Linksverschiebung
segmentkernige Neutrophile	23,8		
Neutrophile gesamt	28,4	(2,0–7,0)	**absolute Neutrophilie**
Lymphozyten	1,99	(1,0–3,2)	
Monozyten	2,6	(0,2–0,6)	**absolute Monozytose**

Hieraus resultieren zwei unterschiedliche Diagnosen: Die relative Lymphopenie mit konsekutiver relativer Neutrophilie kann im Sinne einer verminderten zellulären Immunität fehlinterpretiert werden, wobei einzig die erhöhte Zahl an Stabkernigen in die richtige Richtung weist. Die maschinell ermittelte Neutrophilenzahl allein wäre diesbezüglich nicht hilfreich. Die Bewertung der korrespondierenden Absolutwerte für die einzelnen Leukozytenpopulationen zeigt dafür ein korrektes Bild im Sinne eines akuten, wahrscheinlich bakteriellen Infektes, der sich in der „monozytären Überwindungsphase" befindet.

6.1.2 Reaktives Auftreten von Neutrophilenvorstufen (Linksverschiebung)

Wie am Beispiel des 22-jährigen Patienten beschrieben, liefert gerade bei Infekten die Morphologie wesentliche Hinweise auf die wahrscheinliche Ursache einer Leukozytose: Mit wenigen Ausnahmen kommt es bei bakteriellen Infekten zu einer relativen bzw. absoluten Vermehrung von stabkernigen neutrophilen Granulozyten. Auch unreife „jüngere" myeloische Vorstufen wie Metamyelozyten und Myelozyten lassen sich vereinzelt im peripheren Blutausstrich differenzieren. Diese Veränderung im Sinne eines vermehrten Auftretens von unreiferen myeloischen Zellen bezeichnet man als „Linksverschiebung", die insbesondere durch eine erhöhte Anzahl an Stabkernigen, aber auch von Metamyelozyten („Jugendlichen") und vereinzelten Myelozyten gekennzeichnet ist (Abb. 6.2). Der diagnostische Wert einer solchen Linksverschiebung von Neutrophilen wird allerdings im angelsächsischen Sprachraum kontrovers diskutiert [2]. Auch die neueren Methoden der apparativen Hämatologie, die die Zellen mittels durchflusszytometrischer Messverfahren identifizieren, sind nur sehr begrenzt in der Lage, stab- und segmentkernige Neutrophile zu differenzieren. Das Erkennen einer beginnenden oder moderaten Linksverschiebung ist daher weiterhin die Domäne der morphologischen Zelldifferenzierung. Die Unterscheidung der segmentkernigen und der stabkernigen Neutrophilen erfordert ausreichende morphologische Erfahrung. Für Anfänger der morphologischen Diagnostik ist daher die sogenannte Drittelregel eine pragmatische Hilfe zur Unterscheidung von Stab- und Segmentkernigen (s. Kapitel 1).

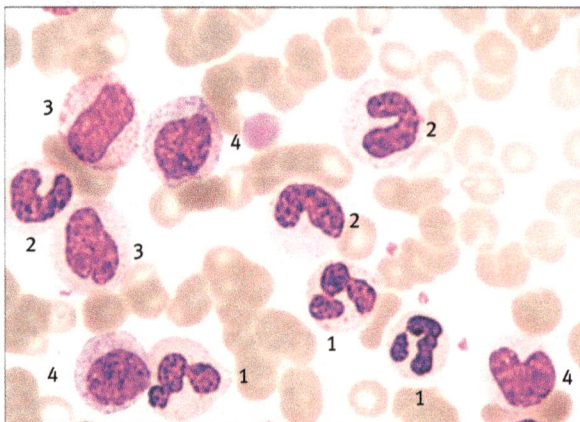

Abb. 6.2: Linksverschiebung der Myelopoese mit Segmentkernigen (1), Stabkernigen (2), Metamyelozyten („Jugendliche") (3) und Myelozyten (4).

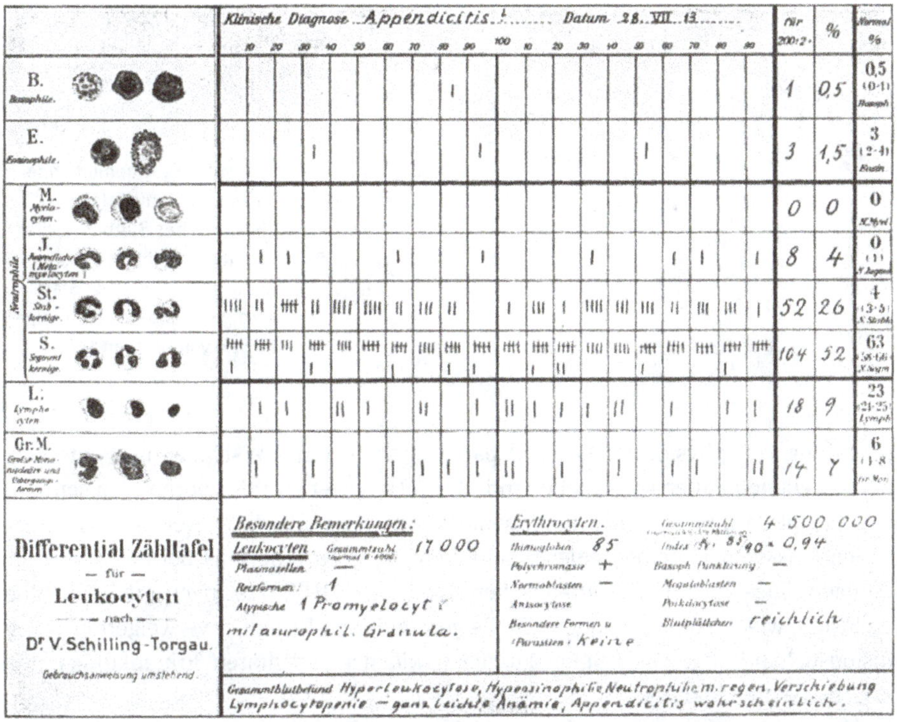

		für 200:2	%	Normal %
B. Basophile	Klinische Diagnose *Appendicitis* Datum 28. VII. 13	1	0,5	0,5 (0-1) Basoph.
E. Eosinophile		3	1,5	3 (2-4) Eosin.
M. Myelocyten		0	0	0
J. Jugendliche (Metamyelocyten)		8	4	0 (1)
St. Stabkernige		52	26	4 (3-5)
S. Segmentkernige		104	52	63 (58-66)
L. Lymphocyten		18	9	23 (21-25)
Gr. M. Große Mononucleäre u. Übergangsformen		14	7	6 (4-8)

Differential Zähltafel
— für —
Leukocyten
— nach —
Dr. V. Schilling-Torgau.
Gebrauchsanweisung umstehend.

Besondere Bemerkungen:
Leukocyten. Gesammtzahl 17 000
Plasmazellen —
Reizformen 1
Atypische 1 Promyelocyt mit azurophil. Granula.

Erythrocyten. Gesammtzahl 4 500 000
Hämoglobin 85 Index 0,94
Polychromasie +
Normoblasten —
Anisocytose —
Besondere Formen u. —
Blutplättchen reichlich
Parasiten Keine

Gesammtblutbefund Hyperleukocytose, Hypoeosinophilie Neutrophilie m. regen. Verschiebung Lymphocytopenie — ganz leichte Anämie, Appendicitis wahrscheinlich.

Abb. 6.3: Differenzialzähltafel für Leukozyten [1]. Das historische Original-Hämatogramm nach Viktor Schilling [1] erfasst die Konstellation der Leukozytenpopulationen bei einem Patienten mit akuter Appendizitis. Die Darstellung der zu differenzierenden Zellen geht auf Handzeichnungen von Schilling zurück (aus: Schilling V. Das Blutbild und seine klinische Verwertung. 7. u. 8. Auflage. Jena: Gustav Fischer; 1929).

Reaktive myeloische Leukozytosen (leukämoide Reaktionen) mit allenfalls diskret linksverschobener Granulopoese und unterschiedlich hoher Zellzahl ohne einen erkennbaren infektionsbedingten Auslöser, können durch Stress-Situationen, Gravidität und Geburt, durch endokrine Störungen oder Hormonbehandlungen (z. B. Cortisongabe) durch Störungen des ZNS und die Gabe von Psychopharmaka, Systemerkrankungen und somatische Neoplasien bedingt sein. Die Bezeichnung „Hysterisches Blutbild" geht auf Zeiten zurück, in denen auffällige, als „hysterisch" bezeichnete Patienten mit Lithium therapiert wurden [3]. Unter dieser Medikation wurden häufiger zellreiche Blutbilder beobachtet, die nahezu ausschließlich segmentierte Granulozyten zeigten (Abb. 6.4).

Höhere Anteile neutrophiler myeloischer Vorläufer legen immer den Verdacht auf eine pathologische Linksverschiebung nahe, wobei die klinische Symptomatik (Fieber, Gliederschmerzen etc. bei bakteriellen Infekten) für die Differenzialdiagnose hilfreich sein kann. Das Ausmaß der Leukozytose erlaubt allerdings keine Unter-

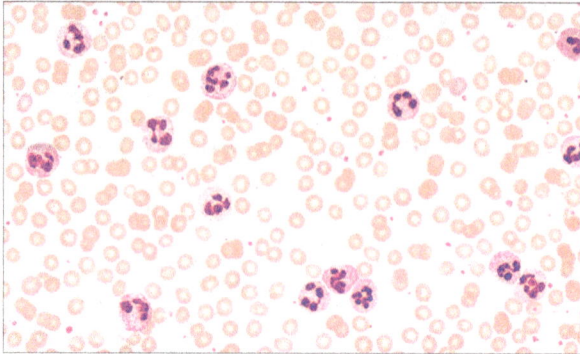

Abb. 6.4: Neutrophilie ohne Linksverschiebung (sog. „Hysterisches Blutbild"); hier bei einem 55-jährigen Mann (64 × 10⁹ Leukozyten; Stab-kernige 6 %, Segmentkernige 93 %; Lymphozyten 1 %).

scheidung von physiologischer und pathologischer Linksverschiebung. Beide können in seltenen Fällen sogar bei unauffälligen Leukozytenzahlen vorhanden sein.

Es gibt darüber hinaus Situationen, die von einer allerdings weniger eindrucksvollen Linksverschiebung begleitet sein können, so zum Beispiel bei Hämolysen im Rahmen eines Hämolytisch-urämischen Syndroms (HUS) oder nach größeren Blutverlusten, wie bei dem an anderer Stelle geschilderten Fall einer verweigerten Transfusionsbehandlung, nach Splenektomie sowie bei parasitären Erkrankungen wie z. B. der akuten Malaria.

Das Vorkommen einer Linksverschiebung bei Hämolyse oder anderen schweren Anämien hängt mit einer allgemeinen Stimulation der hämatopoetischen Stammzellen zum Ausgleich des Verlustes von Erythrozyten zusammen. Tumore, insbesondere Bronchialkarzinome, können nicht selten Zytokine bilden, die u. a. die Myelopoese und/oder das lymphatische System aktivieren. Darüberhinausgehende weitere Auswirkungen fortgeschrittener Tumorerkrankungen sind eine verminderte oder veränderte Erythropoese (Tumoranämie und Erythrozythämie) oder auch eine stimulierende oder differenzierende Wirkung auf die Myelopoese [4].

Therapiebedingte Linksverschiebung (Therapie mit G-CSF oder GM-CSF)

Wachstums- und Differenzierungsfaktoren (z. B. Neupogen®) werden bei Chemotherapie oder bestrahlungsbedingter Suppression der Myelopoese zur schnelleren Restitution der Knochenmarksfunktion eingesetzt. Daraus resultiert eine vermeintlich pathologische Linksverschiebung mit Vermehrung der unreifen Leukozyten bis hin zu Promyelozyten und Blasten. Das Fehlen einer Eosino- und/oder Basophilie kann helfen, ein solches sogenanntes Mobilisierungsblutbild von dem Blutbild bei einer CML zu unterscheiden.

Pathologische Linksverschiebung bei Sepsis

Schwere bakterielle Infektionen gehen in der Regel mit einer deutlichen Leukozytose mit Leukozytenzahlen um die 20×10^9/l einher, wobei neben Stabkernigen und Metamyelozyten („Jugendliche") auch Myelozyten und auch schon einmal ein Promyelozyt oder ein Myeloblast differenziert werden. Eine solche schwere physiologische Linksverschiebung kann ohne klinische Zusatzinformationen die Abgrenzung zur CML erschweren.

Die im Rahmen einer Sepsis aktivierten Neutrophilen zeigen in Abhängigkeit vom Schweregrad der Infektion morphologische Auffälligkeiten [5] wie eine Volumenzunahme, eine Abnahme der zytoplasmatischen Granula, eine zunehmende Vakuolisierung und eine Membranrarefizierung (Abb. 6.5). Vereinzelt lassen sich phagozytierte Bakterien erkennen (Abb. 6.6). Nicht selten finden sich auch Leukozytenaggregate.

Im Verlauf einer leukämoiden Reaktion bei Sepsis kann es auch zur Ausschwemmung von Erythroblasten kommen, was prognostisch als ungünstig bewertet wird. Infolge der reaktiven Veränderungen, die auch die B-Lymphozyten involvieren, sind plasmazytoide Zellen im peripheren Blutausstrich zu finden. In schweren Fällen kann die Abgrenzung zu einer CML schwierig sein.

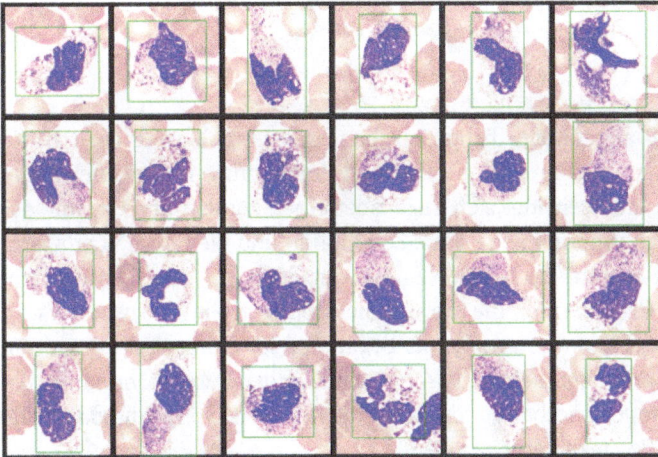

Abb. 6.5: Neutrophile bei Sepsis mit Linksverschiebung bis zum Myelozyten. Die Neutrophilen nehmen morphologisch an Volumen zu, verlieren zunehmend ihre zelluläre Integrität, die Kerne sind deformiert, das Chromatin ist reaktiv aufgelockert, das Zytoplasma unterschiedlich stark vakuolisiert, die zytoplasmatische Granulierung erscheint unterschiedlich stark rarefiziert.

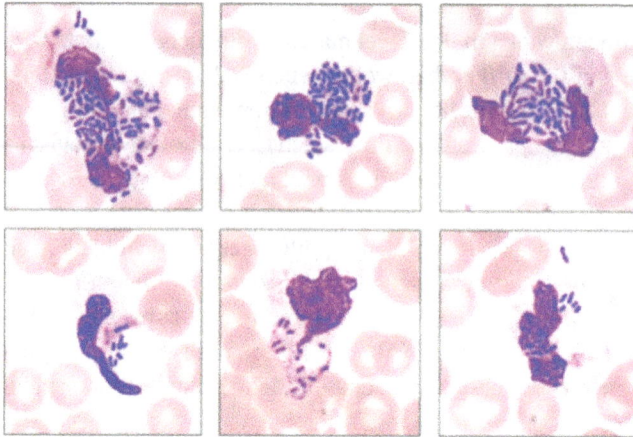

Abb. 6.6: Morphologie phagozytierender neutrophiler Granulozyten bei Sepsis mit deutlicher Zellvergrößerung und Bildung von unterschiedlich großen bis riesigen Vakuolen sowie Verlust (Verbrauch) der Granula als Folge der Phagozytose und Abtötung von ingestierten Bakterien. Auffällig ist auch die starke Deformierung der Neutrophilenkerne mit der Auflockerung des Chromatins als Ausdruck der Stoffwechselaktivität phagozytierender Granulozyten.

6.1.3 Reaktive Veränderungen der Neutrophilenmorphologie

Toxische Granulation von neutrophilen Granulozyten

Eine verstärkt basophil angefärbte, dichter erscheinende Granulierung der Neutrophilen (Abb. 6.7) geht mit akuten und chronischen Entzündungen und Infektionen einher. Morphologisch unterscheidet sich diese aber eindeutig von den Granula der Basophilen, die eher grobtropfig die gesamte Zelle füllen und die Kerne überlagern. Außerdem findet man im Ausstrich nur wenige oder auch gar keine Basophilen, während die toxische Granulierung die meisten neutrophilen Granulozyten erfasst. Die Granula der Neutrophilen ersetzen bereits beginnend im Promyelozytenstadium die Primärgranula. Sie enthalten neben toxischen bakteriziden Substanzen saure, basophil anfärbbare Mukopolysaccharide, die das Phagosom ansäuern und damit die bakterienabtötende Wirksamkeit erhöhen.

Der im Rahmen eines Entzündungsgeschehens vermehrt gebildete Granulozyten-Kolonie-stimulierende Faktor (G-CSF) induziert die toxische Granulation. Die therapeutische Gabe von G-CSF führt ebenfalls zu einer vermehrten toxischen Granulierung.

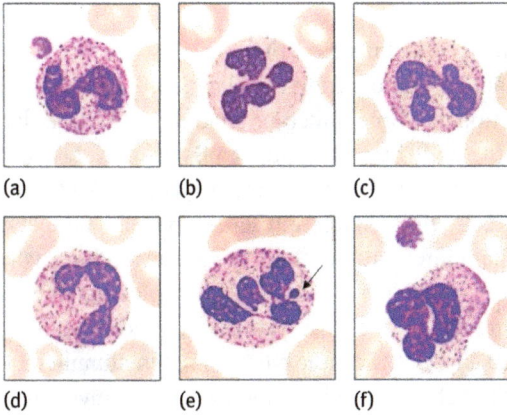

Abb. 6.7: Segmentkernige Granulozyten mit grobkörniger, dunkelvioletter toxischer Granulation. Der Granulozyt in der Mitte der oberen Reihe (b) ist unauffällig neutrophil granuliert, der darunter abgebildete toxisch granulierte Neutrophile (e) zeigt einen auffälligen gestielten Fortsatz eines Kernsegments (Pfeil). Es handelt sich um einen sogenannten Trommelschlegel („drum stick").

Vakuolisierung von Neutrophilen

Relativ kleine, aber auch größere zytoplasmatische Vakuolen (Abb. 6.8) sind Zeichen einer erhöhten Phagozytoseaktivität. Sie entstehen durch das Zusammenspiel von phagozytierenden Vakuolen und Granula, die mithilfe ihrer lysosomalen Enzyme die Erreger lysieren. Vakuolisierte Granulozyten können auch Ausdruck einer akuten Alkoholintoxikation sein. Auch bei der lagerungsbedingten Alterung von EDTA-antikoaguliertem Blut kommt es zunehmend zur Vakuolenbildung in den neutrophilen Granulozyten.

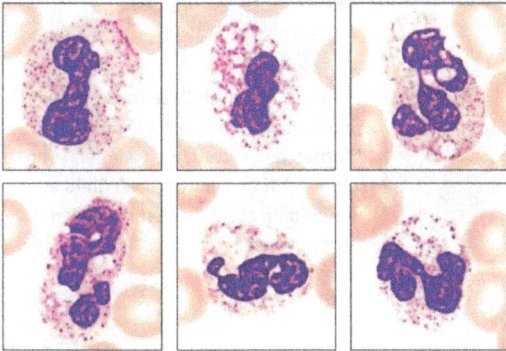

Abb. 6.8: Vakuolisierte und toxisch granulierte Granulozyten als Zeichen der reaktiven Veränderung.

Döhle-Körperchen

Der Nachweis von „Döhle-Körperchen" ist ebenfalls ein Kriterium reaktiver Veränderungen. Es handelt sich um kleine bläulich-graue, runde oder längliche Zytoplasmaeinschlüsse, die sich oft in kleinen Gruppen, vornehmlich im randnahen Bereich der neutrophilen Granulozyten, befinden und bis zu 5 µm groß werden können (Abb. 6.9). Sie bestehen aus endoplasmatischem Retikulum und Glykogen. Bei späterem erneutem Ausstreichen der mit EDTA-antikoagulierten Blutprobe sind sie meist schon nicht mehr nachweisbar. In kapillären Ausstrichen ohne Verwendung von EDTA lassen sich die Einschlüsse besser darstellen. Sie kommen bei Infektionen und Entzündungen, bei Verbrennungen und nach Gaben von Zytokinen, die die Zelldifferenzierung und Zellbildung beeinflussen (z. B. Granulozyten-Kolonien-stimulierenden Faktoren [G-CSF]) vor. Auch in der Schwangerschaft und bei akuten myelodysplastischen Syndromen wurde das Auftreten von Döhle-Körperchen beschrieben.

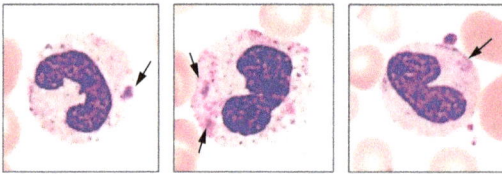

Abb. 6.9: Reaktive neutrophile Granulozyten mit Döhle-Körperchen (Pfeile).

Ähnlich aussehende unspezifische reaktiven Veränderungen (Abb. 6.10) können Hinweise auf eine im Kapitel 4 beschriebenen May-Hegglin-Anomalie sein, bei der gleichzeitig eine Thrombopenie mit Riesenthrombozyten vorliegt.

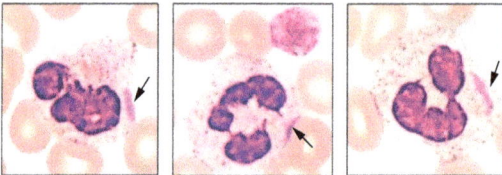

Abb. 6.10: Einschlüsse bei May-Hegglin-Anomalie (Pfeile), die mit Döhle-Körperchen verwechselt werden können (Pfeil). Auf dem mittleren Zellbild erkennt man zusätzlich einen Riesenthrombozyten.

Howell-Jolly-Körper-ähnliche Einschlüsse im Zytoplasma von Neutrophilen

Ein ungewöhnliches morphologisches Phänomen kann im Zytoplasma myeloischer Zellen von immunsuppressiv oder zytostatisch behandelten Patienten gefunden werden. Die erste Beschreibung dieser aufgrund der Ähnlichkeit mit Howell-Jolly-Körpern in Erythrozyten von splenektomierten Patienten als „Howell-Jolly-Body like" (HJBL) benannten Einschlüsse erfolgte bei einem Patienten mit HIV-Infektion [6]. Es handelt sich um unterschiedlich große und unregelmäßig begrenzte, tief dunkelblau gefärbte Einschlusskörper, die keine sichtbare Verbindung zum Zellkern haben (Abb. 6.11). Sie haben sich als ausgegrenzte Kernanteile erwiesen, unterscheiden sich aber von sogenannten Kernabsprengungen. Auch bei Patienten mit myelodysplastischem Syndrom lassen sich gelegentlich HJLB nachweisen.

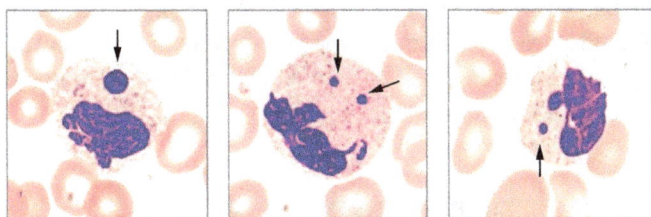

Abb. 6.11: Howell-Jolly-Body-ähnliche zytoplasmatische Einschlüsse (Howell-Jolly-Body-like inclusions).

6.2 Neoplastische Veränderungen der Myelopoese

Myeloische Neoplasien repräsentieren eine heterogene Gruppe von Erkrankungen, die entweder klonalen Ursprungs sind, also eine Zelllinie betreffen, oder ihren Ursprung in einer mutierten pluripotenten Vorläuferzelle haben und daher mehrere oder auch alle myeloische Entwicklungsreihen betreffen. Dabei lassen sich akute und chronisch proliferative Erkrankungen unterschiedlicher Aggressivität und Prognose unterscheiden. Es können die Blastenpopulationen oder bereits weiter differenzierte Zellen betroffen sein. Entweder proliferieren die neoplastischen Zellen im Knochenmark und verursachen periphere Zytopenien aufgrund einer ineffektiven Hämatopoese (u. a. durch Verdrängungseffekte) oder es kommt zu einer überschießenden Bildung von Zellen, die aus dem Knochenmark ausgeschwemmt werden.

6.2.1 Maligne unreifzellige Leukozytosen mit Differenzierungsstopp (akute myeloische Leukämien)

Akute myeloische Leukämien können in jedem Lebensalter vorkommen. Allerdings treten sie vornehmlich im mittleren Lebensalter auf. Die Patienten werden häufig da-

durch auffällig, dass sie akut erkranken und über körperliche Schwäche und anämie-
bedingter verminderte Belastbarkeit klagen. Fieber und Infektionen, bedingt durch
das Fehlen abwehrfähiger Neutrophiler sowie Blutungen aufgrund einer Thrombopenie, sind die Kennzeichen einer fortgeschrittenen Leukämie. Frühe Stadien werden
häufig nur durch Zufall erfasst.

Eine akute Leukämie geht in zwei Drittel der Fälle mit Leukozytenzahlen bis zu
mehr als 100.000/µl einher. Derart hohe Zellzahlen erkennt man schon aufgrund der
Sedimentation im Entnahmegefäß (Abb. 6.12) als Leukozytensäule, die von Rudolf
Virchow als „weißes Blut" beschrieben wurde. Bei einem Drittel der Erkrankten befinden sich die Leukozytenzahlen allerdings bei der Diagnosestellung einer akuten
Leukämie noch im Referenzbereich: Es liegt dann eine sogenannte aleukämische
Form vor. Wenn die Zellen des neoplastischen Zellklons die Hämatopoese im KM ver-
drängen und es nicht zu einer leukämischen Freisetzung der Blasten in das periphere
Blut kommt, kann das Blutbild gelegentlich auch eine verminderte Leukozytenzahl
aufweisen, d. h. leukopen sein. In der Regel ist das mit einer peripheren Panzytopenie (Anämie, Neutropenie, Thrombozytopenie) verbunden.

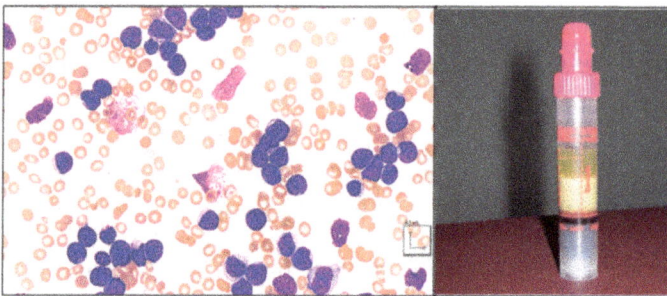

Abb. 6.12: „Weißes Blut" infolge spontaner Sedimentation der Leukozyten (> 50.000 Leukozyten pro
µl) bei stehender Aufbewahrung eines EDTA-Blutröhrchens eines Patienten mit akuter myeloischer
Leukämie.

Bei der mikroskopischen Differenzierung eines Blutausstrichs bei frisch entdeck-
ter akuter myeloischer Leukämie imponiert eine pathologische Linksverschiebung
bis zu den Blasten, die allerdings weiter differenzierte myeloische Vorläuferzellen
vermissen lässt. Allenfalls findet man im frühen Stadium noch reife oder auch „überalterte" hypersegmentierte Neutrophile, aber keine Zwischenstufen mehr. Dieser Befund wird als „Hiatus leucaemicus" bezeichnet.

Die orientierende morphologische Diagnostik neoplastischer Veränderungen erfolgt im peripheren Blutausstrich. Bei entsprechendem Verdacht auf eine hämatologische Systemerkrankung werden die notwendigen ergänzenden morphologischen
Untersuchungen von Knochenmarksblut, Knochenmarksquetschpräparaten und ge-

gebenenfalls die histologisch-morphologische Untersuchung der Knochenmarksstanze durch den klinisch tätigen Hämatologen veranlasst.

Die einzelnen diagnostischen Schritte bei einem Verdacht auf eine maligne Systemerkrankung lassen sich wie folgt zusammenfassen:

– Zytomorphologische Untersuchung des peripheren Blutausstriches und des Knochenmarks
  Ergänzend hilfreich können die Untersuchung der Peroxidase- und Esterasereaktion der verdächtigen Zellen sein; gegebenenfalls auch eine Eisenfärbung.
– Immunphänotypisierung mithilfe linienspezifischer Reifungs- bzw. Differenzierungsmarker
  Neben der Diagnosestellung und Klassifizierung der Neoplasie dient diese Methode auch der Erfassung von minimaler Resterkrankung.
– Chromosomenanalyse (Metaphase-Zytogenetik)
– Fluoreszenz-in-situ-Hybridisierung (FISH) zur Identifizierung mutierter chromosomaler Strukturen
– Realtime-PCR (Nachweis minimaler Resterkrankung unter und nach der Therapie)

Die Untersuchung der krankheitsspezifischen Genexpression, die sogenannten Proteomics, oder auch die teilweise oder gesamte Genomsequenzierung („whole genome sequencing") sind zwar keine Verfahren der Routinediagnostik, werden allerdings schon in hämatologischen Speziallabors durchgeführt und bereits in entsprechenden Therapiestudienprotokollen berücksichtigt [7].

Der neoplastische hämatopoetische Stammzellklon kann schon im morphologisch undifferenzierten Stadium aufgrund seiner Schädigung die weitere Differenzierungsfähigkeit verlieren und in diesem Zustand „horizontal" (leukämisch) expandieren. Ein neoplastischer Klon kann aber auch weiter ausreifen und erst im höheren Differenzierungsstadium die Reifungsfähigkeit verlieren und sogar bis zu einer auch morphologisch zuzuordnenden Zellpopulation durchreifen, um dann auf der erreichten Differenzierungsstufe klonal zu expandieren. Eine akute myeloische Leukämie ist – vereinfacht beschrieben – Folge eines Differenzierungsstopps der myelopoetischen Vorläuferzellen.

FAB-Klassifizierung der akuten myeloischen Leukämien

Anfang der 80er Jahre hat eine französisch-amerikanisch-britische (FAB) Expertenkommission auf der Grundlage der bis dato bekannten klinischen und morphologischen Kriterien eine systematische Klassifizierung der Leukämien erarbeitet [10]. Die definierten Kriterien beziehen sich allerdings auf das Knochenmark. Sie sind aber auch für die morphologische Vorklassifizierung leukämischer Blasten im peripheren Blut hilfreich.

Tab. 6.2: Einteilung der akuten myeloischen Leukämien (AML) nach der französisch-amerikanisch-britischen (FAB) Klassifizierung [8].

FAB	Morphologie	POX	EST	Phänotyp
M0	keine morphologische Differenzierung; unreife Blasten ohne Granulierung	< 3 % +	– – –	CD13+ CD33+ MPO+ CD14– CD41/61–
M1	keine morphologische Differenzierung; < 10 % der Zellen mit spärlicher promyelozytärer Granulation	> 3 % +	– – –	MPO+, CD13/CD33/CD65s+/–, CD14–
M2	morphologische Ausreifung mindestens zum Promyelozyten (≥ 10 % der Zellen); < 20 % Monozyten	> 3 % +	(+)	MPO+ CD13/CD33/CD65s+/–, CD14–
M3	akute Promyelozytenleukämie (atypische Promyelozyten mit deutlicher promyelozytärer Granulierung; z. T. multiple Auerstäbchen [Faggot-Cells])	+++	– – –	MPO+, CD13+ CD33+, CD34– HLA-DR–
M3v	Variante der Promyelozytenleukämie mit typischer Kernkonfiguration und mit feiner homogener Granulation (mikrogranuläre Variante)	+++	– – –	MPO+, CD13+ CD33+, CD34– HLA-DR–
M4	akute myelomonozytäre Leukämie (AMML); myeloische Blasten + Promyelozyten > 20 %, monozytäre Zellen 20–80 %	> 3 % ++	> 20 % ±	myeloisch CD117+ monozytär CD64+ CD14+ CD14+ , CD36+
M4eo	AMML mit atypischen Eosinophilen	> 3 % ++	> 20 % ±	myeloisch CD117+ monozytär CD64+ CD14+ CD14+, CD36+
M5a	akute Monoblastenleukämie (> 80 % aller Zellen sind Monoblasten oder Promonozyten)	±	+++ > 20 %	CD13+/CD33+/CD65+/CD14 +/CD64+/– HLA-DR–/+
M5b	akute Monozytenleukämie (> 20 % Monozyten)	±	+++ > 20 %	CD13+/CD33+/CD65+/CD14 +/CD64+/– HLA-DR–/+
M6a	erythroid-myeloid (50 % der Zellen sind erythroid; 30 % der kernhaltigen Zellen sind Blasten)	+ (Blast)	– – –	Ery-Vorläufer Gly+, CD36+ Myeloblasten MPO/CD13+/CD33+ CD65s+, CD14–
M6b	Erythroleukämie, rein erythroid			
M7	akute Megakaryoblastenleukämie	< 3 % +	– – –	CD14/CD33–/+ und CD 41+ oder CD61+

POX = (Myelo-)Peroxidase; EST = Esterase
+++ stark positiv; ++ deutlich positiv; + positiv; +/– negativ bis leicht positiv; – – – negativ

Die Einteilung nach den FAB-Regeln ist heute fast nur noch im morphologischen Routinelabor gebräuchlich. Sie wurde durch die neue WHO-Klassifikation [9] abgelöst, die die molekulargenetischen Merkmale der Leukämien berücksichtigt, aber auch noch FAB-Kriterien beinhaltet. So wird die FAB-Klassifizierung auch in der 2016 modifizierten WHO-Klassifikation für akute myeloische Leukämien verwandt, die in der Kategorie als „nicht anders zuzuordnen" („not otherwise specified" [NOS]) aufgeführt werden. Die neue Klassifizierung ist der aktuellen Literatur zu entnehmen [9]. Sie ist für den klinisch tätigen Hämatologen zwecks Therapieentscheidung und für die Einschätzung der Prognose von hohem Wert. Für die rein morphologisch orientierten Mitarbeiter ist die WHO-Einteilung aber nicht unbedingt hilfreich, weil nur ein Teil der auf molekularen, zytogenetischen, phänotypischen und klinischen Befunden beruhenden neuen Einteilung eindeutigen morphologischen Kriterien zuzuordnen ist. Daher wird die eigentlich überholte FAB-Klassifizierung im morphologischen Routinelabor weiterhin angewandt und erweist sich für die Weichenstellung weiterführender diagnostischer Maßnahmen als durchaus geeignet. Da sich das vorliegende Buch vornehmlich mit der Morphologie des peripheren Blutbildes beschäftigt, werden nachstehend die Blutbilder von akuten myeloischen Leukämien unter Anwendung der FAB-Klassifikation (Tab. 6.2) vorgestellt.

Die gegenwärtige WHO-Klassifizierung der myeloischen Neoplasien 2016 [10] umfasst akute myeloische Leukämien (AML), myeloproliferative Neoplasien (MPN), myelodysplastische Syndrome (MDS) und Neoplasien, die Kriterien von MDS und MPN erfüllen (MDS/MPN). Da sich die verschiedenen myeloischen Neoplasien bezüglich ihres therapeutischen Ansprechens und ihres Proliferationsverhaltens deutlich unterscheiden, bedarf es einer möglichst raschen Diagnosestellung und Klassifizierung unter Beteiligung verschiedener diagnostischer Disziplinen, damit zeitnah und interdisziplinär ein individuell angepasstes therapeutische Vorgehen festgelegt werden kann.

Die maligne Proliferation von Stammzellen, die beispielsweise bis zum Blastenstadium ausreifen, ist charakteristisch für eine akute myeloische Leukämie vom Typ FAB M0, M1 bzw. M2. Sie können aber auch reife zytoplasmatische Granula aufweisen (FAB M2), bis hin zum Promyelozyten (FAB M2 und FAB M3) und zum Monoblasten/Monozyten (FAB M4, M5) ausreifen und dann expansiv proliferieren.

Für die Diagnosestellung einer akuten myeloischen Leukämie muss der Blastenanteil gemäß WHO-Klassifikation ≥ 20 % im peripheren Blut und/oder im Knochenmark betragen. Der physiologische Begriff „Blast" bezeichnet eine undifferenzierte Zelle mit der Fähigkeit zur Teilung und zur Reifung. Pathologische Blasten, wie z. B. bei akuter myeloischer Leukämie M0–M2, sind teilungs-, aber nicht mehr reifungsfähig, obwohl sie morphologisch den reifungsfähigen Myeloblasten der normalen Granulopoese ähnlich sind.

Blastenmorphologie

Es werden nicht-granulierte und granulierte myeloische Blasten unterschieden. Die nicht-granulierten, unreifen, undifferenzierten Blasten (Typ I) sind mittelgroß (14–18 µm) und haben einen runden bis ovalen Kern mit feinretikulärem, lockerem, nicht-verklumptem Chromatin (Abb. 6.13 und 6.18). Es sind einzelne oder auch mehrere Nukleolen vorhanden, die allerdings auch verdeckt sein können. Eine Golgi-Zone ist nicht erkennbar. Das basophile schmale Zytoplasma enthält keine Granula. Die für die myeloischen Vorläuferzellen charakteristische Anfärbbarkeit mit Peroxidase (POX) ist nur gering positiv; allerdings erlaubt sie die Unterscheidung von FAB M0- und FAB M1-Blasten.

Die Typ-II-Blasten lassen im basophilen Zytoplasmasaum einige feine rötlich-blaue Granula (Azurgranulation) erkennen (Abb. 6.14 und 6.19). Die Kern-Plasma-Relation (KPR) ist im Vergleich zu den Typ-I-Blasten zugunsten des Zytoplasmas verändert und beträgt 60–70 %. Das Zytoplasma ist basophil. Es enthält einige wenige rötlich-blauviolette Granula, vereinzelt auch stäbchenförmige kristalloide azurophile (Auerstäbchen) oder rundliche Einschlüsse (Auerkörperchen) (Abb. 6.15 und 6.16); kleine zytoplasmatische Vakuolen können vorhanden sein. Die Anfärbbarkeit mit Peroxidase (POX) ist deutlich positiv. Eine Golgi-Zone fehlt. Der feinretikuläre Chromatincharakter wirkt unruhiger.

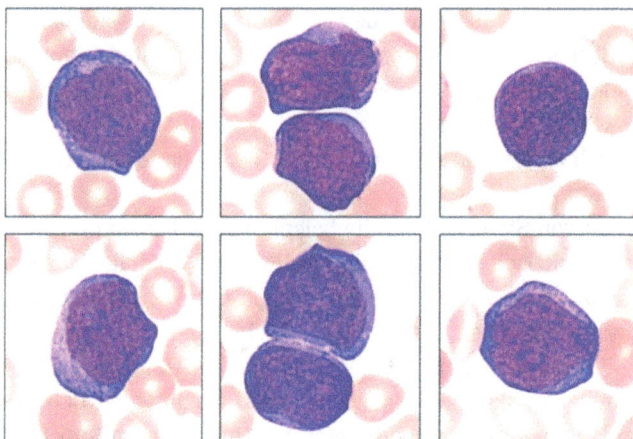

Abb. 6.13: Myeloische Blasten Typ I ohne sicher erkennbare Granulation; Vorkommen bei AML, MDS und CML. Die Nukleoli können verdeckt sein. Das Kernchromatin ist ähnlich wie bei lymphatischen Blasten feinretikulär.

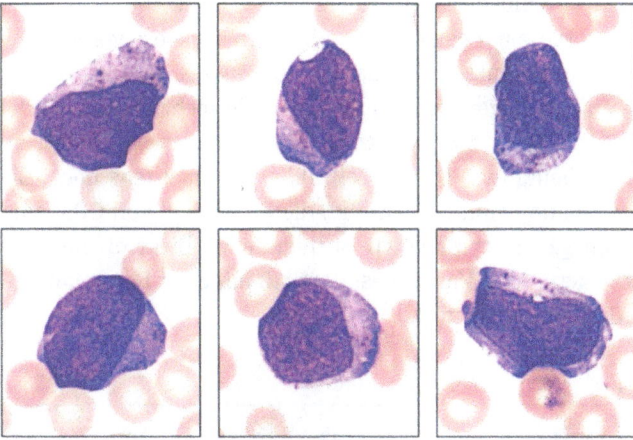

Abb. 6.14: Myeloische Blasten Typ II mit einigen azurophilen Granula; Vorkommen bei AML und MDS (RAEB).

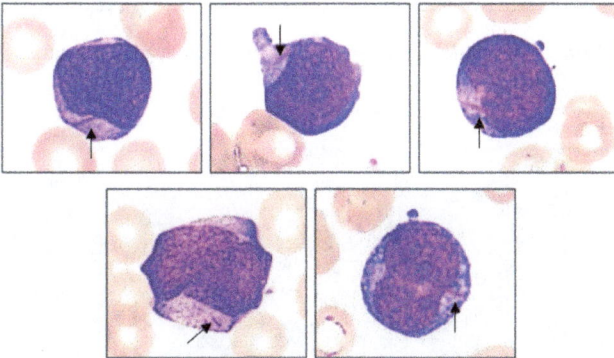

Abb. 6.15: Blasten mit Auerstäbchen; Vorkommen bei AML M1, M2, M3, M6, RAEB-2 nach FAB-Klassifikation.

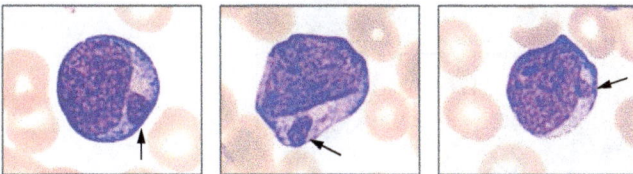

Abb. 6.16: Blasten mit Auerkörperchen (kugelige Einschlüsse); Vorkommen bei AML M1, M2 und M6 nach FAB-Klassifikation.

Eine gar nicht so seltene Variante der AML (ca. ein Fünftel eines AML-Kollektivs) stellt die „Cup-like AML" dar. Diese mit einer relativ günstigen Prognose verbundene AML ist morphologisch dadurch charakterisiert, dass mehr als 10 % der Blasten eine Kerninvagination (Zytoplasmaüberlagerungen) aufweisen, die mehr als ein Viertel der Kernfläche einnimmt (Abb. 6.17). Morphologisch imponieren diese als tassen- oder schüsselförmige Kernaufhellungen [11]. Die Zellzahlen sind meistens hoch. Die Blasten sowie die Kerninvagination sind POX-positiv, die Expression von CD34 und HLA-DR ist gering oder fehlt ganz; der Karyotyp ist unauffällig. Diese oft mit dem weiblichen Geschlecht assoziierte AML-Variante ist deutlich mit einer Doppelmutation des NPM1- und des FLT3-Gens assoziiert [12].

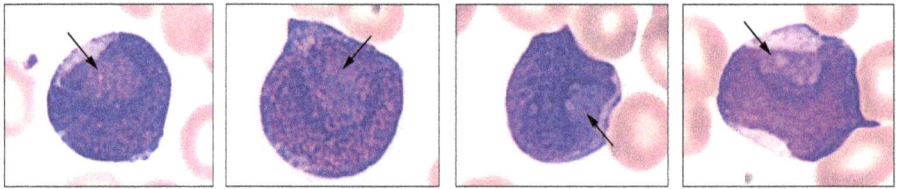

Abb. 6.17: „Cup-like"-Blasten bei einer AML FAB-M1 mit tassen- oder schüsselförmigen Kernaufhellungen.

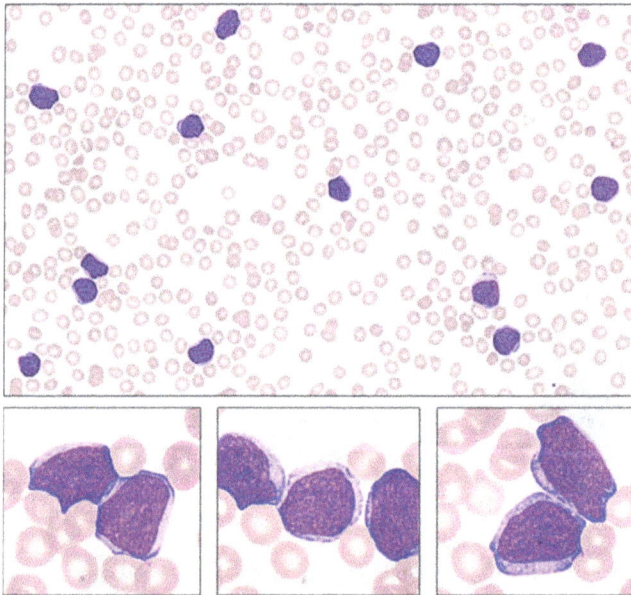

Abb. 6.18: Akute myeloische Leukämie ohne morphologische Ausreifung: Die Blasten lassen keine Granulation erkennen. Morphologisch sind die Blasten daher mit einer AML vom Typ M0/M1 nach der FAB-Klassifikation vereinbar.

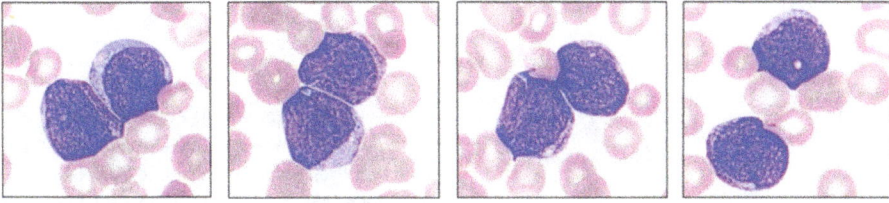

Abb. 6.19: Myeloische Blasten z. T. mit beginnender morphologischer Ausreifung, erkennbar an der beginnenden diskreten zytoplasmatischen Granulierung (AML FAB-M1/M2).

Im Gegensatz zum granulierten Blasten können Promyelozyten eine ausgeprägte perinukleäre Golgi-Zone in einem basophilen Zytoplasma (Abb. 6.20c) aufweisen. Der Kern liegt meistens exzentrisch und lässt Nukleolen erkennen. Das Zytoplasma enthält zahlreiche azurophile Granula.

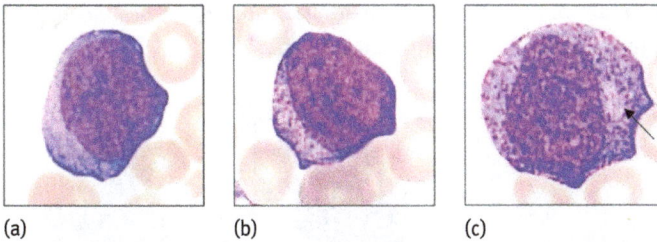

(a) (b) (c)

Abb. 6.20: Unterschiedliche Blasten im Vergleich: Blast ohne Granulation (a), Blast mit Granulation (b), Promyelozyt mit erkennbarer Golgi-Zone (c) auf die der Pfeil hinweist.

Bei der akuten Promyelozytenleukämie (AML FAB-M3) findet man sogenannte atypische Promyelozyten, die eine deutlich ausgeprägte promyelozytäre Granulierung aufweisen (Abb. 6.21) und die z. T. reisigbündelartig zusammengelagerte Auerstäbchen („faggot cells") enthalten können (Abb. 6.22).

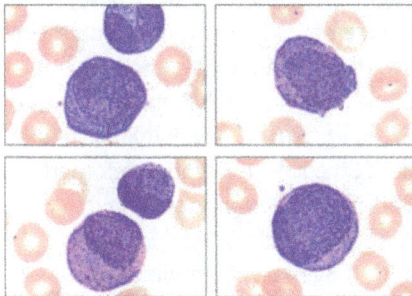

Abb. 6.21: Hypergranulierte Promyelozyten bei Promyelozytenleukämie (AML FAB-M3).

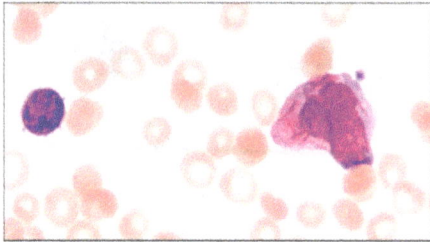

Abb. 6.22: Typischer Promyeloblast mit multiplen Auerstäbchen, die wie ein Reisigbündel erscheinen. Daher werden solche auffälligen Zellen einer Promyelozytenleukämie (AML FAB-M3) Reisigbündel- oder (engl.) Faggot-Zellen genannt.

Bei einer Variante der Promyelozytenleukämie (AML FAB-M3v) wirken die bi- oder multilobulierten Kerne überwiegend eingeschnürt, die Granulation kann sehr unterschiedlich ausgeprägt sein (Abb. 6.23). Die Zellen der M3v reagieren stark positiv, wenn sie mit Peroxydase gefärbt werden. Diese hypogranuläre Variante der Promyelozytenleukämie wird häufig mit einer Monozytenleukämie verwechselt. Man kann die Kerne auch dahingehend beschreiben, dass die einzelnen Kernanteile aus übereinander gelegten Seidenpapierschnipseln bestehen, die, wenn sie gegen das Licht gehalten werden, unterschiedlich transparent wirken.

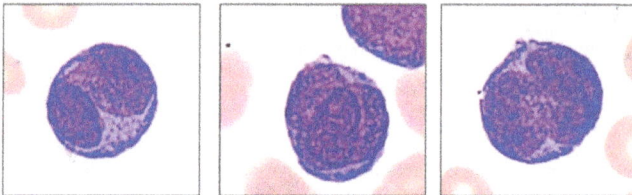

Abb. 6.23: Bei dieser Variante der hypogranulierten Promyelozytenleukämie imponieren die deutlich lobulierten Blasten, die eine geringere Granulation aufweisen (AML FAB-M3v). Die Kernkonfiguration mit der erkennbaren Überlagerung von Kernanteilen ist hier diagnostisch wegweisend.

Die hyperbasophile Variante der Promyelozytenleukämie zeichnet sich durch ein spärlicheres, stark basophil gefärbtes Zytoplasma aus. Es handelt sich um abnorm kleine Promyelozyten (Abb. 6.24) mit einem lobulierten Kern und stark basophilem Zytoplasma, das kleine Bläschen und Ausstülpungen aufweisen kann. Granula sind nicht zwingend vorhanden bzw. sichtbar; gelegentlich erkennt man aber auch aneinander gereihte rötlich-violette Granula im Sinne von Auerstäbchen (Abb. 6.24c). Diese Zellen weisen morphologische Merkmale einer akuten Megakaryoblastenleukämie auf und können damit verwechselt werden. Eine solche Situation erfordert die umgehende Phänotypisierung und die Durchführung von Gerinnungstests.

Die möglichst schnelle Erkennung der Promyelozytenleukämie ist deshalb so wichtig, weil viele dieser Patienten mit akuten Blutungen oder thromboembolischen Komplikationen zur Aufnahme kommen. Dieses hängt mit dem der Erkrankung zu-

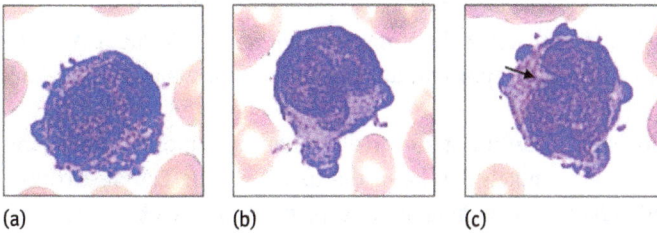

(a) (b) (c)

Abb. 6.24: Neoplastische Promyelozyten einer besonderen Variante einer AML FAB M3v mit stärker basophilem Zytoplasma und kleinen zytoplasmatischen Ausstülpungen (a–c). Im Zytoplasma der Promyelozyten sind kleine Bläschen (a) und mehrere Auerstäbchen (c) zu erkennen (Pfeil).

grunde liegenden molekulargenetischen Defekt des Retinsäurerezeptors zusammen (Translokation t(15; 17)/PML-RARA). Durch rechtzeitige Gabe von all-trans-Retinsäure wird der Differenzierungsstop aufgehoben, wodurch die Gerinnungsprobleme verhindert oder unterbunden werden. Die Grundkrankheit hat dann nach leitliniengerechter zytoreduktiver Therapie eine relativ gute Prognose. Auch wenn in den meisten Fällen einer Promyelozytenleukämie der morphologische Befund wegweisend ist, so wird die Diagnose letztendlich durch Nachweis der genannten Translokation mithilfe der Interphase-FISH und/oder des PCR-Nachweis des PML-RARA-Fusionsgens erbracht.

6.3 Reaktive und neoplastische Veränderungen der Monozyten

6.3.1 Reaktive Veränderungen der Monozyten / Monozytendysplasien

Reaktiv bzw. dysplastisch veränderte Monozyten (Abb. 6.25) sind manchmal schwer von Promonozyten oder Monozyten zu unterscheiden. Von daher kann die Variabilität unter unterschiedlichen Untersuchern recht hoch sein („inter observer variability") [13]. Monozyten mit unreif erscheinendem Chromatin, aber auffälligen Kernfaltungen, Einschnürungen oder Windungen sollten nicht als blastenäquivalent eingestuft werden, sondern vielmehr als atypisch, abnormal, unreif oder dysplastisch bezeichnet werden.

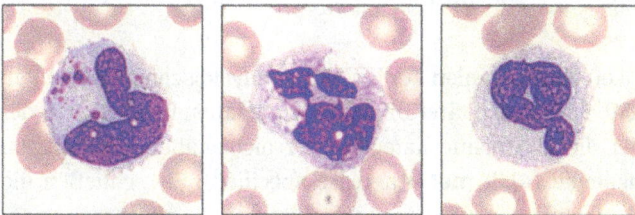

Abb. 6.25: Atypische Monozyten mit dysplastischen Merkmalen (atypische grobe Granula, atypische Kernsegmentierung).

Monoblasten haben typischerweise runde oder ovale Kerne mit fein strukturiertem unreif wirkendem Chromatin mit z. T. prominent wirkenden Nukleolen sowie unterschiedlich stark basophilem Zytoplasma, das nur selten Granula aufweist (Kapitel 3, Abb. 3.10).

Wenn die morphologische Zuordnung zur myeloischen oder monozytären Linienzugehörigkeit Schwierigkeiten macht, so kann die unspezifische Esterasefärbung die Zuordnung zwar erleichtern, aber nicht beweisen, da AML FAB-M5- wie auch AML FAB-M0-Zellen schwach Esterase-positiv und MPO-negativ sein können [14]. In solchen Fällen wird die Überlegenheit der durchflusszytometrischen Immunphänotypisierung deutlich.

Reaktive Monozyten variieren in der Zellgröße, die zwischen 14 und 20 µm betragen kann. Das Verhältnis von Kern und Zytoplasmen ist mehr zugunsten des Kerns verschoben. Das Chromatin wirkt offener und unreifer. Das Zytoplasma ist vermehrt vakuolisiert und deutlicher basophil, gelegentlich kann es auch etwas granuliert sein (Abb. 6.26).

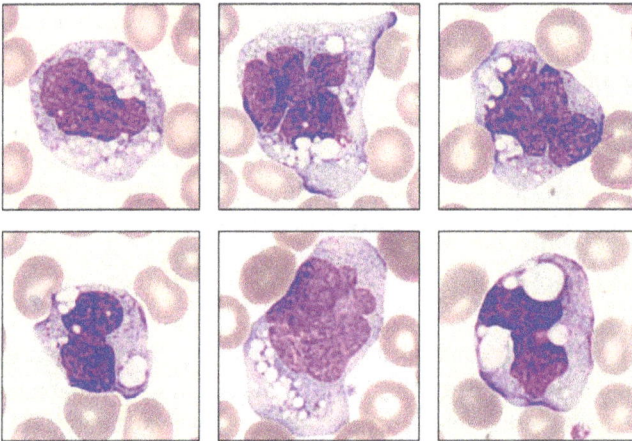

Abb. 6.26: Reaktive, stark vakuolisierte Monozyten.

6.3.2 Akute Leukämien mit monozytärer Differenzierung

Die akuten monozytären Leukämien zählen zu den akuten myeloischen Leukämien. Die meisten Fälle einer AML mit monozytärer Differenzierung fallen heute gemäß der WHO-Klassifizierung unter die allgemeine Kategorie der nicht näher spezifizierten akuten myeloischen Leukämien (AML, **n**ot **o**therwise **s**pecified). Sie schließen die akute myelomonozytäre Leukämie, die akute monoblastäre und die akute monozytäre Leukämie ein. In der Regel sind diese Leukämien sehr zellreich.

Bei ihrer Differenzierung steht auch heute noch die Morphologie im Vordergrund. Ihre Zuordnung beruht auf dem Anteil spezifischer monozytärer Vorläuferzellen. Ihre morphologische Zuordnung zur Kategorie AML (NOS) macht gegenüber der früheren FAB-Zuordnung bezüglich Prognose und Therapie keinen Unterschied. Hierfür haben die Erkennung und der Ausschluss genetischer Abweichungen, die für einen Teil monozytär differenzierter akuter Leukämien bekannt sind, eine weitaus größere Bedeutung. Dabei handelt es sich insbesondere um die KMT2A-Translokation – früher als MLL bekannt – und die somatischen Mutationen NPM1 oder CEBPA.

Nach der FAB-Klassifizierung unterscheidet man die myelomonozytäre (AML FAB-M4) und die akute monozytäre Leukämie (AML FAB-M5a/b). Die beiden Subtypen beschreiben eine monoblastäre (AML FAB-M5a) und eine reifere monozytäre (AML FAB-M5b) Form.

Akute myelomonozytäre Leukämie (AML FAB-M4)

Bei der akuten myelomonozytären Leukämie, auch als AMML bezeichnet, sind sowohl die Monozytopoese (> 20 % monozytäre Zellen) als auch die Myelopoese im Knochenmark gesteigert. Diese nach der alten Klassifizierung AML FAB-M4 benannte akute Leukämie fällt im Blutausstrich durch zahlreiche große Monoblasten mit gelappten Kernen und einem feinen netzartigen Chromatinmuster mit mehreren Nukleoli auf. Das Zytoplasma ist feingranuliert. Morphologisch wegweisend sind allerdings die ebenfalls vorhandenen Myeloblasten, die gegenüber den monozytär differenzierten Blasten kleiner sind und eine größere Kern-Plasma-Relation aufweisen (Abb. 6.27 und 6.28). Ihre Weiterdifferenzierung, erkennbar an den unterschiedlich weiter differenzierten myeloischen Vorläuferzellen (z. B. atypische Myelozyten), die

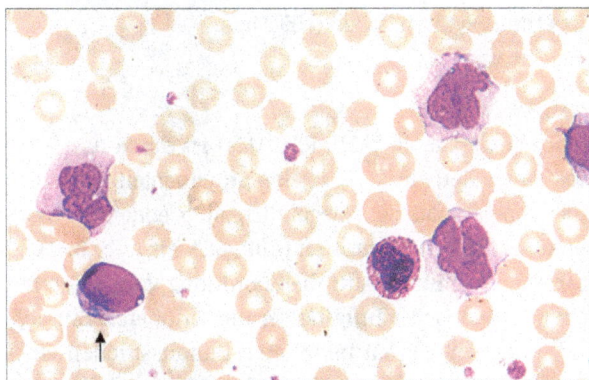

Abb. 6.27: Akute myelomonozytäre Leukämie (AML FAB-M4): Zu erkennen sind ein Myeloblast (Pfeil), drei Monozyten und ein Eosinophiler. Der periphere Ausstrichsausschnitt stammt von einer 48-jährigen Patientin mit 83 × 10⁹/l Leukozyten, davon 70 % der leukämischen Blasten mit monozytärer Differenzierung, was sich auch morphologisch nachvollziehen lässt. Die übrigen Blasten sind undifferenzierte myeloische Blasten.

Blasten

Monozyten

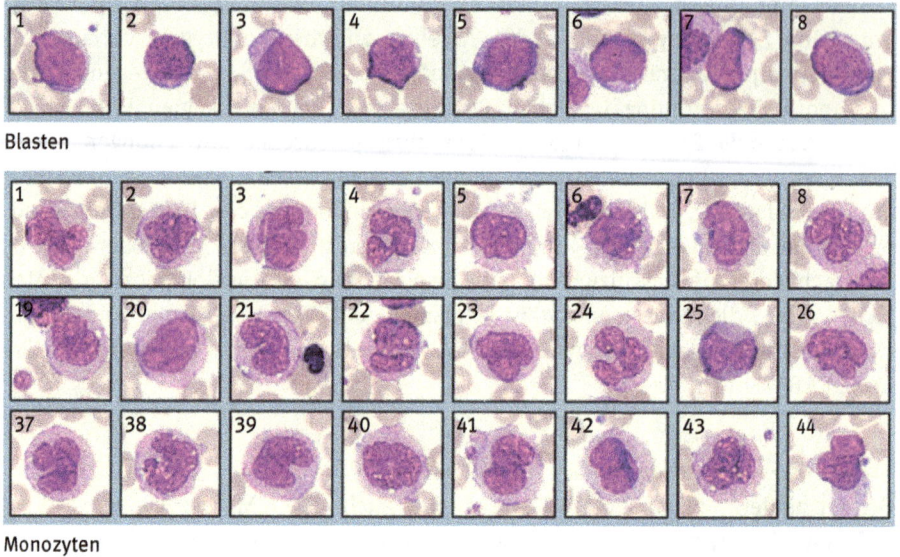

Abb. 6.28: Peripherer Blutausstrich der Patientin mit akuter myelomonozytärer Leukämie (AML FAB-M4). Sortierung von Myeloblasten und Blasten mit monozytärem Phänotyp.

zu eosinophilem, basophilen oder neutrophilen Reifestufen oder auch zu sogenannten Harlekin-Zellen (Abb. 6.51) führen können. Dabei handelt es sich um atypische Eosinophile mit teilweise basophil gefärbten Granulierungen (AML FAB-M4eo). Diese Untergruppe der akuten myelomonozytären Leukämie soll eine relativ gute Prognose haben. Die Anzahl der Myeloblasten, Promyelozyten und Myelozyten machen dabei 30–80 % der kernhaltigen nicht-erythrozytären Zellen (NEC) aus.

Akute Monozytenleukämie (AML FAB M5a,b)

Die monoblastäre Form der Monozytenleukämie (AML FAB-M5a) ist durch das Überwiegen unreifer Monoblasten mit zarter Kernstruktur, großen prominenten Nukleolen (ein bis mehrere) und hellgrau-blauem Zytoplasma, gelegentlich mit pseudopodienartigen Ausstülpungen, im peripheren Blutbild charakterisiert (Abb. 6.29 bis Abb. 6.31).

Morphologische Besonderheiten, die hilfreich für die Zuordnung von Zellen mit monozytärer Differenzierung sind, lassen sich häufig besser im peripheren Blutausstrich als im Knochenmarksblut erkennen. In den peripheren Blutausstrichen einer akuten Monoblasten-Leukämie (AML FAB-M5a) überwiegen Monoblasten mit ungelapptem, rundem Kern, dessen Chromatin feinkörnig bis netzartig wirkt und der einen oder mehrere große prominente, auch blasenförmige Nukleoli enthalten kann. Der weite Zytoplasmasaum, der hellgrau bis tiefblau gefärbt ist, kann auch spärliche azurophile Granula enthalten. Ähnlich große Zellen mit gewundenen, eingezogenen

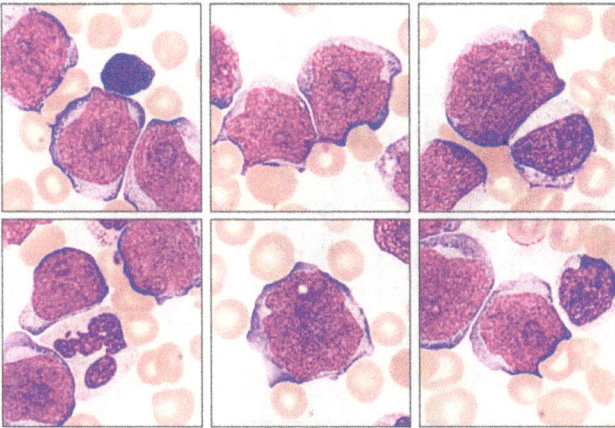

Abb. 6.29: Akute Monoblastenleukämie (AML FAB-M5a).

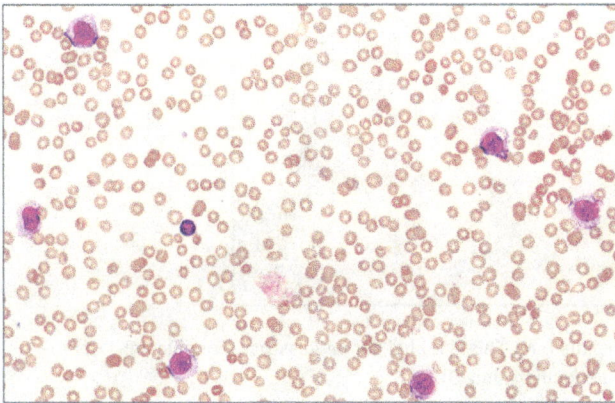

Abb. 6.30: Akute Monoblastenleukämie (AML FAB M5a) bei einer 64-jährigen Frau. Blutbildbefund: Hb 5,8 mmol/l; Hkt 0,28; Erys 3,29 × 10^{12}/l; Leukos 19,1 × 10^9/l; Thrombos 35 × 10^9/l; Diff.-BB: 56 % Blasten (monoblastär); Lymphozyten 42 %; Segmentkernige Neutrophile 1 %; Monozyten 1 %.

Kernkonturen, vergleichbarem Chromatin und variabler Granulierung des Zytoplasmas entsprechen Promonozyten. Sie werden bei den Leukämien mit monozytärer Differenzierung (AML FAB-M5b; Abb. 6.32 und 6.33) mit den Monoblasten und vorhandenen Myeloblasten zum sog. „Blastenäquivalent" zusammengefasst.

Die früher übliche zytochemische Differenzierung und Abgrenzung von Zellen mit monozytärer Differenzierung mithilfe von α-Naphthylacetatesterase, Myeloperoxidase und Sudan-Schwarz-B wird heute durch die durchflusszytometrische Immunphänotypisierung ersetzt.

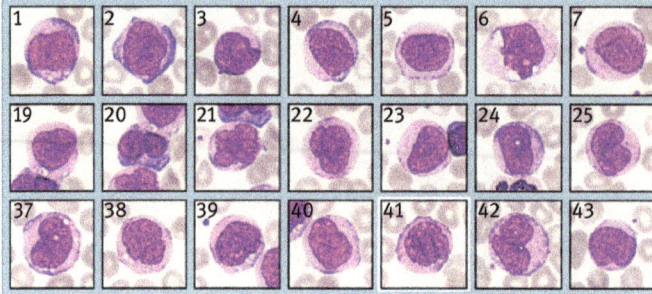

Abb. 6.31: Monoblasten bei Monoblastenleukämie (AML FAB-M5a).

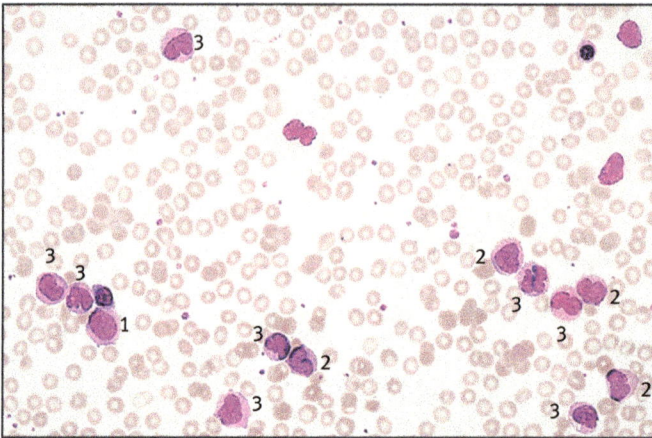

Abb. 6.32: Akute Monozytenleukämie (AML FAB-M5b) bei der im Ausstrich Monoblasten (1), Promonozyten (2) und Monozyten zu erkennen sind (3).

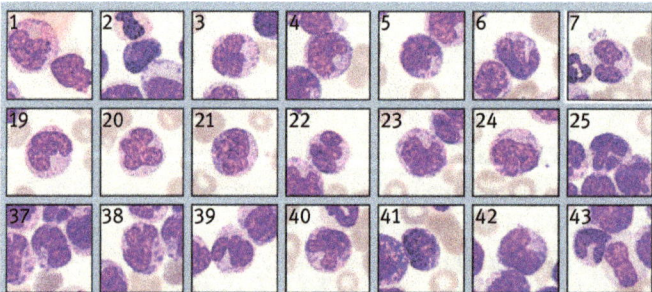

Abb. 6.33: Monozyten und Promonozyten bei Monozytenleukämie (AML FAB-M5b).

6.3.3 Akute Erythroleukämie (AML FAB-M6)

Auch die akute Erythroleukämie (AML FAB-M6) gehört nach der FAB-Klassifizierung zu den akuten myeloischen Leukämie. Man unterscheidet zwei Subtypen der Erythroleukämie: Bei der AML FAB-6a sind > 20 % der nicht erythroiden kernhaltigen Zellen Myeloblasten. Wenn im peripheren Blut kaum ausgereiften Granulozyten, dafür aber Myeloblasten und vermehrt Erythroblasten (kernhaltige Erythrozytenvorstufen) zu finden sind und das Knochenmark eine deutlich gesteigerte Erythropoese (> 50 % aller kernhaltigen Zellen) sowie eine Vermehrung von Myeloblasten aufweist, so muss der V. a. eine akute Erythroleukämie geäußert werden.

Bei dem selteneren Subtyp AML FAB-6b („pure erythroid leukemia") sind mehr als 80 % der Zellen kernhaltige erythrozytäre Vorstufen. Aus morphologisch-didaktischen Gründen wurde diese bereits im Kapitel 6 vorgestellt.

6.3.4 Akute Megakaryozytenleukämie (AML FAB-M7)

Die Megakaryozytenleukämie, auch als Megakaryoblastenleukämie bezeichnet, wurde erstmals 1985 im Rahmen der FAB-Klassifizierung als Untergruppe der akuten myeloischen Leukämie (AML FAB-M7) zugeordnet. Sie kommt bei Erwachsenen mit etwa 1 % ausgesprochen selten vor, ist allerdings bei Kindern mit 7–10 % häufiger. Sie ist morphologisch im peripheren Blutausstrich nur schwer zu diagnostizieren, da die nicht granulierten, entdifferenzierten Blasten in der Regel nicht in das periphere Blut ausgeschwemmt werden. Sie sind auch morphologisch nicht eindeutig einem Megakaryoblasten zuzuordnen. Meistens haben sie einen runden Kern. Das Zytoplasma ist basophil, gelegentlich mit pseudopodienartigen Ausläufern versehen, an die sich Thrombozytenfragmente anlagern können (abortive Thrombozytenbildung). Die Morphologie (Abb. 6.34) entspricht durchaus den bei der „transitorisch abnormalen Myelopoese" (TAM) bei einem Kind mit Down-Syndrom gefundenen Blasten (s. Kapitel 8).

Die endgültige Diagnose erfordert die Phänotypisierung der relativ geringen Anzahl an CD41+, CD42+ oder CD61+ Blasten im Knochenmark. Die Gewinnung von Knochenmarksblut oder Markbröckeln gestaltet sich vielfach schwierig, weil die Megakaryozytenleukämie schon frühzeitig in eine Myelofibrose übergeht, was die Assoziation mit einer progredienten Trizytopenie erklärt.

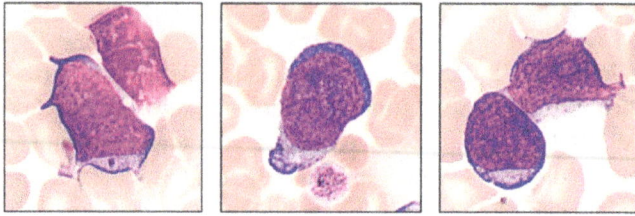

Abb. 6.34: Blasten bei einem Kind mit Down-Syndrom.

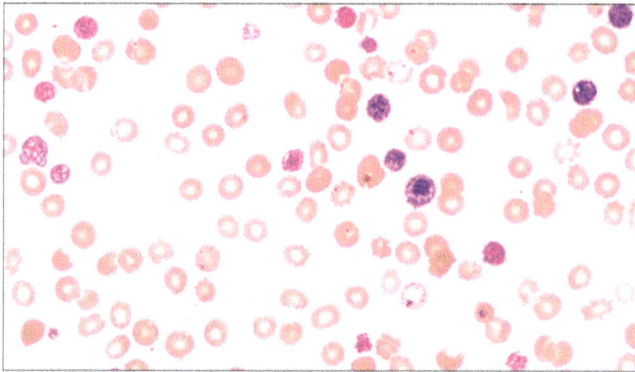

Abb. 6.35: Peripheres Blutbild einer sekundären Megakaryozytenleukämie (AML FAB-M7) nach einer austherapierten MPN (ET). Im Ausstrichbild erkennt man eine ausgeprägte Thrombozytenanisozytose mit multiplen Riesenthrombozyten. Die Anämie und die Leukopenie sind Ausdruck der fortschreitenden Myelofibrose bei diesem Krankheitsbild.

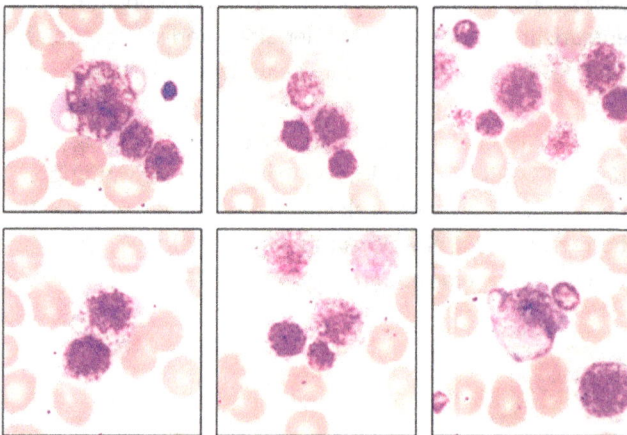

Abb. 6.36: Unterschiedlich granulierte Riesenthrombozyten im peripheren Blutausstrich einer sekundären Megakaryozytenleukämie mit verdrängter Granulozytopoese und Lymphopenie.

6.4 Myeloproliferative Neoplasien (MPN)

6.4.1 Myeloproliferative Neoplasie mit positivem Philadelphia-Chromosom (Chronisch Myeloische Leukämie)

Eine pathologische Linksverschiebung, die alle Reifungsstufen der myeloischen Zellen im peripheren Blutbild erkennen lässt und mit Leukozytenzahlen von z. T. über 50.000/µl einhergeht, rechtfertigt den Verdacht auf das Vorliegen einer chronisch myeloischen Leukämie (CML). Die „klassische" CML tritt mit einer Häufigkeit von etwa 1,5–2 Neuerkrankungen bezogen auf 100.000 Einwohner auf und betrifft ansteigend das höhere Erwachsenalter. Bei der CML können auf morphologischer Grundlage drei Krankheitsstadien unterschieden werden: Die chronische Phase ist durch eine gesteigerte Granulozytopoese mit einem Blastenanteil unter 5 %, einer Basophilie mit z. T. nur spärlich granulierten („atypischen") Basophilen und dem Nachweis von Eosinophilen gekennzeichnet [15].

In der Akzelerationsphase steigt die Leukozytenzahl deutlich an und der Blastenanteil im peripheren Blut kann 10–19 % betragen. Zusätzliche zytogenetische Veränderungen können parallel hierzu nachgewiesen werden. Ein weiteres morphologisches Kriterium ist der Anstieg der relativen Basophilenzahl bis etwa 20 %. Die Thrombozytenzahl kann über $1.000 \times 10^9/l$ betragen. Eine Thrombopenie unter $100 \times 10^9/l$ ist in der Regel ein prognostisch ungünstiges Zeichen.

Das dritte Stadium ist durch einen Blastenanstieg auf über 20 % charakterisiert. Die Blasten können sowohl myeloischer als lymphatischer Natur sein. In einem solchen Fall ist die Immunphänotypisierung angezeigt, obwohl sie nicht zur Diagnosefindung einer CML beiträgt. In Abhängigkeit vom Ergebnis müssen gegebenenfalls die Behandlungsstrategie und die Prognoseaussage revidiert werden [16].

Das morphologisch „bunte" Zellbild einer pathologischen Linksverschiebung erlaubt in der Regel schon die Verdachtsdiagnose einer CML (Abb. 6.37). Bestätigt wird diese aber erst durch den Nachweis der sogenannten Philadelphia-Translokation t (9;22) mit entsprechendem BCR-ABL1-Fusions(-Onko)-gen. Dieses Gen codiert eine aktive zytoplasmatische Tyrosinkinase. Der Nachweis des Fusionsgens auf dem Chromosom 9 erfolgt mit der Interphase-FISH-Untersuchung.

Bei neutropenischen Patienten, insbesondere nach Chemotherapie, werden heute sogenannte „Granulocyte-Colony-stimulating Factors" (G-CSF) verabreicht (z. B. Neupogen®). Die Unterscheidung einer CML von einer durch G-CSF induzierten reaktiven Linksverschiebung („Mobilisierungsblutbild") ist ohne zusätzliche klinische Information nicht immer einfach. Allerdings fehlen in diesen Fällen die bei einer CML häufig vermehrten atypischen Basophilen und Eosinophilen (Abb. 6.37 und 6.38).

Das erste Anzeichen einer Philadelphia-Chromosom(Ph)-positiven myeloproliferativen Neoplasie kann eine isolierte Thrombozytose sein, was für die Abgrenzung von einer essenziellen Thrombozythämie von differenzialdiagnostischer Bedeutung ist [17].

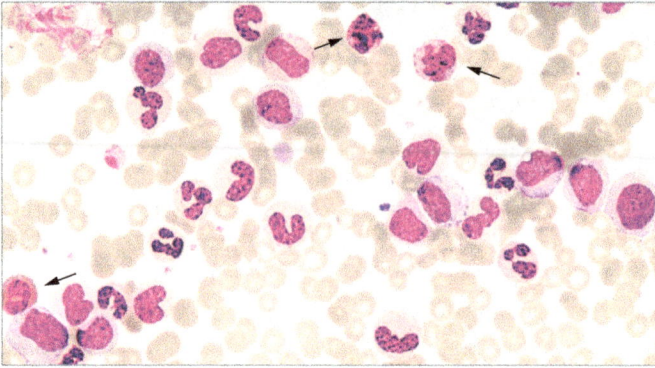

Abb. 6.37: Pathologische Linksverschiebung bei Chronisch Myeloischer Leukämie (CML). Durch die atypischen Basophilen (Pfeile rechts oben) und dem Nachweis von Eosinophilen (Pfeil links unten) lässt sich die Diagnose erhärten und morphologisch von einem „Mobilisierungsdifferenzialblutbild" abgrenzen. Das pathologisch linksverschobene Blutbild des 41-jährigen Patienten ist für eine CML typisch mit einer Leukozytose in Höhe von 304×10^9/l. Differenziert wurden auf 100 Zellen: 4 Eosinophile; 4 atypische Basophile; 23 Myelozyten; 26 Metamyelozyten; 19 Stabkernige; 16 Segmentkernige; 1 Blast; 2 Lymphozyten und 5 Monozyten.

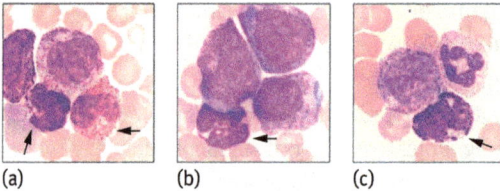

(a)   (b)   (c)

Abb. 6.38: Differenzialdiagnostisches Kriterium zur Abgrenzung der CML gegenüber anderen Formen der Linksverschiebung ist der vermehrte Nachweis atypischer basophiler (a, b, c) und eosinophiler (a) Granulozyten.

6.4.2 Myeloproliferative Neoplasien (MPN) mit negativem Philadelphia-Chromosom

Nach der WHO-Klassifikation von 2016 werden die früher eigenständig als chronisch myeloproliferative Neoplasien (CMPE) bezeichneten Erkrankungen unter dem Begriff „Myeloproliferative Neoplasien (MPN)" geführt [10]. Zu den Myeloproliferativen Neoplasien zählen heute die nachstehenden Erkrankungen:
–   chronische myeloische Leukämie (CML), Philadelphia-Chromosom negativ
–   chronische Neutrophilenleukämie (CNL)
–   Polycythaemia vera (PV)
–   primäre Myelofibrose (PMF)
–   essenzielle Thrombozythämie (ET)
–   chronische Eosinophilenleukämie (CEL), not otherwise specified (NOS)
–   myeloproliferative Neoplasien, unklassifizierbar (MPN, U)

Es handelt sich um chronische autonome Erkrankungen des Knochenmarks und der embryonalen Blutbildungsstätten (Leber, Milz), die eine oder mehrere Zellreihen betreffen. Gemeinsam ist diesen Erkrankungen die Manifestation im mittleren bis höheren Lebensalter, die Entwicklung einer Splenomegalie sowie ein langsam progredienter Verlauf [20].

Philadelphia-Chromosom-negative CML

Die Philadelphia-Chromosom-negative CML, die sich morphologisch nicht von der BCR-ABL-positiven CML unterscheidet [18], gehört, wie auch die anderen oben tabellarisch aufgeführten hämatologischen Erkrankungen, die in der Regel JAK2-positiv sind oder weniger häufig stattdessen eine Calretikulinmutation aufweisen [19], zu den Myeloproliferativen Neoplasien.

Primäre Myelofibrose (PMF)

Die primäre Myelofibrose, eine früher als Osteomyelofibrose (OMF) bezeichnete klonale Stammzellerkrankung, ist durch eine frühzeitige Fibrosierung und Sklerosierung des Knochenmarks (Myelon) charakterisiert. Im weiteren Verlauf der Erkrankung kommt es zunehmend zur extramedullären Blutbildung mit Splenomegalie, Anämie oder Panzytopenie. Es handelt sich um eine Erkrankung des höheren Lebensalters (> 60 Jahre).

Bei Patienten mit fortgeschrittener PMF imponiert im peripheren Blut eine Anämie mit deutlicher Vermehrung von unterschiedlich geformten und gefärbten Erythrozyten und Erythroblasten, wobei die Granulopoese bis zu den Myeloblasten verschoben ist (leukoerythroblastisches Blutbild) (Abb. 6.39). In der Anfangsphase besteht zumeist eine Leuko- und Thrombozytose. Der ALP-Index ist unauffällig, Harnsäure und LDH sind erhöht. Eine Sternal- oder KM-Punktion, die für die endgültige Diagnosestellung wichtig ist, kann frustran verlaufen („punctio siccca"). Histologisch besteht eine Fibrose bzw. Sklerose des Knochenmarks [21]. Differenzialdiagnostisch kommen andere chronisch myeloproliferative Erkrankungen, Markfibrosen bei malignen und entzündlichen Erkrankungen, eine interstitielle Myelitis, eine Haarzellleukämie, eine akute Myelofibrose (akute Leukämie mit begleitender Fibrose, am häufigsten eine AML FAB-M7) oder ein MDS mit Fibrose infrage. Die Abgrenzung zur klassischen CML erfolgt über die Bestimmung des Philadelphia-Chromosoms (bcr/abl-rearrangement). Prognostisch ist der Übergang einer MPN in eine akute Leukämie möglich (Abb. 6.40).

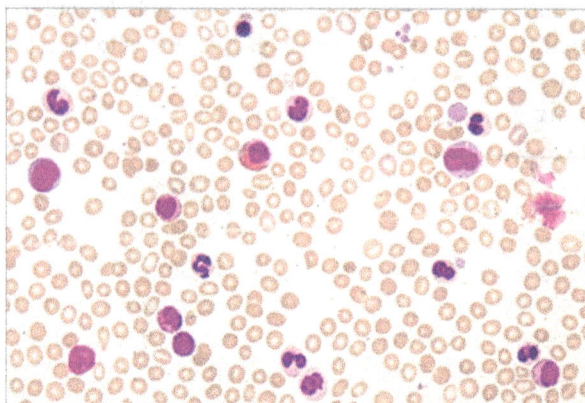

Abb. 6.39: Leukoerythroblastisches Blutbild bei primärer Myelofibrose (PMF) mit Zeichen einer pathologischen Linksverschiebung und einer extramedullären Blutbildung. Die Erythrozyten sind unterschiedlich groß, z. T. unregelmäßig geformt (Poikilozytose) und eher hypochrom (45-jährige anämische Patientin mit einem Hb von 6,5 mmol/l; einer Thrombopenie mit 77 × 10^9/l und einer nicht korrigierten Leukozytenzahl von 20 × 10^9/l; Diff-BB: 4 Blasten, 1 Promyelozyt, 11 Myelozyten, 1 Metamyelozyt, 9 Stabkernige, 43 Segmentkernige, 22 Lymphozyten, 9 Monozyten und 208 Erythroblasten auf 100 Leukozyten).

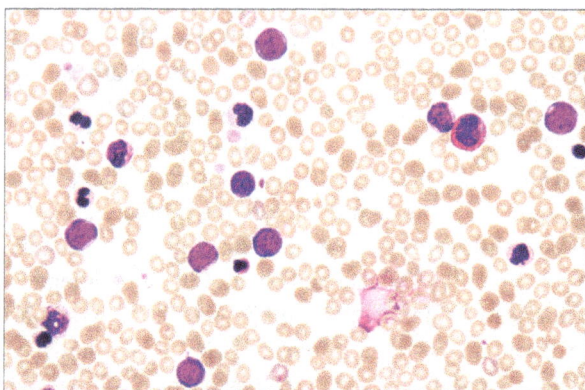

Abb. 6.40: Übergang einer PMF in eine akute Leukämie mit entsprechender Blastenvermehrung.

Zu den MPN werden heute auch noch andere morphologische Entitäten gezählt, die sich durch ihre proliferativen Eigenschaften, ein hyperzelluläres Knochenmark und eine vermehrte Anzahl einer oder mehrerer unreifer myeloischer Zelltypen im peripheren Blut auszeichnen. Ein weiteres gemeinsames Kriterium ist die Beteiligung veränderter bzw. mutierter Tyrosinkinasen.

Chronische Neutrophilenleukämie (CNL)

Wenn bei einer Leukozytose über $25 \times 10^9/l$ Leukozyten gezählt werden, der relative Anteil an Stab- und Segmentkernigen mehr als 80 % beträgt und weniger als 10 % unreife granulozytäre Vorstufen differenziert werden, so muss auch an eine chronische Neutrophilenleukämie gedacht werden [22]. Diese sehr seltene, in allen Altersgruppen mit Bevorzugung des höheren Lebensalters auftretende BCR/ABL-negative myeloproliferative Erkrankung ist durch eine persistierende Neutrophilie, eine Splenomegalie sowie ein hyperplastisches Knochenmark gekennzeichnet. Nur durch den Nachweis der Neutrophilenklonalität lässt sie sich von einer leukämoiden Reaktion unterscheiden. Eine morphologische Abgrenzung ist nicht möglich, allerdings unterscheidet sich die CNL von einer leukämoiden Reaktion durch ihre eindeutig schlechte Prognose. Inzwischen konnte gezeigt werden, dass ein Rezeptor für den Koloniestimulierenden Faktor (CSF3R) bei 89 % der CNL-Patienten mutiert ist [23]. Die Neutrophilie ohne Linksverschiebung, die mit Stresssituationen und Einnahme bestimmter Medikamente im Zusammenhang steht (Abb. 6.4), ist ebenfalls abzugrenzen.

Polyzythämia vera (PV)

Bei der primären Polyzythämie, der Polycythaemia vera (Polycythaemia rubra vera; M. Osler), handelt es sich ebenfalls um eine klonale chronisch-progressive myeloproliferative Neoplasie, die durch einen Anstieg der Erythrozytenzahl charakterisiert ist. Oft wird die Erythrozytose auch von einer Thrombo- und Leukozytose begleitet [24]. Auf die Veränderungen des roten Blutbildes wurde bereits im Kapitel 5 hingewiesen. Die morphologische Untersuchung des Knochenmarkes mit dem Nachweis einer exzessiven Vermehrung der erythrozytären, myeloischen und megakaryozytären Zellelemente ist für die Diagnosestellung einer PV unverzichtbar. Ein WHO-Klassifizierungsmerkmal sind die Hb- und Hämatokritwerte (16,5 g/dl bzw. > 49 % für Männer und 16,0 g/dl bzw. > 48 % für Frauen), die vor der Überarbeitung der WHO-Kriterien höher angesetzt wurden. Hierdurch werden jetzt auch Fälle, die vorher als essenzielle Thrombozythämie klassifiziert wurden, als „maskierte" PV-Fälle zugeordnet [25].

Morphologisch ist das periphere Blutbild eher unauffällig, allerdings lässt sich das Blut aufgrund einer durch die hohe Erythrozytenzahl bedingten hohen Viskosität schwer ausstreichen. Das trifft allerdings auch für die sekundären Polyzythämien zu, wie sie bei höhentrainierten Ausdauersportlern oder bei Patienten mit obstruktiven Lungenerkrankungen bestehen (s. auch Kapitel 5). Der Verlauf der Erkrankung hängt wesentlich davon ab, ob sich die überschießende Produktion von Erythrozyten und Thrombozyten unter Kontrolle bringen lässt, da die Erkrankung ansonsten klinisch durch rezidivierende venöse und arterielle thromboembolische Ereignisse kompliziert wird. Hinzu kommen ein starkes Hautjucken insbesondere bei Kontakt mit Wasser (aquagener Pruritus) und zusätzliche Beschwerden, die durch die Splenomegalie bedingt sind. Letztendlich geht die PV in eine Myelofibrose über, die sich nicht von einer primären MF unterscheidet, mit Anämie und Thrombozytopenie einhergeht und final in einer AML (Abb. 6.41) endet [26].

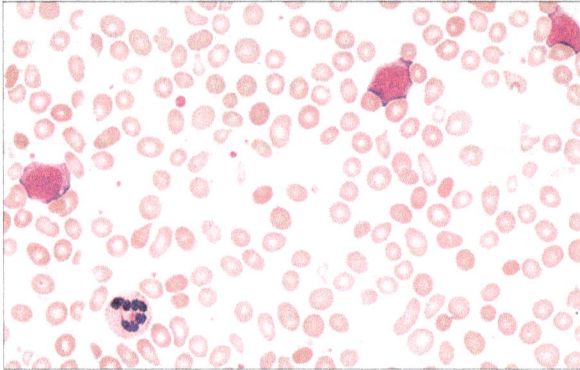

Abb. 6.41: Finalstadium einer „ausgebrannten" PV mit sekundärer AML. Diff. BB [%]: 57 Blasten, 2 Metamyelozyten, 3 Stabkernige, 33 Segmentkernige, 2 Basophile, 2 Lymphozyten, 1 Monozyt. Kleines BB: Hb 6,2 mmol/l; Hkt 0,30, MCV 91 fl, MCH 1,86 fmol, Leukozyten 39,4 × 10⁹/l; Thrombozyten 300 × 10⁹/l. Die ausgeprägte Anisopoikilozytose mit Schistozyten, Elliptozyten, Sphärozyten, Dakrozyten ist letztlich Ausdruck des Verbrauchs z. B. von Eisen durch die anhaltend gesteigerte Erythropoese.

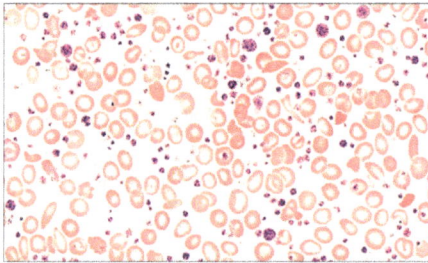

Abb. 6.42: Übersichtsbild eines peripheren Blutausstrichs einer 66-jährigen „Plättchenmillionärin" mit essenzieller Thrombozythämie. Kleines BB: Hb 7,6. mmol/l; Hkt 0,37, MCV 92,4 fl, MCH 1,92 fmol, Leukozyten 20,4 × 10⁹/l; Thrombozyten 1.135 × 10⁹/l; Diff. BB [%]: 1 Metamyelozyt, 6 Stabkernige, 69 Segmentkernige, 2 Eosinophile, 16 Lymphozyten, 6 Monozyten.

Essenzielle Thrombozythämie

Die essenzielle Thrombozythämie wurde bereits im Kapitel 4 beschrieben. Sie zeichnet sich durch extrem hohe Thrombozytenzahlen (> 1 Mio.) aus. Thrombozytenzahlen zwischen 500 Tsd. bis zu 1 Million lassen sich größtenteils den sekundären Thrombozythämien zuordnen. Die Prävalenz der ET ist mit etwa ein bis drei Patienten auf 100.000 Einwohner einzuschätzen [27]. Nach der Revision der Definition einer ET durch die WHO im Jahr 2016 wird eine ET von der sogenannten präfibrotischen Myelofibrose, also dem Frühstadium einer Myelofibrose, unterschieden. Während letztere eine erhöhte Zellularität und eine gesteigerte Granulozytopoese bei häufig verminderter Erythropoese aufweist, ist die „wahre" ET durch eine deutlich erhöhte Proliferation der Megakaryozytopoese charakterisiert. Molekulargenetisch lässt sich bei der ET eine JAK VG17F oder eine CALR- MPL-Mutation nachweisen. Morphologisch ist das Vollbild einer ET häufig mit einer Leukoerythroblastose und dem Auftreten von Dakrozyten (Teardrops) neben einer Vielzahl von unterschiedlich großen Thrombozyten assoziiert.

6.5 Myelodysplastische Syndrome (MDS)

Die myelodysplastischen Syndrome stellen eine heterogene Gruppe klonaler hämatopoetischer Erkrankungen dar, die durch periphere zytopenische Zustände (Mono-, Bi- und Panzytopenie) und im Knochenmark durch deutliche Zeichen einer ineffektiven Hämatopoese charakterisiert sind [28]. Sie betrifft typischerweise das höhere Lebensalter. Die sichere Diagnose eines MDS kann und sollte grundsätzlich nur anhand des Knochenmarkbefundes mit zytogenetischer und molekulargenetischer Untersuchung gestellt werden. Allerdings kann die Morphologie des peripheren Blutbildes durchaus richtungsweisend sein.

Die morphologische Diagnostik im peripheren Blut und im Knochenmark sollte bei Verdacht auf ein MDS zytochemisch durch eine Myeloperoxidasefärbung ergänzt werden, da sich dysplastische granulopoetische Zellen nur zum Teil oder gar nicht mit Myeloperoxidase färben. Eine Berliner-Blau-Eisenfärbung dient dem Nachweis sogenannter Ringsideroblasten. Mit der Chromosomenanalyse kann in der Hälfte der Fälle die Diagnose durch den Nachweis einer sogenannten 5q-Deletion oder einer Trisomie 8 erbracht werden.

Nahezu alle MDS-Patienten weisen eine makrozytäre Anämie auf, die zusammen mit anderen megaloblastären Veränderungen sowie granulozytärer Hypersegmentierung differenzialdiagnostisch an einen Vitamin-B_{12}-Mangel denken lässt [29]. Die Erythrozyten weisen variable Formen auf, wie zum Beispiel ovale Makrozyten, Dakrozyten, Elliptozyten oder auch Akanthozyten. Insgesamt besteht eine Poikilozytose und gelegentlich findet man im peripheren Blutausstrich basophile Tüpfelungen sowie Cabotringe, Fragmentozyten und teilweise auch atypische Erythroblasten. Der Retikulozytenproduktionsindex (RPI) ist vermindert.

Ringsideroblasten

Charakteristisch für ein MDS ist der Nachweis von Ringsideroblasten im Knochenmark (Abb. 6.43). Das im Ferritinmolekül gespeicherte Eisen lässt sich mithilfe der sog. Eisenfärbung (Berliner-Blau) als kleine Granula in den Knochenmarkserythroblasten nachweisen (Sideroblasten). Bei Vorliegen einer Eisenverwertungsstörung enthalten die Erythroblasten mehrere solcher blau gefärbten Granula, die den Kern

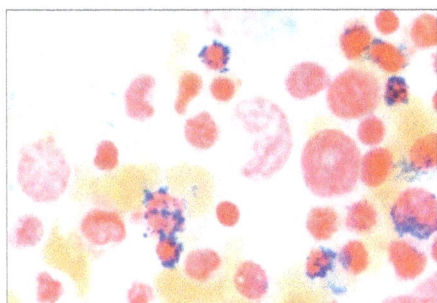

Abb. 6.43: Nachweis von Ringsideroblasten im Knochmarkquetschpräparat (Eisenfärbung mit Berliner Blau).

ringförmig umgeben. Wenn mindestens fünf solcher Granula etwa ein Drittel des Kernrandes markieren, spricht man von Ringsideroblasten. Die zugrunde liegende Eisenverwertungsstörung nennt man Sideroachresie.

Dysplasie der Granulozytopoese

Etwa die Hälfte der MDS-Patienten weisen eine Neutropenie auf; der absolute Anteil der Monozyten ist allerdings erhöht. Bei der Knochenmarksuntersuchung fällt entweder eine verminderte oder auch eine vermehrte Zellularität mit Zeichen einer Linksverschiebung zu unreifen Vorläuferzellen auf. Die myeloischen Vorläuferzellen weisen oft Zeichen einer asynchronen Reifung von Kern und Zytoplasma auf. So zeigen Promyelozyten eine frühe Hypogranulation verbunden mit retikulären Kernen und prominentem Golgi-Apparat.

Im peripheren Blut zirkulieren beim MDS hypogranulierte und hyposegmentierte neutrophile Granulozyten (Abb. 6.44, 6.45 und 6.46). Das Zytoplasma ist zum Teil glatt, so dass die Zellen an einen „Babypopo" erinnern. Die Myeloperoxidaseanfärbbarkeit der Granulozyten kann teilweise oder ganz fehlen. Die vorhandenen Granulozyten scheinen keine wesentlichen Funktionseinschränkungen aufzuweisen, obwohl sie auffällige dysplastische Veränderungen zeigen. Die Granulopoese kann bis zu vereinzelten Blasten linksverschoben sein. Die Granulozytenkerne zeigen teilweise einen charakteristischen Segmentierungsdefekt im Sinne von sogenannten Pseudo-Pelger-Zellen (Abb. 6.46), wie sie auch als gutartige Abnormalität bei Kindern, z. B. bei Laktoferrinmangel, vorkommen (s. Kapitel 8).

Ursprünglich wurden solche Zellen als autosomal dominante hereditäre Anomalie unabhängig vom MDS beschrieben (Pelger-Huët'sche Kernanomalie), die in der Regel in der heterozygoten Form regional und ethnisch begrenzt mit einer Prävalenz von 1 auf 100, in anderen Studien auf 1.000 gefunden wird [30]. Die Kerne weisen in der Regel nur zwei runde chromatindichte hantel- oder erdnussförmige Kerne auf („Brillen- oder Pincenez-Form"). Etwa 4 % der Kerne sind unsegmentiert, allerdings sind bei der seltenen homozygoten Form [31] alle Kerne unsegmentiert rund bis oval (s. Kapitel 8). Ringförmige Kernanomalien der Granulozyten beim MDS geben den Zellen ein „Donut"-artiges Aussehen (Abb. 6.44). Gelegentlich finden sich auch atypische Granula, die als „Pseudo-Chediak-Higashi-Granula" beschrieben werden.

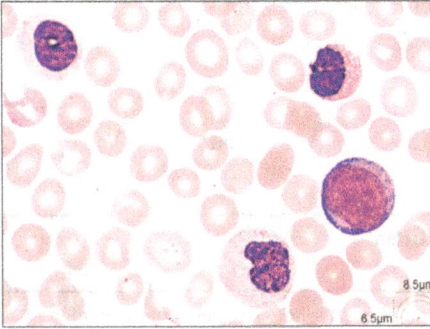

Abb. 6.44: Hypogranulierte Neutrophile mit dysplastischen Kernen, unter anderem eine ringförmige „Donut-ähnliche" Kernanomalie bei einem Patienten mit myelodysplastischem Syndrom sowie ein Myeloblast.

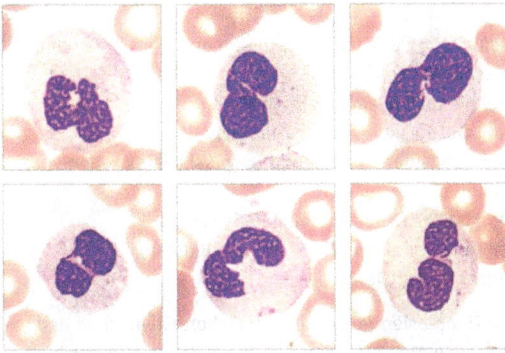

Abb. 6.45: Hypogranulierte und hyposegmentierte neutrophile Granulozyten.

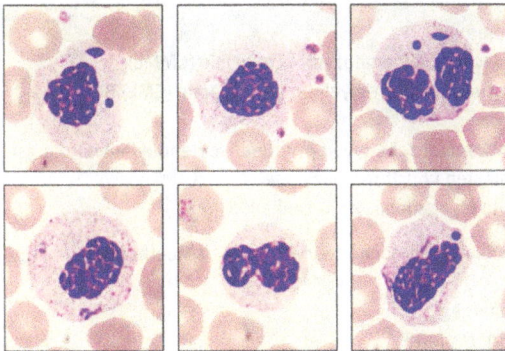

Abb. 6.46: Sogenannte Pseudo-Pelger-Zellen infolge der im Rahmen des MDS auftretenden Segmentierungsstörungen der Neutrophilenkerne. Im Zytoplasma erkennt man auch dunkelblaue runde Einschlusskörper, sogenannte Howell-Jolly-like bodies.

Die Klassifizierung der myelodysplastischen Syndrome in der Fassung von 2016 orientiert sich an definierten diagnostischen Kriterien, die auch morphologische Aspekte beinhalten (Tab. 6.3).

Tab. 6.3: Diagnostische Kriterien für myeloische Neoplasien mit Myelodysplasie sowie Vorläuferbedingungen für myelodysplastische Syndrome (modifiziert nach Cazzola [28]).

Myeloische Neoplasien mit Myelodysplasie	Diagnostische Kriterien
Myelodysplastisches Syndrom (MDS)	Persistierende Zytopenie mit einer oder mehreren Zelllinien im peripheren Blut oder im Knochenmarksblut sowie morphologische Dysplasie (≥ 10 % dysplastische Zellen)
	> Subklassifizierung der MDS aufgrund morphologischen und zytogenetischen Abweichungen: – MDS mit Dysplasie einer Zelllinie – MDS mit Dysplasie mehrerer Zelllinien – MDS mit Ringsideroblasten und Dysplasie einer oder mehrerer Zelllinien – MDS mit isolierter 5q-Deletion (5q-Syndrom) – MDS mit Blastenexzess (Typ-1- oder 2-Blasten) – MDS nicht klassifizierbar
Myelodysplastische-myeloproliferative Neoplasien	Myeloische Neoplasien mit klinischen, laboranalytischen und morphologischen Merkmalen, die sich mit denen von myeloproliferativen Neoplasien überlappen.
	> Subtypisierung – Chronische myelomonozytäre Leukämie (CMML) – Atypische chronisch-myeloische Leukämie (CML) BCR-ABL1-neg. – Myelodysplastische-myeloproliferative Neoplasien mit Ringsideroblasten und Thrombozytose – Juvenile myelomonozytäre Leukämie (JMML)
Therapiebedingte myeloische Neoplasien	Spätkomplikationen nach Chemo- oder Strahlentherapie
	> Subtypisierung – sekundäres MDS – sekundäre myelodysplastische-myeloproliferative Neoplasien – sekundäre AML

Chronisch myelomonozytäre Leukämie (CMML)

In der FAB-Klassifikation wird die chronisch myelomonozytäre Leukämie zu den myelodysplastischen Syndromen gezählt (Subtypen: „MDS-like" und „MPD-like"). Die neue WHO-Klassifikation ordnet die CMML in eine separate Kategorie, nämlich in die der myelodysplastischen/myeloproliferativen Erkrankungen, ein. Die WHO-Definition der CMML beruht auf einer persistierenden Monozytose über 1000/µl und einem Blastenanteil von < 20 % im Blut und im Knochenmark. Außerdem sollte eine Dysplasie in mindestens einer Zelllinie oder eine genetische Aberration vorliegen oder aber eine Monozytose nach Ausschluss einer reaktiven Ursache über mindestens drei Monate bestehen [32,33].

Die CMML wird in Abhängigkeit von der Anzahl der Blasten im peripheren Blut und im Knochenmark in zwei prognostisch unterschiedliche Kategorien unterteilt.
- CMML-1: Blasten im peripheren Blut < 5 % und im Knochenmark < 10 %
- CMML-2: Blasten im peripheren Blut 5–19 % oder im Knochenmark 10–19 % oder wenn Auerstäbchen vorliegen und die Blastenzahl im peripheren Blut oder Knochenmark < 20 % beträgt.

Diagnosekriterien einer CMML

Der klassische Fall mit deutlichen Dysplasien und peripherer Zytopenie ist selten. Die dysplastischen Veränderungen sind fast immer sehr diskret. In vielen Fällen fehlen sie fast komplett. Angesichts der Unsicherheit der Dysplasiebewertung – selbst unter Experten – ist die Dysplasie in ihrer diskreten Ausprägung bei der CMML ein relativ weiches Kriterium. Im peripheren Blutausstrich liegt eine linksverschobene Granulozytopoese mit allenfalls leichten dysplastischen Veränderungen vor. Dazwischen finden sich Monozyten, evtl. auch Promonozyten. Man kann den Eindruck gewinnen, dass eine Monozytenvermehrung bei weitgehend „normaler" Blutbildung vorliegt. Die CMML ist im Grunde eine „Zähldiagnose" (Monozytenzahl in der Peripherie > 20 %; und Blastenvermehrung im Knochenmark und im peripheren Blut < 20 %). Eine Abgrenzung zur AML (M4) ist dabei nicht immer leicht. Ein BCR-ABL-Fusionsgen kann nicht nachgewiesen werden; andere genetische Veränderungen sind bisher bei 20–40 % der Betroffenen nachgewiesen worden. Bei ungefähr 1–4 % der CMML-Patienten lässt sich eine Translokation mit der Entstehung eines „Onkogens" erkennen, wobei das PDGFR-β und das TEL-Gen betroffen sind [32].

Die Abgrenzung einer CMML zur akuten myelomonozytären Leukämie (AMML bzw. AML M4) ist oft nicht ganz einfach. Hierbei ist der Nachweis von unterschiedlich reifen myeloischen Vorstufen hilfreich (Abb. 6.47).

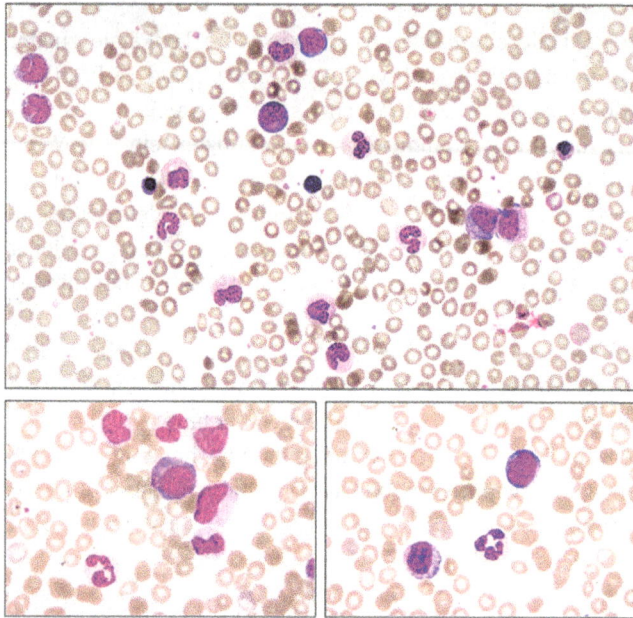

Abb. 6.47: Chronisch myelomonozytäre Leukämie (CMML): Blutbild einer 52-jährige Frau. Hb 5,8 (8,39–10,7) mmol/l; Leukozyten 125 × 10⁶ /l; Thrombozyten 149 × 10⁹/l; Segmentkernige 33 %, Stabkernige 14 %, Metamyelozyten 3 %, Myelozyten 23 %, Promyelozyten 2 %, Myeloblasten 3 %. Der Monozytenanteil beträgt 22 % Anisozytose, Poikilozytose, Polychromasie.

6.6 Reaktive und neoplastische Veränderung eosinophiler Granulozyten

Unreife Eosinophile mit verminderter bis spärlicher zytoplasmatischer Granulation, die ungleichmäßig verteilt ist (Abb. 6.48), findet man nur selten im peripheren Blut. Hinzu kommt eine abnorme Kernsegmentierung sowie ein teilweise vakuolisiertes Zytoplasma (Abb. 6.49, Abb. 6.50). Auch die Anfärbbarkeit eines Teils der Granula unterscheidet sich von den reifen Eosinophilen durch eine vermehrte basophile Anfärbbarkeit. Alle diese Veränderungen können Ausdruck einer klonalen Abweichung der Eosinophilen von der Norm bzw. einer Reifungsstörung sein (Abb. 6.50), wie sie z. B. im Rahmen eines neoplastischen Prozesses beobachtet werden.

Reaktive Veränderungen der Eosinophilen [34] beziehen sich in der Regel auf ihre Anzahl im peripheren Blut. Sie sind ursächlich mit einer Reihe von allergischen Erkrankungen, parasitärem Befall, Pilzinfektionen, Vaskulitiden sowie diversen gastrointestinalen und pulmonalen Erkrankungen assoziiert. Eosinophile können allerdings auch im Zusammenhang mit hämatologischen und nicht-hämatologischen Neoplasien vermehrt sein [35,36]. In sehr seltenen Fällen ähneln die Granula baso-

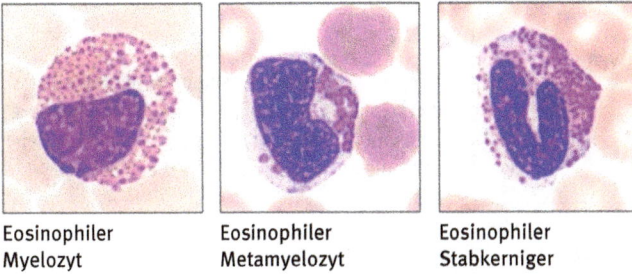

Eosinophiler
Myelozyt

Eosinophiler
Metamyelozyt

Eosinophiler
Stabkerniger

Abb. 6.48: Unreife eosinophile Granulozyten mit rarefizierter Granulierung und eingestreuten eher basophil gefärbten Granula.

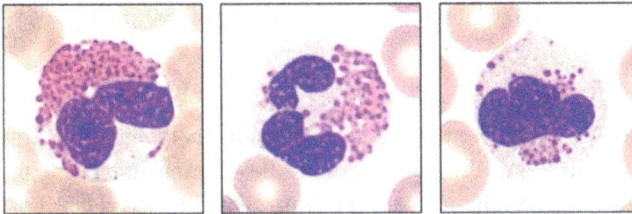

Abb. 6.49: Atypische eosinophile Granulozyten mit Granulationslücken.

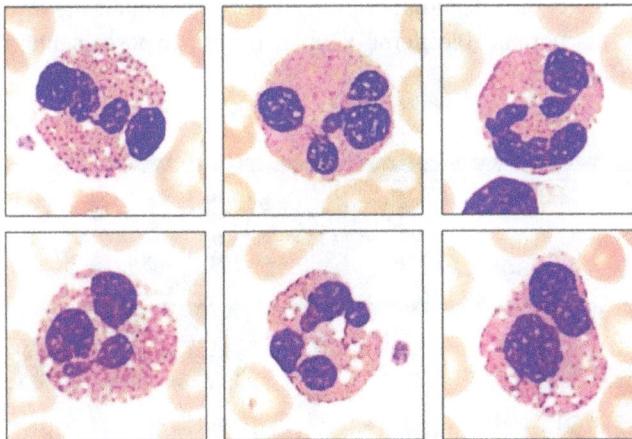

Abb. 6.50: Verschiedene Atypien der eosinophilen Granulozyten in Form von zytoplasmatischer Vakuolisierung und Übersegmentierung (> 3 Kernsegmente). Diese Veränderungen finden sich bei reaktiver Eosinophilenvermehrung.

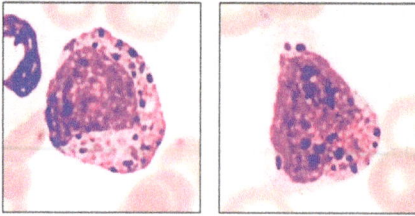

Abb. 6.51: Atypische Eosinophile mit teilweise dunkelblauen „basophilen Granula" („prämature" eosinophile Granulozyten mit relativ großen Kernen), die auch als „Harlekin-Zellen" bezeichnet werden.

philen Granula („Harlekin-Zellen"), sind aber weder Myeloperoxidase- noch Toluidinblau-positiv. Diese atypischen Eosinophilen sind gelegentlich mit einer akuten myeloischen Leukämie (AML M4eo) assoziiert. Es handelt sich um sogenannte gemischt granulierte Zellen (eo/ba cells), die unreifen Vorläuferzellen der Eosinophilen entsprechen und keine „Abkömmlinge" der Basophilen darstellen (Abb. 6.51).

Hypereosinophilie

Unter dem Begriff „Hypereosinophiliesyndrom", das sowohl reaktiver, familiärer oder neoplastischer Natur sein kann, versteht man eine Beteiligung unterschiedlicher Organsysteme, die durch eosinophile Gewebsinfiltrate geschädigt werden. Hierbei stehen die kardiale und pulmonale Infiltration mit endomyokardialer Thrombose und Fibrose klinisch im Vordergrund. Die Schädigung des Gewebes u. a. auch des Nervengewebes erfolgt durch die Freisetzung der Granulainhalte. Morphologisch sind die Eosinophilen häufig deutlich degranuliert, z. T. nahezu agranulär. Die Granula wirken auch kleiner als normal. Die Kerne können hyper-, hyposegmentiert oder auch ringförmig angelegt sein.

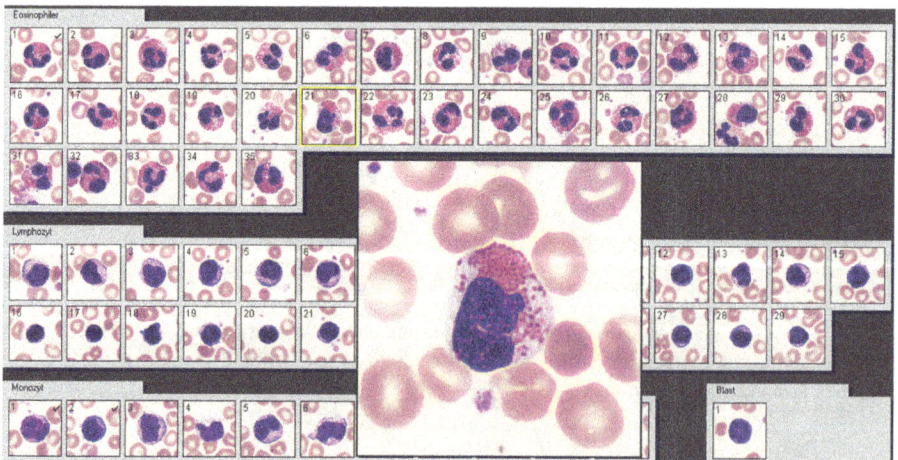

Abb. 6.52: Reaktive Hypereosinophilie mit > 1500 Eosinophile/µl.

Von einer Hypereosinophilie (HE) spricht man dann, wenn die Eosinophilenzahl im peripheren Blut persistierend 1.500/µl überschreitet. Ihre Zahl kann in seltenen Fällen sogar mehr als 5.000/µl betragen. Sie kann mit einer Reihe von Erkrankungen und Syndromen assoziiert sein und neoplastische Erkrankungen begleiten („paraneoplastische Eosinophilie"), insbesondere wenn vom Tumorgewebe Zytokine, wie z. B. eosinophile Wachstumsfaktoren, freigesetzt werden (Abb. 6.52). Hypereosinophilien treten selten auch im Gefolge von akuten myeloischen oder lymphatischen Leukämien auf. Eine z. T. atypische Eosinophilie in Begleitung einer AML M2 und M4 führt zu der Bezeichnung $M2_{eo}$ bzw. $M4_{eo}$. Häufiger begleitet eine Eosinophilenerhöhung die BCR-ABL(Philadelphia-Chromosom)-positive CML sowie andere MPNs. Sie kann aber auch mit einem MDS einhergehen.

Eosinophilenleukämie

Eine akute Eosinophilenleukämie ist selten und liegt nur dann vor, wenn der klonale Charakter der Eosinophilen nachgewiesen werden kann. Häufiger sind dagegen sekundäre chronische Eosinophilenleukämien, deren Zellen ebenfalls klonalen Ursprungs sein müssen und die in Gesellschaft eines erhöhten Myeloblastenanteils beobachtet werden. Nach der 2016 erfolgten Revision der Klassifizierung von Eosinophilien unterscheidet man myeloische und lymphatische Neoplasien, die mit einer Eosinophilie einhergehen und durch definierte genetische Veränderungen charakterisiert sind sowie die chronische Eosinophilenleukämie (CEL), die nicht auf andere Weise spezifiziert ist (NOS) und die idiopathische Hypereosinophilie [36].

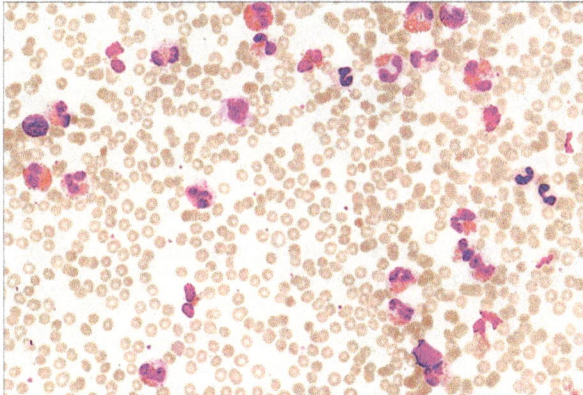

Abb. 6.53: Sekundäre chronische Eosinophilenleukämie mit unreifen Eosinophilen und zwei Myeloblasten.

6.7 Reaktive und neoplastische Veränderungen basophiler Granulozyten

Atypische, dysplastische Basophile (Abb. 6.54) zeichnen sich durch ihre Größenvariabilität, eine veränderte Granulation mit Hypogranulierung und verminderter Anfärbbarkeit der Granula aus. Das Chromatin ist vermehrt kondensiert und die segmentierten Kerne sind besser zu erkennen, weil die Kerngrenzen nicht mehr durch die Granula verdeckt werden. Einzelne Basophile können Apoptosezeichen sowie ein vakuolisiertes Zytoplasma (Abb. 6.55) aufweisen [37]. Die Vermehrung dysplastisch veränderter Basophiler findet man bevorzugt bei der CML und anderen myeloproliferativen Erkrankungen (MPN) sowie auch im Rahmen von myelodysplastischen Syndromen. Von daher ist bei einer persistierenden Basophilie (≥ 1.000/µl) zunächst eine myeloische Neoplasie auszuschließen.

Eine Basophilie kann im Rahmen allergischer Reaktion zusammen mit einer Eosinophilie auftreten, insbesondere bei Nahrungsmittelallergien, Allergien gegen Medikamente und auch bei Parasitenbefall (Filarien, Schistosoma). Bei florider Tuberkulose oder bei Windpocken werden wie auch bei Hyperlipidämien und Schilddrüsenunterfunktionen (Myxödem) vermehrt basophile Granulozyten beobachtet.

Eine deutliche Basophilenvermehrung wird gelegentlich auch im Zusammenhang mit fortgeschrittenem myelodysplastischem Syndrom (MDS) und überlappenden MDS-/MPN-Erkrankungen und seltener auch bei Patienten mit akuter myeloischer Leukämie (AML) gefunden.

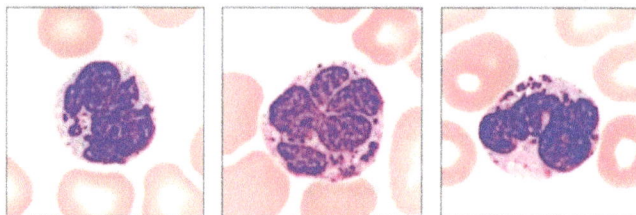

Abb. 6.54: Atypische, dysplastische und weitgehend degranulierte basophile Granulozyten, wie man sie z. B. bei einer fortgeschrittenen CML bis zu 20 % finden kann.

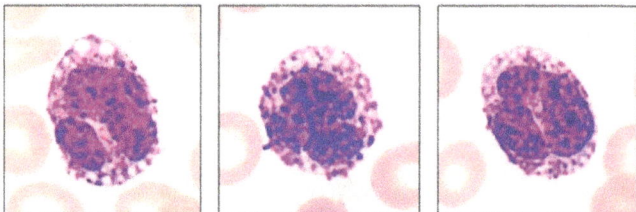

Abb. 6.55: Vakuolisierte basophile Granulozyten mit verminderter Granulation.

Basophilenleukämie

Primäre akute und chronische Basophilenleukämien sind beschrieben worden, wobei einige dieser ausgesprochen seltenen Fälle im Zusammenhang mit einer CML standen. Als Voraussetzung für die Diagnose einer klonalen Basophilenleukämie muss eine relative Basophilenvermehrung im Zusammenhang mit einer gleichzeitig bestehenden myeloischen Neoplasie ausgeschlossen sein. Das wesentliche diagnostische Kriterium für eine Basophilenleukämie ist ein Basophilenanteil von > 40 % im Differenzialblutbild. Morphologisch sollte es sich um unreife atypische Basophile (Abb. 6.56) handeln, die molekulargenetische Marker der Klonalität aufweisen [38]. Sowohl die primäre als auch die sekundäre akute bzw. chronische Basophilenleukämie (BL) unterscheidet man aufgrund des Anteils von Myeloblasten und metachromatischen Blasten (akute BL > 20 %; chronische BL < 20 %).

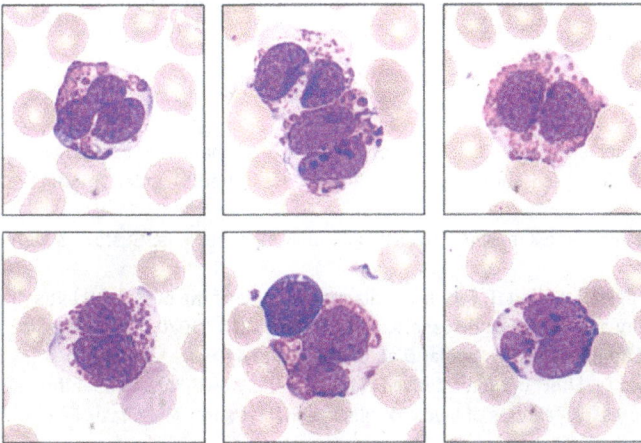

Abb. 6.56: Atypische basophile Granulozyten bei Verdacht auf eine chronische Basophilenleukämie.

6.8 Mastzellen, Mastozytose, Mastzellleukämie

Mastzellen (MZ) und ihre Vorläuferzellen durchlaufen morphologisch vier Differenzierungsstadien: Die CD 34+ Stammzellen differenzieren über ungranulierte Tryptase-positive Blasten und metachromatische Blasten sowie Pro-Mastozyten zu reifen Mastzellen mit feinen metachromatischen zytoplasmatischen Granula und einem ovalen Kern. Im Gegensatz zu den Basophilen wird der Kern nicht durch Granula überdeckt (maskiert). Die Granula sind bei Weitem nicht so grob wie die Granula der basophilen Granulozyten [39]. Neoplastische Mastzellen bei einer Mastzell-Leukämie (MZL) können von der klassischen Mastzellmorphologie abweichen. Sie weisen ein spindelförmig elongiertes Zytoplasma auf (spindelartige Mastzellen), haben einen exzentrischen ovalen Kern und ein hypogranuliertes Zytoplasma mit teilweise fokal akkumulierten Granula [40]. Auch die Pro-Mastozyten, die metachromatischen Blasten und selbst die ungranulierten Blasten zeigen morphologische Abweichungen von der Norm wie lakunare zytoplasmatische Areale, ein feines Kernchromatin mit prominenten Nukleolen und bi- oder multilobulären Nukleolen. Die Granula sind polar angeordnet und teilweise verschmolzen.

Bei einer systemischen Mastozytose kommt es zu Haut- und Organinfiltrationen. Erst bei der seltenen akuten leukämischen Form (Mastzell-Leukämie) zirkulieren mehr als 10 % aller kernhaltigen Zellen als Mastzellen im peripheren Blut, im Knochenmarkausstrich sind es 20 %. Die WHO-Klassifikation von 2016 ordnet die Mastozytose nicht mehr den myeloproliferativen Neoplasien, sondern einer eigenen Kategorie zu. Bei der nicht ganz ungewöhnlichen Assoziation einer Mastozytose mit einer myeloischen Neoplasie wie einer CMML, einem MDS oder einer AML spricht man heute von einer systemischen Mastozytose mit einer assoziierten hämatologischen Neoplasie (SH-AHN: Systemic mastocytosis with associated hematologic neoplasm) [10].

Literatur

Die Inhalte dieses Kapitels beziehen sich auf die im Anhang des Buches benannten Lehrbücher und Monografien und auf die nachstehenden Literaturstellen, die auch zur weiterführenden Information empfohlen werden:

[1] Schilling V. Das Blutbild und seine klinische Verwertung. 7. u. 8. Auflage. Jena: Gustav Fischer; 1929.

[2] Seebach JD, Morant R, Rüegg R, Seifert B, Fehr J. The diagnostic value of the neutrophil left shift in predicting inflammatory and infectious disease. Am J Clin Pathol. 1997;107(5):582–591.

[3] Shorter E. The history of lithium therapy. Bipolar Disord. 2009;11(2):4–9.

[4] Kusmartsev S, Gabrilovich DI. Effect of tumor-derived cytokines and growth factors on differentiation and immune suppressive features of myeloid cells in cancer. Cancer Metastasis Rev. 2006;25(3):323–331.

[5] Zonneveld R, Molema G, Plötz FB. Analyzing Neutrophil Morphology, Mechanics, and Motility in Sepsis: Options and Challenges for Novel Bedside Technologies. Crit Care Med. 2016; 44 (1):218–228.

[6] Bain BJ. Blood Cells: A Practical Guide. First Edition. Philadelphia, PA: J. B. Lippincott; 1989.

[7] Valent P, Orfao A, Kubicek S, et al. Precision Medicine in Hematology 2021: Definitions, Tools, Perspectives, and Open Questions. Hemasphere. 2021;5(3):e536.

[8] Bennett JM, Catovsky D, Daniel MT, et al. Proposals for the classification of the acute leukaemias. French-American-British (FAB) co-operative group. Br J Haematol. 1976;33(4):451–458.

[9] Arber DA, Orazi A, Hasserjian R, et al. The 2016 revision to the World Health Organization classification of myeloid neoplasms and acute leukemia. Blood. 2016;127(20):2391–2405.

[10] Hasserjian RP. Changes in the World Health Organization 2016 classification of myeloid neoplasms everyone should know. Curr Opin Hematol. 2018;25(2):120–128.

[11] Bennett JM, Pryor J, Laughlin TS, Rothberg PG, Burack WR. Is the association of "cup-like" nuclei with mutation of the NPM1 gene in acute myeloid leukemia clinically useful? Am J Clin Pathol. 2010;134(4):648–652.

[12] Kroschinsky FP, Schäkel U, Fischer R, et al. Cup-like acute myeloid leukemia: new disease or artificial phenomenon? Haematologica. 2008;93(2):283–286.

[13] Goasguen JE, Bennett JM, Bain BJ, et al. Morphological evaluation of monocytes and their pre-
      cursors. Haematologica. 2009;94(7):994–997.
[14] Zushi Y, Sasaki M, Mori A, et al. Acute monocytic leukemia diagnosed by flow cytometry inclu-
      des acute myeloid leukemias with weakly or faintly positive non-specific esterase staining. He-
      matol Rep. 2018;10(1):7435.
[15] Sawyers CL. Chronic myeloid leukemia. N Engl J Med. 1999;340(17):1330–1340.
[16] Jabbour E, Kantarjian H. Chronic myeloid leukemia: 2018 update on diagnosis, therapy and mo-
      nitoring. Am J Hematol. 2018;93(3):442–459.
[17] Michiels JJ, Berneman Z, Schroyens W, et al. Philadelphia (Ph) chromosome-positive thrombocy-
      themia without features of chronic myeloid leukemia in peripheral blood: natural history and
      diagnostic differentiation from Ph-negative essential thrombocythemia. Ann Hematol. 2004;83
      (8):504–512.
[18] Pugh WC, Pearson M, Vardiman JW, Rowley JD. Philadelphia chromosome-negative chronic mye-
      logenous leukaemia: a morphological reassessment. Br J Haematol. 1985;60(3):457–67.
[19] Lundberg P, Nienhold R, Ambrosetti A, et al. Somatic mutations in calreticulin can be found in
      pedigrees with familial predisposition to myeloproliferative neoplasms. Blood. 2014;123
      (17):2744–2745.
[20] Kantarjian HM, Keating MJ, Walters RS, et al. Clinical and prognostic features of Philadelphia
      chromosome-negative chronic myelogenous leukemia. Cancer. 1986;58(9):2023–2030.
[21] Guglielmelli P, Pacilli A, Rotunno G, et al. Presentation and outcome of patients with 2016 WHO
      diagnosis of prefibrotic and overt primary myelofibrosis. Blood 2017;129(24):3227–3236.
[22] Elliott MA, Tefferi A. Chronic neutrophilic leukemia: 2018 update on diagnosis, molecular gene-
      tics and management. Am J Hematol 2018;93(4):578–587.
[23] Maxson JE, Gotlib J, Pollyea DA et al. Oncogenic CSF3R mutations in chronic neutrophilic leuke-
      mia and atypical CML. N Engl J Med. 2013;368(19):1781–1790.
[24] Carobbio A, Ferrari A, Masciulli A, et al. Leukocytosis and thrombosis in essential thrombocy-
      themia and polycythemia vera: a systematic review and meta-analysis. Blood Adv. 2019;3
      (11):1729–1737.
[25] Barbui T, Thiele J, Gisslinger H, et al. Diagnostic impact of the 2016 revised who criteria for poly-
      cythemia vera. Am J Hematol. 2017;92(5):417–419.
[26] Spivak JL. How I treat polycythemia vera. Blood. 2019;134(4):341–352.
[27] Tefferi A, Barbui T. Polycythemia vera and essential thrombocythemia: 2017 update on diagno-
      sis, risk-stratification, and management. Am J Hematol. 2017;92(1):94–108.
[28] Cazzola M. Myelodysplastic Syndromes. N Engl J Med. 2020;383(14):1358–1374.
[29] Takahashi N, Kameoka J, Takahashi N, et al. Causes of macrocytic anemia among 628 patients:
      mean corpuscular volumes of 114 and 130 fL as critical markers for categorization. Int J Hematol.
      2016;104(3):344–357.
[30] Cunningham JM, Patnaik MM, Hammerschmidt DE, Vercellotti GM. Historical perspective and cli-
      nical implications of the Pelger-Hüet cell. Am J Hematol. 2009;84(2):116–119.
[31] Oosterwijk JC, Mansour S, van Noort G, et al. Congenital abnormalities reported in Pelger-Hüet
      homozygosity as compared to Greenberg/HEM dysplasia: highly variable expression of allelic
      phenotypes. J Med Genet. 2003;40(12):937–941.
[32] Valent P, Orazi A, Savona MR, et al. Proposed diagnostic criteria for classical chronic myelo-
      monocytic leukemia (CMML), CMML variants and pre-CMML conditions. Haematologica.
      2019;104(10):1935–1949.
[33] Thomopoulos TP, Bouhla A, Papageorgiou SG, Pappa V. Chronic myelomonocytic leukemia – a
      review. Expert Rev Hematol. 2021;14(1):59–77.
[34] Larsen RL, Savage NM. How I investigate Eosinophilia. Int J Lab Hematol. 2019;41(2):153–161.

[35] Ramirez GA, Yacoub M-R, Ripa M, et al. Eosinophils from Physiology to Disease: A Comprehensive Review. Biomed Res Int. 2018;2018: https://doi.org/10.1155/2018/9095275.

[36] Wang SA, Hasserjian RP, Tam W, et al. Bone marrow morphology is a strong discriminator between chronic eosinophilic leukemia, not otherwise specified and reactive idiopathic hypereosinophilic syndrome. Haematologica. 2017;102(8):1352–1360.

[37] Feriel J, Depasse F, Geneviève F. How I investigate basophilia in daily practice. Int J Lab Hematol. 2020;42(3):237–245.

[38] Valent P, Sotlar K, Blatt K, et al. Proposed diagnostic criteria and classification of basophilic leukemias and related disorders. Leukemia. 2017;31(4):788–797.

[39] Varricchi G, Raap U, Rivellese F, Marone G, Gibbs BF. Human mast cells and basophils-How are they similar how are they different? Immunol Rev. 2018;282(1):8–34.

[40] Georgin-Lavialle S, Lhermitte L, Dubreuil P, et al. Mast cell leukemia. Blood. 2013; 121(8):1285–1295.

7 Reaktiv und neoplastisch veränderte Lymphozyten

7.1 Neue Lymphozytennomenklatur

Den morphologisch weniger erfahrenen Untersuchern bereitet die korrekte Identifizierung typischer „normaler" Lymphozyten im Blutausstrich und ihre Abgrenzung von reaktiv oder neoplastisch veränderten Lymphozyten (Lymphomzellen) immer wieder Probleme. Bisher gibt es keine akzeptierte Standarddefinition zur morphologischen Differenzierung dieser Zellen. Die Interpretation basiert auf der individuellen morphologischen Schulung und Erfahrung und hängt zudem von der verfügbaren klinischen Begleitinformation ab. Von daher ist es nicht überraschend, dass die morphologische Beurteilung von atypischen Lymphozyten durch 114 Laboratorien für sieben typische unauffällige Lymphozyten zwar zu einer 90%igen Übereinstimmung führte, bei den übrigen 49 atypischen Lymphozyten waren die Übereinstimmungsraten jedoch unbefriedigend [2]. Hinzu kommt, dass die Kommunikation zwischen Labor und anforderndem bzw. behandelndem Arzt aufgrund einer nicht abgestimmten Beschreibung und Benennung der unterschiedlichen Lymphozytendignität immer wieder zu Missverständnissen führt. Aus diesen Gründen haben die Arbeitsgruppe Labor der DGHO und die europäische hämatologische Fachgesellschaft 2011 eine neue Nomenklatur und Vorgehensweise bei der Differenzierung von Lymphozyten vorgeschlagen [3]. Diese hat sich allerdings im Verlauf der letzten 10 Jahre noch nicht generell durchgesetzt, obwohl sie für die Kommunikation zwischen Labor und Arzt vorteilhaft ist. Die Gründe hierfür sind u. a. Akzeptanz- und Umsetzungsprobleme, da die hämatologischen Laborinformationssysteme und vor allem namhafte Hersteller von hämatologischen Analysegeräten ihre Terminologie für den deutschsprachigem Bereich bisher nicht angepasst haben.

Die Autoren schlagen vor, zunächst zwischen normalen „typischen" Lymphozyten und „atypischen", also morphologisch abweichenden Lymphozyten zu unterscheiden. In einem weiteren Differenzierungsschritt wird versucht, die atypisch erscheinenden Lymphozyten den Kategorien „reaktiv" oder „neoplastisch" zuzuordnen. Das Resultat dieser differenzierenden Interpretation soll dann idealerweise prozentual oder auch als umgerechnete Absolutwerte in das Differenzialblutbild integriert werden. Von weniger geübten Untersuchern oder bei Vorliegen mehrdeutiger morphologischer Merkmale, können auffällige Lymphozyten auch als „atypische Lymphozyten unklarer Dignität" klassifiziert werden. Das hat den Vorteil, dass dem Einsender signalisiert wird, dass das Blutbild wiederholt werden sollte, oder dass der validierende Laborarzt eine weiterführende Untersuchung durch erfahrene Kollegen empfiehlt. Die in Abb. 7.1 und weiter oben in Abb. 3.13 vorgestellten Lymphozyten werden zu den „typischen" normalen Lymphozyten gezählt. Dazu gehört vor allem der Standardlymphozyt mit der beschriebenen hohen Kern-Plasma-Relation und dem sehr schmalen, manchmal schwer abgrenzbaren halbmondförmigen Zytoplasmasaum (Abb. 7.1). Die Kerne dieser Lymphozyten werden als Maßstab für die

https://doi.org/10.1515/9783110664690-007

normale Erythrozytengröße und damit auch zur Bestimmung anderer Zellgrößen im Blutausstrich verwendet.

7.1.1 Typische Lymphozyten

Die Zellen des lymphatischen Systems, ihre physiologischen morphologischen Varianten sowie die altersabhängig unterschiedlichen Lymphozytenzahlen im peripheren Blut wurden bereits im ersten Teil des Buches erörtert.

Im normalen peripheren Erwachsenenblutbild findet man vorwiegend kleine Lymphozyten (ca. 90 % der zirkulierenden Lymphozyten), deren Durchmesser ca. 10–12 µm beträgt. Ihr unterschiedlich basophil gefärbter Zytoplasmaanteil ist eher gering, z. T. halbmondförmig schmal und bei geringerer Vergrößerung manchmal kaum erkennbar: Die Kern-Plasma-Relation ist daher hoch. Der Kern ist rund bis leicht oval, allenfalls nur angedeutet eingekerbt und durch ein dichtes bis grobscholliges Chromatin charakterisiert, wodurch Nukleolen nicht zu erkennen sind. Die immunologisch-funktionelle Zuordnung in T- oder B-Lymphozyten ist morphologisch bei reifen, nicht aktivierten Lymphozyten nicht möglich. Erst bei adäquater Stimulation kann ihre Zugehörigkeit zu den T- und B-Lymphozyten sichtbar werden.

Größere Lymphozyten (ca. 10 % der zirkulierenden Lymphozyten) (Abb. 7.2) haben einen Durchmesser von ca. 12–16 µm. Ihr Zytoplasmaanteil ist größer und homogen heller basophil angefärbt und weist keine Granula auf; der Kern kann etwas unregelmäßiger begrenzt sein, das Chromatin ist dicht und zeigt keine Nukleolen.

Insgesamt ist das morphologische Bild der „normalen" ruhenden Lymphozyten durch einen auffälligen Polymorphismus gekennzeichnet (Abb. 7.1 und 7.2). Die Zuordnung eines Lymphozyten als „typischer Lymphozyt" ist daher manchmal schwierig und erfordert lange Erfahrung mit der morphologischen Beurteilung von Lymphozyten.

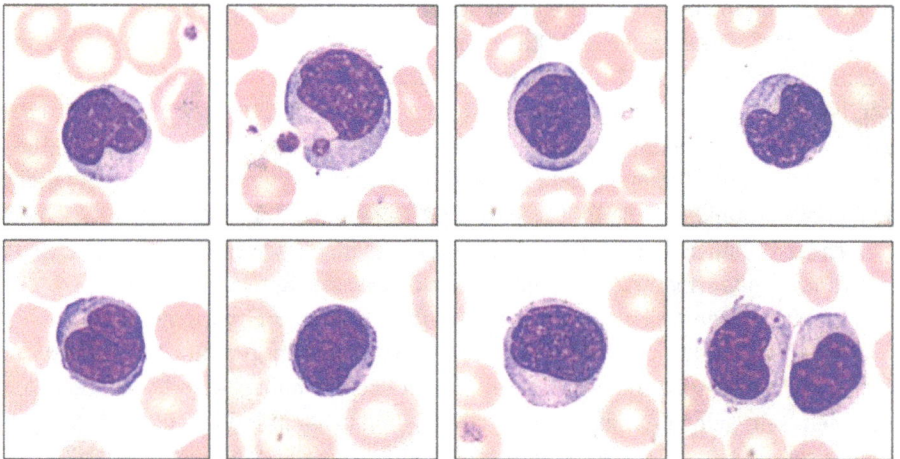

Abb. 7.1: Morphologische Varianten der Kerne von normalen „typischen" Lymphozyten.

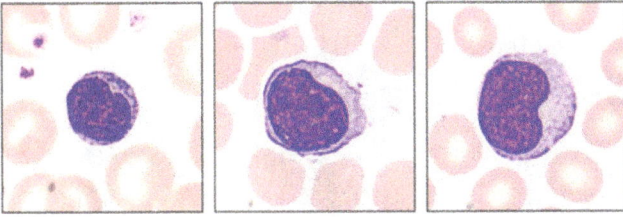

Abb. 7.2: Unterschiedlich große Lymphozyten (Normalvarianten) im peripheren Blut.

Einige der größeren Lymphozyten weisen in ihrem breiten hellbasophilen Zytoplasma unregelmäßig verteilte azurophile Granula auf (Abb. 7.3). Sie enthalten lysosomale Enzyme. Bei den granulierten Lymphozyten (LGL = large granular lymphocytes) handelt es sich um zytotoxische T-Lymphozyten, die auch unter dem Begriff „Natürliche Killerzellen" (NK-Zellen) bekannt sind. Ihr Kern ist multiformer und hat weniger dichtes Chromatin, daher können vereinzelte Nukleolen sichtbar sein.

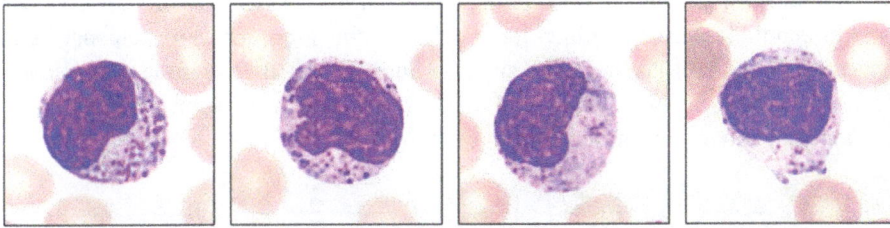

Abb. 7.3: Große granulierte Lymphozyten (LGL-Zellen).

In normalen Blutbildern beträgt der Anteil an LGL-Zellen < 10 % aller kernhaltigen Zellen. Sie werden dann zu den typischen Lymphozyten gezählt. Eine absolute Vermehrung von LGL-Zellen kann bei reaktiven Blutbildern z. B. bei Virusinfekten, bei Autoimmunerkrankungen und nach Transplantationen, selten auch bei einem leukämisch verlaufenden LGL-Lymphom („NK-Zellleukämie") vorkommen.

Leicht aktivierte Lymphozyten sind größer als Standardlymphozyten. Ihr Kern ist rund oder oval mit leicht kondensiertem Chromatin. Das Zytoplasma ist breit und hell basophil mit Randbetonung (Abb. 7.4).

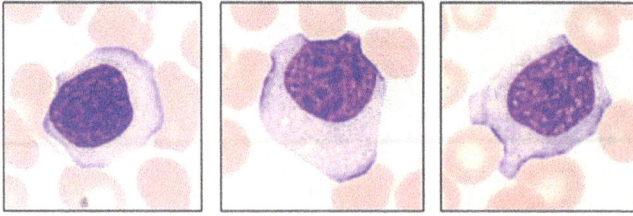

Abb. 7.4: Leicht aktivierte Lymphozyten, die bei ansonsten unauffälligem Differenzialblutbild als normal kategorisiert werden, wenn sie weniger als 3 % aller Lymphozyten ausmachen.

Plasmazellen

Als Reaktion auf infektiöse Stimuli können B-Lymphozyten zu Plasmazellen transformieren. Der Durchmesser von Plasmazellen beträgt ca. 10–20 µm; ihre Form ist rund bis oval. Das Zytoplasma ist deutlich bis stark basophil anfärbbar, wobei der kernnahe Bereich (Golgi-Zone) als Zeichen der Antikörper bzw. Immunglobulinsynthese aufgehellt ist. Die Kerne der Plasmazellen sind exzentrisch gelagert, kreisrund bis oval mit ausgesprochen dichter scholliger Chromatinstruktur. Schmale, helle Felder im Chromatin lassen – allerdings eher selten – den Eindruck von „Radspeichen" entstehen (Abb. 7.5.) Plasmazellen sind die Endstufe der B-Zellreifung, dazwischen finden sich variable Zwischenstufen im Sinne von „plasmazytoiden Lymphozyten". Sie kommen zumeist im Gewebe vor.

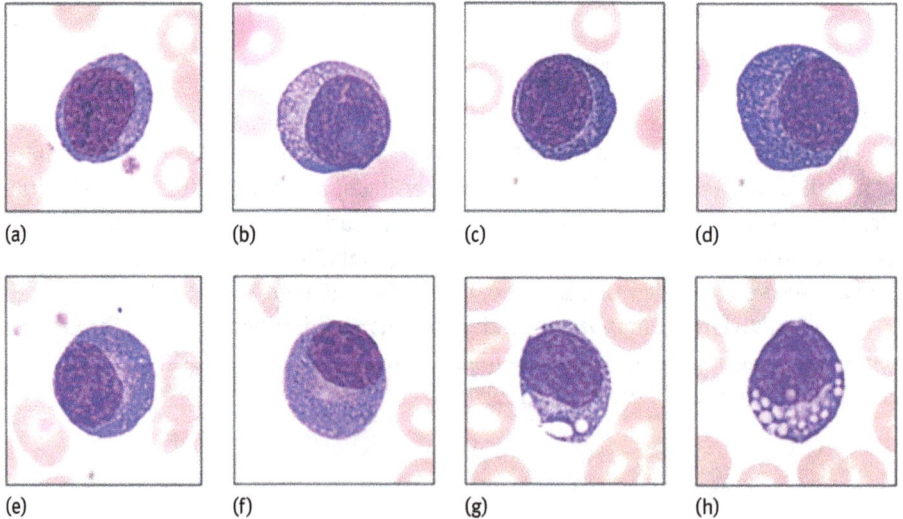

Abb. 7.5: Unterschiedlich reife Plasmazellen: Lymphoplasmazytoider Lymphozyt (a), plasmazytoider Lymphozyt (b), Plasmazellen mit kernnaher Aufhellung (Golgi-Zone) (c–f), Plasmazellen im peripheren Blut mit deutlicher Golgi-Zone (d–f), Plasmazellen mit zytoplasmatischen Vakuolen (Russell-Körperchen) (g–h).

Zirkulierende Plasmazellen

Plasmazellen können unter bestimmten Umständen vermehrt in der Peripherie auftreten, so z. B. bei Plasmazellneoplasien (Multiples Myelom oder Plasmazell-Leukämie). Relativ selten können aktivierte B-Lymphozyten bzw. Plasmazellen bei viralen Infektionen oder infolge der Aktivierung des Immunsystems bei Systemerkrankungen im peripheren Blutbild vorkommen. Beschrieben sind lymphoplasmazytoide Zellen in den Ausstrichen von Patienten mit Rötelninfektionen, aber auch bei Hepatitis und auch bei Infektion mit COVID-19 [1]. Die Kerne der Plasmazellen können gelappt sein; manchmal haben sie auch bi-nukleäre Kerne. Die im peripheren Blutausstrich auftretenden neoplastischen Plasmazellen (Plasmozytom) sind morphologisch nur schwer von nicht-malignen Zellen abzugrenzen.

7.1.2 Atypische vermutlich reaktive Lymphozyten (AVRL) bei reaktiver Lymphozytose

Lymphozyten reagieren auf Virusinfektionen und Aktivierung des Immunsystems mit einer Vermehrung (Lymphozytose) sowie morphologischen und funktionellen Veränderungen. Auslösende virale Infekte sind Infektionen mit dem Epstein-Barr-Virus (EBV), mit Cytomegalieviren (CMV), mit HSV, Influenza, Adenoviren, Hepatitis, Coxsackie, HIV und mit dem Dengue-Virus.

Auch bakterielle Infekte (Tuberkulose, Syphilis, Brucellose, Typhus, B. Pertussis) können Ursache einer reaktiven Lymphozytose sein. Andere Ursachen sind eine Toxoplasmose, Malaria, Babesiose sowie Arzneimittel-Überempfindlichkeiten, Autoimmunerkrankungen, Zytokingaben oder intrinsische Zytokinausschüttungen, und Impfungen. Hinzu kommen das Rauchen und Stresssituationen, die traumatisch, kardial oder durch extremes körperliches Training bedingt sein können. Bei endokrinologischen Störungen sind Erkrankungen wie der M. Addison, eine Hyperthyreose und auch ein Hypopituitarismus häufige Ursache einer reaktiven Lymphozytose.

Eine Pseudo-Lymphozytose liegt vor, wenn im relativen Differenzialblutbild die Lymphozyten (z. T. auch Monozyten) erhöht sind, weil der Anteil der Neutrophilen sehr niedrig ist oder fehlt. Dieses Phänomen tritt bei einer Knochenmarks-Schädigung (aplastische Myelopoese), einer Agranulozytose (z. B. durch Medikamente allergisch oder toxisch bedingt) und bei den verschiedenen Formen einer aplastischen Anämie auf. Im klinischen Alltag sieht man solche Pseudo-Lymphozytosen bei Patienten unter Chemotherapie oder Radiotherapie, insbesondere im sogenannten Nadir des Granulozytenanteils. Hierunter ist der niedrigste Wert der neutrophilen Granulozyten unter einer zytoreduktiven Therapie zu verstehen, wobei die relativen Anteile der weniger stark abfallenden Lymphozyten und Monozyten entsprechend erhöht sind. Unter diesem Aspekt ist die Sinnhaftigkeit einer täglichen Anforderung eines Differentialblutbildes bei Chemotherapiepatienten zu hinterfragen; die Bestimmung der Gesamtleukozytenzahl erscheint bis zur Erholung der Granulozytopoese diagnostisch und ökonomisch sinnvoller.

Bei einer reaktiven Lymphozytose sind in erster Linie die T-Lymphozyten betroffen. Sie transformieren im Sinne einer „Kernaktivierung" mit Vergrößerungen des Kerns und mäßiger Auflockerung der Chromatinschollen sowie einer deutlichen Ausweitung des basophilen Zytoplasmasaums. Trotz der veränderten, deutlich weniger dichten Chromatinstruktur lässt sich nicht immer ein Nukleolus erkennen.

Reaktive veränderte Lymphozyten werden nach der neuen Nomenklatur als „atypische vermutlich reaktive Lymphozyten (AVRL)" bezeichnet. Ihr Vorkommen im peripheren Blutausstrich steht im Zusammenhang mit unterschiedlichen Funktionsstörungen und Erkrankungen, wobei einige beginnend reaktiv veränderte Lymphozyten auch im peripheren Blutausstrich (Abb. 7.4) bei Gesunden vorkommen dürfen.

Die „atypischen vermutlich reaktiven Lymphozyten" beschreiben eine morphologisch heterogene Gruppe von unterschiedlich großen Zellen, die in jedem Fall aber größer als Standardlymphozyten sind. Ihre Zellgestalt ist im Gegensatz zum typischen Lymphozyten deutlich entrundet und teilweise unsymmetrisch pseudopodienartig ausgezogen.

Mit zunehmender Aktivierung wird die Zellmorphologie bizarrer und man gewinnt den Eindruck, dass die Zellausläufer die umgebenden Erythrozyten umfließen bzw. von ihnen eingedellt werden. An solchen Kontaktstellen erscheint das zusammengeschobene randständige Zytoplasma deutlich basophiler (Abb. 7.6).

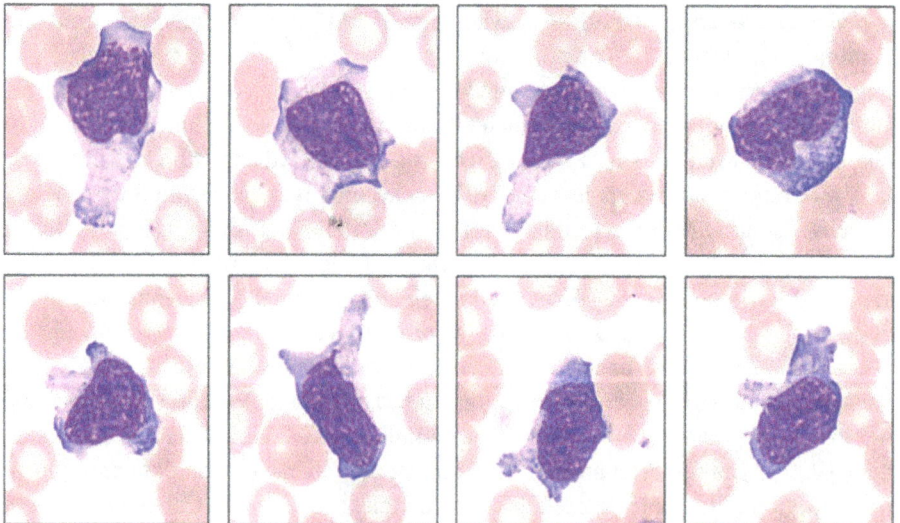

Abb. 7.6: „Atypische vermutlich reaktive Lymphozyten" (AVRL) bei Patienten mit Mononukleose.

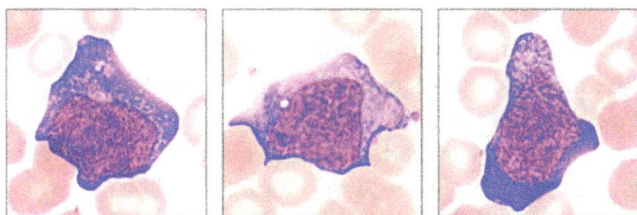

Abb. 7.7: Immunoblasten mit blastärem Kernchromatin („Pfeiffer"-Zellen).

Der Zellkern ist vergrößert und vielgestaltiger als der Kern des Standardlymphozyten. Sein Chromatin ist aufgelockert und lässt einzelne oder mehrere Nukleolen erahnen. Diese Veränderungen lassen auf eine vermehrte Stoffwechselaktivität der Zellen schließen. Besonders ausgeprägt sind diese Veränderungen bei der infektiösen Mononukleose. Die eindrucksvoll großen Zellen (Abb. 7.7) wurden früher nach dem Erstbeschreiber der Erkrankung auch „Pfeiffer-Zellen" genannt. Solche morphologischen Veränderungen stellen die unspezifische Antwort auf eine durch unterschiedliche Stimuli ausgelöste Transformation der lymphatischen Zellen (T-Suppressorzellen) dar. Sie sind zwar typisch für die infektiöse Mononukleose, können aber auch bei anderen bakteriellen und viralen Infekten (z. B. Infektionen wie Hepatitis, HIV, Masern, Röteln, Varizellen, Typhus, Brucellose) und auch bei Infektion mit SARS-Covid-19 nachgewiesen werden.

Tab. 7.1: Auslösende Erkrankungen und Ursachen für die Transformation ruhender Lymphozyten zu „atypischen vermutlich reaktiven Lymphozyten" (AVRL):

Lymphozytoide Transformation
– Mononukleose nach Epstein-Barr-Virusinfektion (EBV)
– Zytomegalie-Virusinfektion (CMV)
– Toxoplasmose (lymphonodale Verlaufsform)
– Dengue-Fieber

sowie zusätzliche plasmazytoide Transformation
– Rubeolen
– Hepatitis
– Covid-19

Transformation aus anderen Gründen
– Medikamente
– chronischer Stress (Hormone)
– Lymphokinbehandlung

Für die täglichen Routineuntersuchungen sei angemerkt, dass reaktiv veränderte Zellen in geringer Anzahl auch im Ausstrich von Gesunden auftreten. Hier stellen z. B. klinische Informationen oder Infektionsmarker eine Hilfe bei der Bewertung des morphologischen Befundes dar. Es soll aber auch nicht verschwiegen werden, dass Lymphomzellen, z. B. bei einer chronisch-lymphatischen Leukämie, gelegentlich eine mit aktivierten Lymphozyten zu verwechselnden Morphologie haben können. Wenn der Untersucher in solchen Fällen keine sichere Zuordnung treffen kann oder will, dann sollte sich die Bewertungsoption auf „atypische Lymphozyten", evtl. mit dem Hinweis auf eine „unklare Dignität", beschränken. Allerdings ist in solchen Fällen eine Beschreibung im Sinne einer Kommentierung der Zellmorphologie zwingend.

7.1.3 Atypische vermutlich neoplastische Lymphozyten (AVNL)

Die Abgrenzung „atypischer vermutlich neoplastischer Lymphozyten" (AVNL) neoplastischer Lymphozyten ist nicht trivial, mit Ausnahme von Lymphoblasten der akuten lymphatischen Leukämien und der korrespondierenden lymphoblastischen Lymphome, die in den meisten Fällen recht gut von den Standardlymphozyten abzugrenzen sind. Sie zeichnen sich durch ihre Größe, ihre hohe Kern-Plasma-Relation sowie durch ein basophiles, schmales Zytoplasma aus. Das Chromatin ihrer unregelmäßig konturierten Kerne erscheint feinretikulär und gleichmäßig dick, lässt aber auch bis zu mehreren größeren Nukleolen erkennen.

Ihr gehäuftes Auftreten ist charakteristisch für akute lymphoblastische Leukämien und für die leukämische Aussaat von lymphoblastischen Lymphomen. Die Blutausstriche von unbehandelten Patienten vermitteln aufgrund der meist hohen Zellzahlen ein „monomorphes, eintöniges" Übersichtsbild (10er-Objektiv) im Gegensatz zu den Übersichtsbildern von reaktiv veränderten Blutausstrichen, die eher einen „bunten" und vielgestaltigen Eindruck machen. Die Faustregel, dass reaktive Lymphozytosen mit einem pleomorphen Zellbild einhergehen, trifft nicht bei allen Infektionen zu: Beispielsweise besteht bei einer Infektion mit B. pertussis eine charakteristische monomorphe Lymphozytose mit kleinen, reif wirkenden Lymphozyten, die eine tiefe Kernspalte aufweisen, was im Sinne eines Lymphoms missinterpretiert werden kann. Eine solche Fehlinterpretation kann allerdings durch entsprechende klinische Hinweise vermieden werden. Reifzellige Lymphome heben sich morphologisch nicht so eindeutig von den Standardlymphozyten ab. Fallen suspekte Zellen auf, so ist der Verdacht auf „atypische vermutlich neoplastische Lymphozyten" auf dem Befund mitzuteilen.

Lassen sich diese Zellen einer bekannten Entität zuordnen, sollten dafür geeignete und bewährte Begriffe wie z. B. „Prolymphozyt" (charakteristisch für die Zelle ist ein auffälliger prominenter Nukleolus), „Zentrozyt" (Kern mit Einkerbungen, Einziehungen) oder „Haarzelle" (haarähnliche Zytoplasma-Ausläufer) zur Charakterisierung verwendet und in der Kommentarzeile festgehalten werden. Die morphologischen Varianten reifzelliger Lymphome mit ihren charakteristischen Kernformen, ihrer Chromatinbeschaffenheit und ihren zytoplasmatischen Auffälligkeiten werden in den nachfolgenden Abschnitten näher beschrieben.

7.1.4 Morphologie „atypischer" Lymphozyten bei iatrogener in vivo- oder in vitro-Schädigung

Obwohl Lymphozyten bei zytoreduktiven Maßnahmen länger zahlenmäßig unverändert bleiben, führen wiederholte Chemotherapiezyklen und/oder Bestrahlungen nicht nur zur quantitativen Reduktion, sondern auch zu morphologischen Veränderungen insbesondere der Kerne, wie in Abb. 7.8 zu sehen ist. Bei fehlendem klinischen Hinweis auf erfolgte oder noch laufende zytoreduktive Behandlungen erlauben die Parameter des Blutbildes (Leukopenie mit relativer und absoluter Granulozytopenie und relativer Lympho- und Monozytose, Thrombozytopenie und Anämie) einen entsprechenden Rückschluss. Bei einem therapiebedingten relativen Überwiegen von Lymphozyten und Monozyten spricht man auch von einer Pseudo-Lympho- oder -Monozytose.

Lymphozyten und Monozyten können allerdings auch bei falscher prä-analytischer Behandlung oder Lagerung der Blutprobe morphologisch verändert sein (Kapitel 1). In solchen Fällen sollte man eine morphologische Beurteilung des Differenzialblutbildes verweigern, wobei auch die apparativen Blutbilder meistens nur bedingt verwertbar sind.

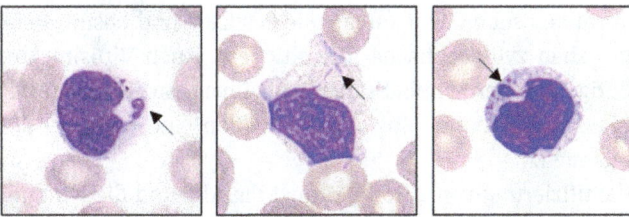

Abb. 7.8: Therapiebedingte Kernabsprengungen bei Lymphozyten unter Chemotherapie bzw. Bestrahlungsbehandlung.

7.2 Neoplastische leukämisch verlaufende Lymphozytosen (Lymphoblastosen) im peripheren Blutbild

Lymphoblasten haben typischerweise eine hohe Kern-Plasma-Relation, ein feines oder aufgelockertes Chromatin, einen oder mehrere mittelgroße bis große Nukleolen und ein basophiles Zytoplasma. Im normalen Blutbild kann selten einmal ein Lymphoblast (apparatives Zählergebnis < 1 %) vorkommen. Trotz der geringen Anzahl sollten Lymphoblasten immer Anlass zur genauen Analyse des Ausstriches bzw. des klinischen Kontextes sein. Mehrere Blasten im peripheren Blut sind immer pathologisch und müssen Anlass für eine prompte Rückmeldung des Befundes an den anfordernden Arzt sein.

Nicht mit Lymphoblasten zu verwechseln sind Prolymphozyten. Diese haben eine etwas geringere Kern-Plasma-Relation und zeichnen sich durch einen gut abgrenzbaren prominenten Nukleolus aus (Kapitel 3). Lymphome dieses Zelltyps gehören formal zu den sogenannten niedrigmalignen Lymphomen.

7.2.1 Akute lymphatische (lymphoblastische) Leukämie (ALL)

Die Gesamtinzidenz der ALL beträgt 1,1 auf 100.000 mit zwei Häufigkeitsgipfeln: Etwa 80 % der akuten lymphatischen Leukämien, die auch unter der Bezeichnung „Akute lymphoblastische Leukämie" firmieren, treten im Alter unter 5 Jahren (5,3/ 100.000) auf (Kapitel 8). Ihr Anteil bei Erwachsenen beträgt mit zunehmendem Alter ab 50 Jahren 2,3 Fälle auf 100.000. Obwohl die Pathogenese weitgehend unbekannt ist, sind folgende Risikofaktoren bekannt: Kongenitale Defekte von DNA-Reparaturmechanismen (z. B. bei Ataxia teleangiectasia, Fanconi-Anämie und bei Trisomie 21, die ein 18-fach erhöhtes Risiko hat) oder infolge erworbener Defekte z. B. durch radioaktive Strahlung oder myelotoxische Chemikalien, wie Pestizide und Lösungsmittel (60 % dieser Patienten haben zytogenetische Aberrationen). Auch Virusinfekte, wie EBV und HIV, sind häufig mit einer lymphatischen Leukämie assoziiert. Im Alter spielt sicherlich das Nachlassen der immunologischen Funktion eine Rolle bei der Genese lymphatischer Leukämien.

Die revidierte WHO-Klassifizierung von 2016 [4] ordnet die ALL und die lymphoblastischen Lymphome als lymphatische Vorläuferneoplasien von B- oder T-Zell-Typ ein. Die Unterscheidung beruht auf dem Ausmaß der Knochenmarksinfiltration: Bei einer Blasteninfiltration von unter 25 % spricht man von einem lymphoblastischen Lymphom, bei mehr als 25 % Blasten von einer Leukämie. Letztlich handelt es sich um die gleiche morphologisch-immunologische Blastenpopulation, man könnte die ALL also auch als leukämisches Lymphom bezeichnen. Etwa 75 % der Erwachsenen-ALL sind B-Zell-Leukämien, die entsprechend ihres Differenzierungsgrades unterteilt werden. Das restliche Viertel der akuten lymphatischen Leukämien wird den T-Vorläuferzellen zugeordnet. Sie werden als „early", „thymische" oder „mature" T-ALL bezeichnet. Den verschiedenen Typen lassen sich klinische, zytogenetische und molekulargenetische Abweichungen zuordnen.

Die ursprüngliche morphologische Einteilung nach FAB in L1-,L2- und L3-Blasten [5] ist heute nicht mehr gebräuchlich, wird aber für die Beschreibung der Blasten der reifzelligen B-ALL (Burkitt-Leukämie bzw. Burkitt-Lymphom) immer noch verwendet (L3-Blasten). Die Abgrenzung dieser reifen B-ALL gegenüber den B-Vorläuferleukämien ist therapierelevant.

Für Therapiestudien der Deutschen ALL-Studiengruppe werden die ALL immunologisch subklassifiziert (Tab. 7.2).

Ein Kennzeichen, aber nicht der einzige Auslöser akuter lymphatischer Leukämien, sind chromosomale Aberrationen mit charakteristischen Translokationen und Re-Arrangements. Diese ALL werden von der WHO als „B-cell lymphoblastic leucemia" oder abhängig vom Infiltrationsgrad im Knochenmark als „B-cell lymphoblastic lymphoma with recurrent genetic abnormalities" bezeichnet [4]. Sind solche Aberrationen nicht nachweisbar, so spricht man im angelsächsischen Sprachraum von „not otherwise specified" (NOS).

Lymphatische Blasten sind morphologisch nur schwer von den undifferenzierten myeloischen Blasten vom Typ M0/M1 zu unterscheiden. Bei entsprechendem Verdacht kann eine negative zytochemische Färbereaktion mit Myeloperoxidase und Esterase weiterhelfen. Hierbei sollte aber daran gedacht werden, dass bei Philadelphia-Chromosom-positiver ALL einige Blasten schwach MPO positiv sein können. Obwohl keine sichere morphologische Unterscheidung der myeloischen und lymphatischen Blasten möglich ist, erscheinen die lymphatischen Blastenpopulationen homogener. Das Zytoplasma ist nicht granuliert. Die Chromatinstruktur ist verdichtet und lässt bei entsprechend optimaler Ausstrich- und Färbetechnik eine feingranuläre Struktur erkennen. Zur näheren Klassifizierung und Zuordnung sind eine zytomorphologische Knochenmarkuntersuchung sowie zytogenetische und molekulargenetische Untersuchungen notwendig.

FAB-Blastenklassifizierung

Wie schon erwähnt spielt die frühere morphologische FAB-Klassifizierung lymphatischer Blasten in L1-, L2- und L3-Blasten [5,6] aufgrund der Immunphänotypisierung mittels Durchflusszytometrie heute keine Rolle mehr (Tab. 7.1). Allerdings wird das Labor zuerst rein morphologisch mit einer akuten Leukämie konfrontiert, daher soll auf diese frühere morphologische Zuordnung hingewiesen werden:

Die ALL-L1-Blasten sind unterschiedlich groß, wenn auch kleiner und kompakter als die L2-Blasten. Sie lassen sich in den meisten Fällen den B-Lymphozyten, seltener den T-Lymphozyten zuordnen. Morphologisch zeigen sie allerdings ein sehr ähnliches Bild. Die größeren L1-Blasten haben ein diffus verteiltes Chromatin, das manchmal kleine Nukleoli erkennen lässt, was bei den kleineren Blasten nicht der Fall ist. Das wenige Zytoplasma kann kleine Vakuolen enthalten und ist mäßig basophil gefärbt (Abb. 7.9).

Die größeren L2-Blasten sind deutlich pleomorpher. Sie haben unregelmäßig geformte Kerne mit Einkerbungen und Eindellungen und erkennbaren Nukleoli. Das Chromatin wirkt aufgelockert und der Zytoplasmasaum ist weiter als bei den L1-Blasten (Abb. 7.10). Die L2-Blasten können am ehesten mit AML FAB-M0/M1-Blasten verwechselt werden. Gelegentlich sind einzelne Blasten handspiegelartig verformt (Abb. 7.12), was angeblich ein Hinweis auf eine T-ALL sein soll.

Morphologisch typisch sind die als L3-Blasten bezeichneten Lymphoblasten der reifen B-ALL („Burkitt-Lymphom"), die durch ein tiefblaues bzw. basophiles Zytoplasma charakterisiert sind und zahlreiche Vakuolen enthalten können (Abb. 7.11).

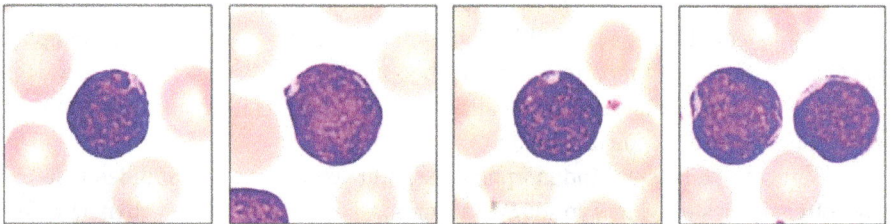

Abb. 7.9: Homogene kleine Blasten (FAB L1), die oft nicht größer als normale Lymphozyten sind. Die etwas größeren Zellen lassen kleine Nukleoli im relativ dichten Chromatin erkennen.

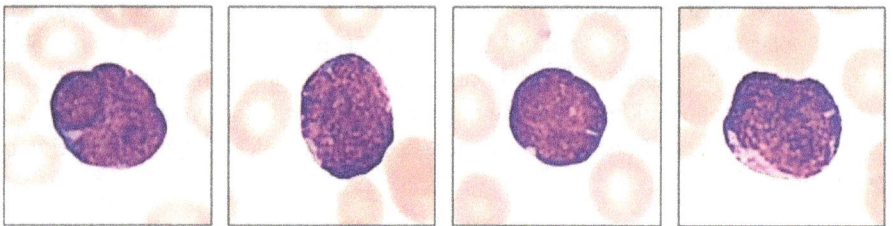

Abb. 7.10: Pleomorphe Blasten (FAB L2) mit Kerneinkerbungen und Eindellungen. Das Chromatin wirkt aufgelockert und lässt Nukleoli erkennen. Der Zytoplasmasaum ist etwas weiter als bei L1-Zellen.

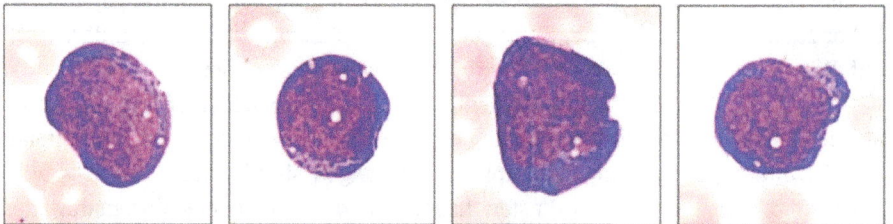

Abb. 7.11: Große homogene Blasten (FAB L3) mit tiefblauem Zytoplasma und Vakuolen, typisch für eine reife B-ALL („Burkitt-Lymphom").

7.2.2 Akute lymphatische (lymphoblastische) Leukämie vom B-Zell-Typ

Bei einer ALL handelt es sich um die unkontrollierte klonale Proliferation früher lymphatischer Vorläuferzellen (Lymphoblasten), bei denen ein Differenzierungsstopp vorliegt. Man spricht auch von einer „entarteten lymphatischen Stammzelle". Nach dem Immunphänotyp werden heute verschiedene B-ALLs unterschieden, die sich allerdings morphologisch nur schwer bis gar nicht unterscheiden lassen: pro-B-ALL, c-ALL, pre-B-ALL und die reife B-ALL (Abb. 7.12, 7.13, 7.14, 7.15 und 7.16). Die Prognose der ALL hängt mit der Ploidie und rekurrenten Aberrationen zusammen. Die fast ausschließlich beim Erwachsenen auftretende ALL mit Philadelphia-Translokation t(9;22)(q34;q11) bzw. BCR-ABL1-Fusion sind prognostisch ungünstig. Die reife B-ALL (Burkitt-Lymphom) wird den reifen B-Zell-Neoplasien zugeordnet. Sie ist in der Regel mit einer hohen Tumorlast verbunden und hat daher eine eher schlechte Prognose (s. Kapitel 8.5.2 und Abb. 8.25).

Die akute lymphoblastische T-Zell-Leukämie bzw. das lymphoblastische T-Zell-Lymphom (Abb. 7.17) gehört zur unreifen ALL, wobei neuerdings auch eine sehr frühe, unreife und eine reife Form unterschieden werden. Das NK-Zell-Lymphom bzw. die NK-Zell-Leukämie wird vorläufig noch als eigene Entität eingeordnet.

Tab. 7.2: Immunologische Subklassifikation der ALL in den deutschen ALL-(GMALL-)Studien.

Subgruppe	Immunphänotypisierung		Zyto-/Molekulargenetik
Bezeichnung	Charakteristische Marker	Inzidenz	
B-Linien ALL	HLA-DR+, TdT+, CD19+ und/oder cyCD79a+ und/oder cyCD22+	76 %	
B-Vorläufer ALL			
Pro-B	CD10–	11 %	t(4v;11); KMT2A-Rearrangements
c- (common)	CD10+	49 %	t(9;22); BCR-ABL IKZF1
Prä-B	cyIgM+	12 %	t(1;19); TCF3-PBX1 t(9;22); BCR-ABL; IKZF1
reife B	sIg+	4 %	t(8;14); MYC-Rearrangements
T-Linien ALL	TdT+, cyCD3+, CD7+	24 %	
„early" T	CD2–, sCD3–, CD1a–	6 %	PTEN, N/K-RAS
„thymische" T	sCD3±, CD1a+	12 %	NOTCH1/FBXW7
„mature" T	sCD3+, CD1a	6 %	

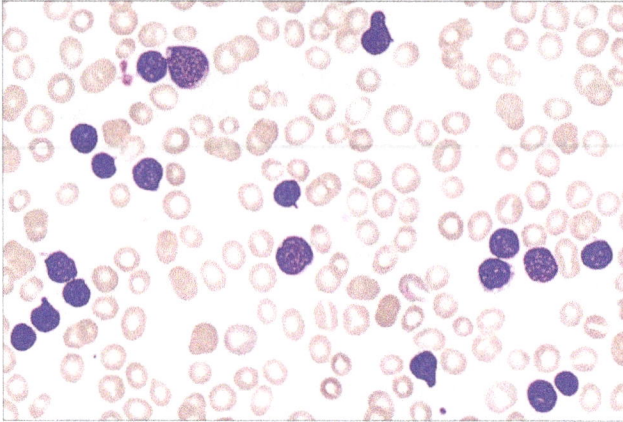

Abb. 7.12: Übersichtsbild des Ausstriches eines Patienten mit pro-B-ALL. Die Blasten unterscheiden sich nicht nur durch ihre Größe, sondern auch durch ihr unterschiedlich dichtes Chromatin, das Nukleoli erkennen lässt. Zytoplasmatische Ausziehungen, die von der Form her an einen Handspiegel erinnern, beschränken sich offensichtlich nicht nur auf T-ALL-Blasten, obwohl es oft so kommuniziert wird.

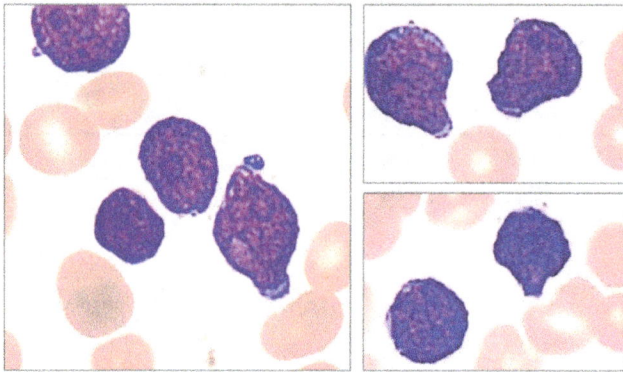

Abb. 7.13: Unterschiedlich große, polymorphe Blasten einer pro-B-ALL mit erkennbaren Nukleoli bei aufgelockertem, basophilem Chromatin.

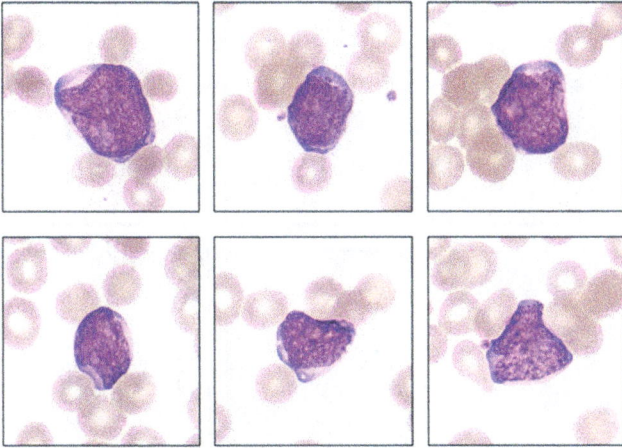

Abb. 7.14: Blasten einer unreifen B-ALL mit unregelmäßig konfigurierten Kernen. Die Nukleolen sind teilweise durch das Chromatin überdeckt.

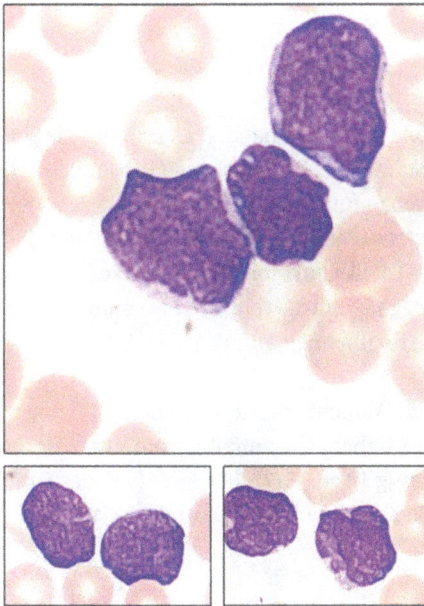

Abb. 7.15: Akute lymphatische Leukämie (B-ALL) mit eher entrundeten polymorphen Kernen.

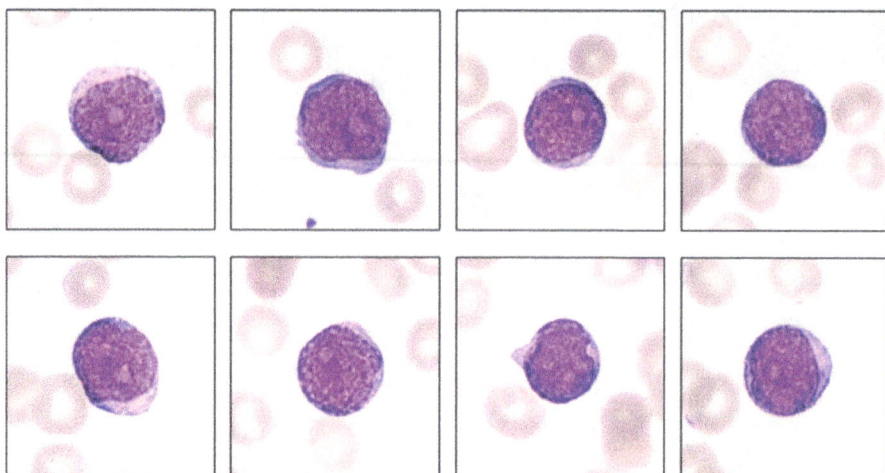

Abb. 7.16: Blasten einer B-ALL mit weitgehend runden Kernen, die deutliche Nukleolen erkennen lassen.

7.2.3 Akute lymphatische (lymphoblastische) Leukämie vom T-Zell-Typ

Bei den akuten lymphatischen Leukämien vom T-Zell-Typ handelt es sich um die seltenere Form einer akuten lymphatischen Leukämie des Erwachsenen (Tab. 7.2). Auch hier gilt, wie auch bei der B-ALL, dass die Grenze für die Zuordnung zu einer akuten Leukämie bzw. zu einem Lymphom vom Blastenanteil im Knochenmark abhängt. Bei der T-ALL handelt es sich um eine Vorläufer-T-Zell-Leukämie. Sie fällt häufig durch eine Hyperleukozytose, eine Hepatosplenomegalie sowie vergrößerte Lymphknoten mit einem auffälligen Konglomerat im Mediastinalbereich auf, das vom Thymus auszugehen scheint.

Der morphologische Befund ist variabel. Manche Blasten erinnern an unterschiedlich große, reife Lymphozyten, andere haben ein auffällig verdrehtes Kernchromatin. Die Kernkonturen sind unregelmäßig (Abb. 7.17). In etwa 50 % der Fälle lässt sich eine den T-Zellrezeptor aktivierende Mutation (NOTCH1 und FBXW7) nachweisen.

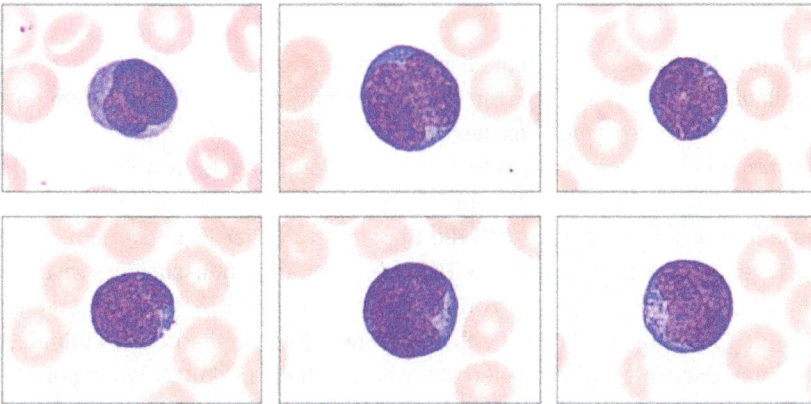

Abb. 7.17: Unterschiedlich große Blasten einer T-ALL, die sich allenfalls durch unregelmäßigere (convoluted) Kernkonturen von Blasten einer B-ALL unterscheidet. In der Regel sind T- und B-ALL morphologisch nicht zu unterscheiden.

7.2.4 Biphänotypische und bilineare Leukämie

Akute Leukämien mit gemischtem Phänotyp („Mixed-phenotype acute leukemia" [MPAL]) sind nach der WHO-Klassifizierung einerseits Leukämien, deren Blastenpopulation sich aus myeloischen und lymphatischen Blasten zusammensetzt (bilinear) (Abb. 7.18) oder die aus Blasten besteht, die sowohl myeloische als auch lymphatische Marker exprimieren, sich morphologisch aber nicht voneinander unterscheiden (biphänotypisch) [7]. Letzteres ist bei ca. einem Drittel der ALL der Fall.

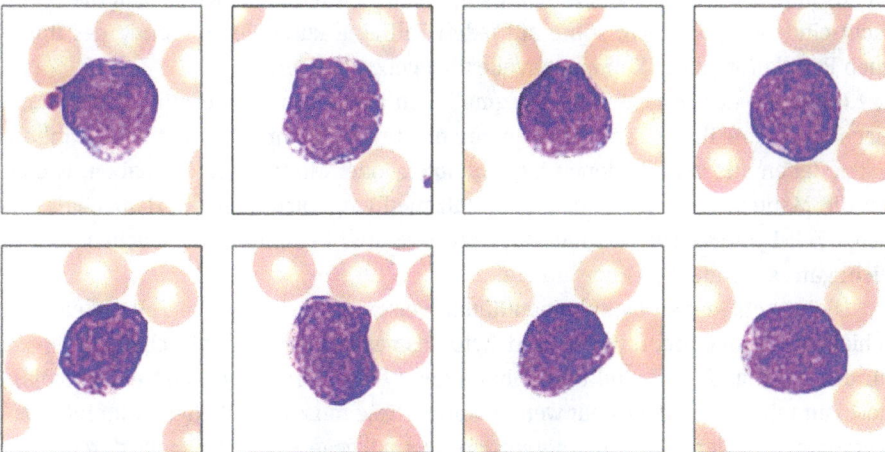

Abb. 7.18: Bilineare Leukämie: Zwei morphologisch fraglich unterschiedliche Blastenpopulationen: Fein granulierte und nicht granulierte Blasten.

7.3 Lymphome

Lymphome sind Neoplasien des lymphatischen Systems, man spricht daher auch von lymphoproliferativen Erkrankungen. Ihr Pleomorphismus und ihre Verlaufsform entsprechen der Diversität der lymphatischen Ursprungszellen und ihrer Differenzierung.

Die ursprüngliche Unterteilung in Hodgkin- und Non-Hodgkin-Lymphome wurde unter Einbeziehung morphologischer, phänotypischer, zyto- und molekulargenetischer sowie klinischer Merkmale durch die Klassifizierung der WHO im Jahre 2008 und ihrer Ergänzung 2016 ersetzt. Die WHO-Klassifizierung unterscheidet zwischen hochmalignen Lymphomen, die von Vorläuferzellen der T- und B-Lymphozyten ausgehen, und den reifzelligen B- oder T-Zelllymphomen. Die lymphatischen Vorläuferneoplasien umfassen die schon weiter oben besprochenen, akuten lymphoblastischen Leukämien und ihre korrespondierenden lymphoblastischen Lymphome („lymphoblastic leukemia/lymphoma"). Ein weiteres Unterscheidungsmerkmal ist der B- oder T-Zellphänotyp. Den reifzelligen B-Zell-Neoplasien werden niedrigmaligne und hochmaligne Lymphome zugeordnet. Zu den niedrigmalignen Neoplasien zählt die Chronische Lymphatische Leukämie des B-Zelltyps (B-CLL), das Plasmazellmyelom und das follikuläre Lymphom. Zu den hochmalignen B-Zell-Neoplasien zählen das diffus großzellige B-Zell-Lymphom (DLCBL) und das Burkitt-Lymphom, respektive die reife B-Zell ALL („Burkitt-Leukämie"). Die T-Zell-Prolymphozytenleukämie (T-PLL), die Mycosis fungoides und das Sézary-Syndrom werden den reifzelligen T-Zell-Neoplasien zugerechnet. Dieses gilt auch für die NK-Zellneoplasien, die allerdings nur vorläufig so eingeordnet sind.

Die morphologische Zuordnung von suspekten, vermutlich neoplastischen Zellen im peripheren Blutausstrich ist schwierig, wenn nicht sogar unmöglich. Eine monomorphe Population von monoklonalen Geschwisterzellen kann allerdings die morphologische Beurteilung „atypisch, vermutlich neoplastisch" im Sinne der Verdachtsdiagnose eines leukämischen Lymphoms rechtfertigen. Lassen sich die Zellen nicht eindeutig zuordnen, sollte auf jeden Fall eine kurze Beschreibung der fraglichen Population in der Kommentarzeile abgegeben werden.

Innerhalb der Gruppe der niedrigmalignen Lymphome gibt es einige morphologisch unterschiedliche Varianten, die ihre nichtmaligne Entsprechung in B-lymphatischen Zellen aus verschiedenen Lymphknoten- oder Milzabschnitten haben, wie etwa die Mantelzellen, Zellen des Marginalzonenlymphoms oder die Haarzellen. Bei den T-Zell-Lymphomen, die allerdings nur 3 % aller Lymphome ausmachen, gibt es nicht ganz so eindeutige Zuordnungen.

Die verschiedenen Lymphomentitäten weisen unterschiedliche Zellgrößen, verschiedene Kernkonfigurationen und Zytoplasmavarianten auf, die charakteristisch für die jeweilige Zellart sind und anhand derer eine morphologische Verdachtsdiagnose nur mit Vorbehalt gestellt werden kann. Diese muss anschließend durch andere Methoden wie der Immunphänotypisierung und gegebenenfalls auch durch Zyto- und Molekulargenetik bestätigt werden.

7.3.1 Leukämisch verlaufendes B-Zell-Lymphom (Chronisch Lymphatische Leukämie)

Bei leukämisch verlaufenden Lymphomen wie der Chronisch Lymphatischen Leukämie (CLL) zeigt der Blutausstrich ein überwiegend homogenes, „monotones" Zellbild (Abb. 7.19). Bei der CLL handelt es sich um ein leukämisch verlaufendes monoklonales Lymphom, das in der Regel von B-Lymphozyten oder ihren Vorläuferzellen, seltener von T-Vorläuferzellen ausgeht. Es gibt auch bi-phänotypische Formen mit morphologisch unterschiedlich reifen Populationen [8].

Die CLL ist die häufigste „Leukämie" des Erwachsenenalters (ca. 5/100.000). Sie gilt als typische „Altersleukämie" und macht etwa 20 % der früher als Non-Hodgkin-Lymphome klassifizierten reifzelligen Lymphome aus. Die B-CLL ist durch eine monoklonale Expansion kleiner lymphatischer Zellen im Knochenmark mit Ausschwemmung in das periphere Blut und Akkumulation in Lymphknoten, Milz und Leber charakterisiert. Die Diagnose wird in ca. 60–70 % der Fälle im asymptomatischen Stadium anlässlich einer aus anderen Gründen durchgeführten Blutbilduntersuchung gestellt. Hierbei besteht eine über mindestens drei Monate anhaltende Lymphozytose (abs. Lymphozytenzahl > 5,0 G/l). Die Diagnose lässt sich bereits aufgrund der morphologischen Monotonie im Ausstrich und der Ähnlichkeit mit reifen, allerdings etwas größeren Lymphozyten (7–14 µm) morphologisch stellen. Das Kernchromatin ist grobschollig marmoriert (Wechsel von chromatindichten und chromatinarmen Stellen) und z. T. auch dicht gepackt.

Die morphologische Beurteilung einer CLL sollte unbedingt im optimalen Ausstrichbereich vorgenommen werden, da im zu dünnen Bereich die Zellen zu groß er-

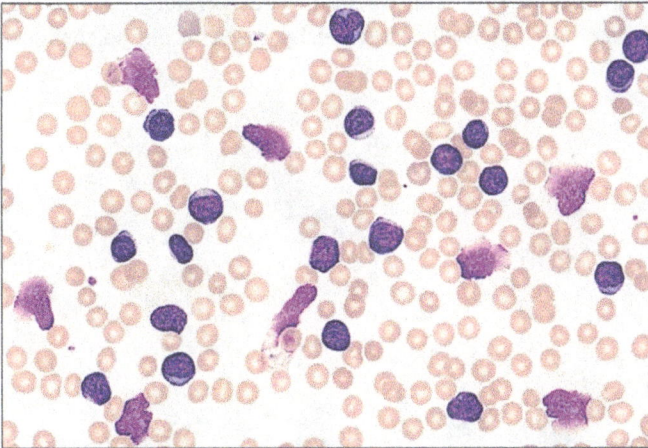

Abb. 7.19: Chronisch Lymphatische Leukämie: Vermehrte Ausschwemmung kleiner „typischer" Lymphozyten neben etwas größeren „atypischen, vermutlich neoplastischen" Lymphozyten. Bei einem Teil der leukämischen B-Lymphozyten wurde die Zellintegrität durch das Ausstreichen zerstört. Bei den flachen gequetschten ehemaligen Zellkernen handelt es sich um sogenannte Gumprecht'sche Kernschatten.

scheinen und das Kernchromatin zu sehr aufgelockert wirkt. Entsprechend klein, mit „zu dichtem" und überfärbtem Kern, stellen sich die CLL-Lymphozyten im „dicken" Ausstrichbereich dar. Die morphologisch typischen CLL-Zellen mit ihren kleinen runden Kernen sind sehr fragil und lassen sich beim Ausstreichen leicht zerstreichen (Gumprecht'sche Kernschatten), was allerdings in Präparaten, die mit der Zytozentrifugation angefertigt werden, nicht der Fall ist. Die Zellen sollen sich allerdings durch Zugabe von einem Tropfen Albumin als stabiler [9] beim Ausstreichen erweisen. Da die Hämatologieautomaten die im Ausstrich zerquetschten Zellen als primär intakt mitzählen, besteht heute Konsens darüber, dass die Kernschatten als intakte Lymphozyten beim Differenzieren berücksichtigt werden müssen [10]. Man zählt die Gumprecht'schen Kernschatten bei der Differenzierung als separate Population, die mit den anderen gezählten Leukozytenpopulationen insgesamt 100 % ergeben muss. Bei der Berechnung der absoluten Lymphozytenwerte bei CLL bzw. CLL-Verdacht muss die Summe aus Kernschatten und intakten Lymphozyten errechnet werden (Kapitel 1). Zerstrichene Leukozyten, die aufgrund erhaltener Ähnlichkeiten (z. B. noch vorhandene basophile oder eosinophile Granula) mit Vorbehalt noch zugeordnet werden könnten, werden allerdings bei der Differenzierung nicht berücksichtigt. Kernschatten können sowohl bei Infekten als auch bei anderen Lymphomen oder bei akuten Leukämien vorkommen, werden aber bei der Differenzierung nicht mit berechnet, sondern lediglich als „Kernschatten" kommentiert. Ihre Anzahl variiert deutlich in verschiedenen Ausstrichen der gleichen Probe. Allerdings zeigen sie auch zahlenmäßige Unterschiede in Abhängigkeit von der jeweiligen neoplastischen CLL-Zellpopulation. Von daher lassen Kernschatten keine Diagnose zu.

Bei den Verlaufskontrollen einer CLL muss auf große blastäre Zellen eines diffusen großzelligen B-Zell-Lymphoms (DLBCL) geachtet werden (Abb. 7.20), da eine CLL nach längerem Verlauf in 5–10 % der Fälle relativ rasch in ein solches leu-

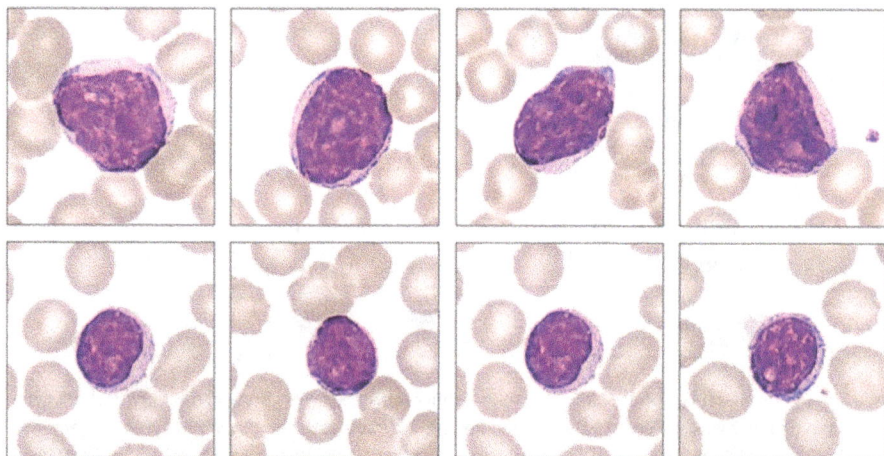

Abb. 7.20: Transformation einer CLL im fortgeschrittenen Stadium: In der oberen Reihe transformierte blastoide Lymphomzellen („Richter-Syndrom"), darunter reif wirkende Zellen derselben CLL.

kämisch verlaufendes diffuses B-Zell-Lymphom („Richter-Syndrom") transformieren kann [11,12].

Die B-CLL-Lymphozyten können erythrozytäre Autoantikörper (Nachweis im direkten Coombs-Test) bilden, was in einem Hb-Abfall mit Nachweis von Hämolysezeichen zum Ausdruck kommt (Abb. 7.21) (Sphärozyten und Polychromasie aufgrund der Retikulozytose). Eine solche autoimmunhämolytische Anämie (AIHA) kann bei ca. 11 % der CLL-Patienten vorkommen [13].

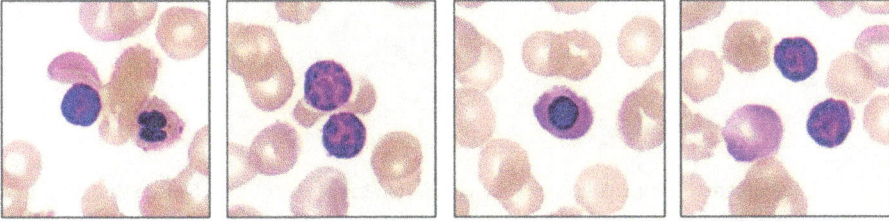

Abb. 7.21: Autoimmunhämolytische Anämie bei CLL mit polychromatischen Erythrozyten und Erythroblasten.

Die diagnostischen Kriterien einer CLL lassen sich wie folgt zusammenfassen:
1. persistierende Lymphozytose > 5000/µl über ein halbes Jahr
2. vorherrschend kleine, morphologisch reif wirkende Lymphozyten
3. typische B-Zellmarker (CD19+, CD20+, CD23+, CD5+)
4. Knochenmarkinfiltration (> 30 % Lymphozyten im Knochenmarksausstrichpräparat)

Bei der CLL lassen sich verschiedene morphologische und phänotypische Subtypen unterscheiden: Die häufigste Variante ist die „typische" CLL mit weniger als 10 % morphologisch abgrenzbaren „atypischen, vermutlich neoplastischen" Lymphozyten und 90 % morphologisch eher unauffälligen Zellen.

7.3.2 Prolymphozytenleukämie (PLL)

Von einer Prolymphozytenleukämie (PLL), einer Varianten der CLL (Abb. 7.22 und 7.23), spricht man, wenn die morphologisch größeren Zellen (10–18 µm) einen Anteil von mehr als 55 % ausmachen. Prolymphozyten imponieren durch einen zentralen ovalen bis runden Kern. Das Zytoplasma ist breiter und blasser als bei klassischen CLL-Zellen. Das Chromatin ist weniger verdichtet, wodurch die zentralen Nukleoli plastisch hervortreten. Zytogenetische Aberrationen (z. B. eine 17p13-Deletion) sind nicht selten. Die B-PLL verläuft prognostisch ungünstiger als die B-CLL.

Die atypische Mischform („mixed CLL/PLL") zeichnet sich durch einen Anteil von > 10 bis 55 % Prolymphozyten aus.

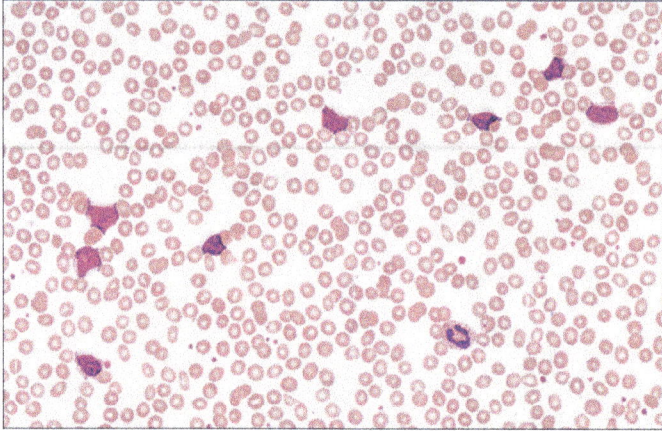

Abb. 7.22: Peripheres Ausstrichbild einer Prolymphozyten-Leukämie (B-PLL). Typisch sind die prominenten Nukleolen.

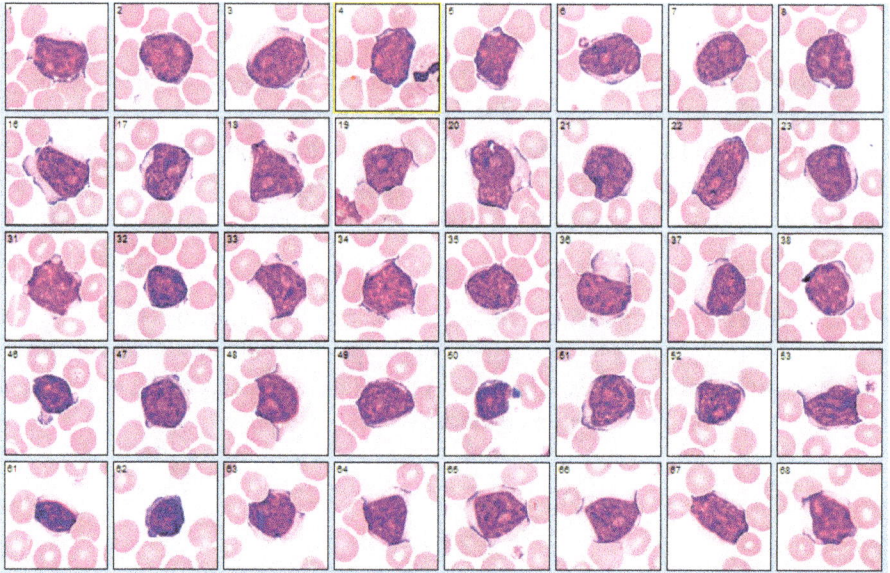

Abb. 7.23: Mithilfe des „Diffmasters" sortierte Prolymphozyten einer B-PLL mit auffallend großen prominenten und im Zentrum der Zellen positionierten Nukleoli.

7.3.3 Differenzialdiagnose der CLL: Polyklonale B-Lymphozytose (PPBL)

Eine CLL ist von der seltenen Variante einer persistierenden polyklonalen B-Lymphozytose (PPBL) abzugrenzen (Abb. 7.24). Charakteristisch sind der stabile morphologische Nachweis binukleärer CD5- und CD13-negativer Lymphozyten sowie ein meistens erhöhter IgM-Spiegel. Die PPBL wird häufig bei langjährigen starken Raucherinnen beobachtet. Nach Einstellen des Rauchens kann sich das Blutbild normalisieren, allerdings entwickeln sich bei einem geringen Anteil der Betroffenen B-Zell-Neoplasien [14].

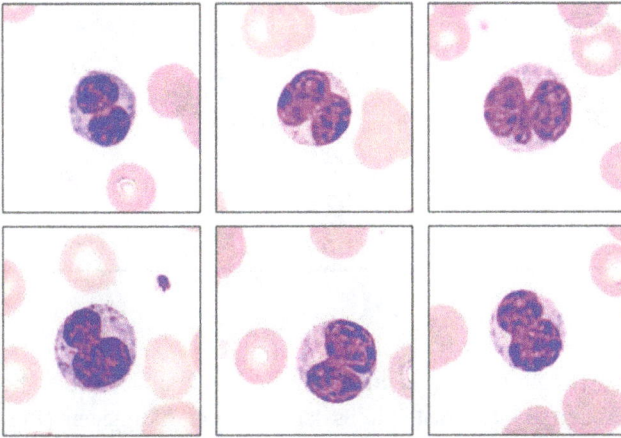

Abb. 7.24: Binukleäre Lymphozyten bei einer polyklonalen B-Lymphozytose (PPBL).

7.3.4 Morphologie fakultativ leukämisch verlaufender Lymphome

Neben dem oben beschriebenen chronisch leukämisch verlaufenden B-Zell-Lymphom (CLL) können einige Lymphome morphologisch schon relativ früh im Blutausstrich nachgewiesen werden (Tab. 7.3), obwohl lymphatische Gewebe wie Lymphknoten, Knochenmark, Milz, aber auch die Haut die eigentlichen Orte ihrer Erstmanifestation darstellen.

Tab. 7.3: Häufigkeit des leukämischen Verlaufs von Lymphomen in einem hämatologisch-onkologischen Zentrum.

Art des Lymphoms	leukämischer Anteil	[%]
Marginalzonen-Lymphom	8/10	80
Lymphome hoher Malignität (NOS)	1/2	50
Mantelzell-Lymphom (MCL)	11/23	48
Burkitt-Lymphom	2/5	40
diffuse großzellige B-Zell-Lymphome	12/38	32
reifzellige T- und NK-Zell-Lymphome	6/20	30
Lymphome niedriger Malignität (NOS)	5/18	28
Follikuläres Lymphom	9/46	20
lymphoplasmozytisches Lymphom	2/21	10
kleinzelliges Lymphom	1/10	10
insgesamt	**57/197**	**29**

Follikuläres Lymphom

Das follikuläre Lymphom hat eine mittlere Inzidenz von etwa 3,2 auf 100.000, die mit dem mittleren und höheren Alter ansteigt. Es ist eines der häufigsten Non-Hodgkin-Lymphome. Es wurde in der früheren Klassifikation auch als Zentrozytisch-zentroblastisches Lymphom bezeichnet. Es manifestiert sich zunächst in den Lymphknoten, dann in Leber und Milz und geht später in eine leukämische Phase über (Abb. 7.25). In den Anfangsphasen zirkulieren die Lymphomzellen nur selten im peripheren Blut. Sie sind eher klein und besitzen nur einen sehr schmalen Zytoplasmasaum. Von daher ist bei der morphologischen Erstdiagnose differenzialdiagnostisch auch an eine CLL oder an ein Mantelzell-Lymphom zu denken. Es fehlen allerdings Gumprecht'sche Kernschatten.

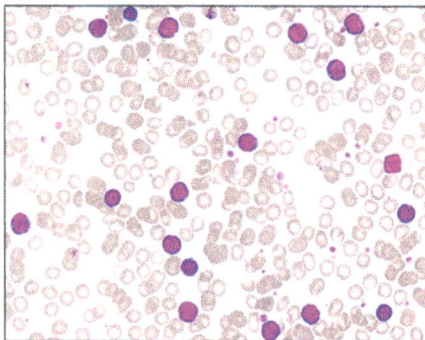

Abb. 7.25: Ausstrichbild bei leukämischer Aussaat eines follikulären Lymphoms. Im Gegensatz zur CLL fehlen Kernschatten. Bei einigen Zellen sind auch bei dieser Vergrößerung schon morphologische Charakteristika wie tiefe Kerneinziehungen zu erkennen.

Die Kerne des follikulären Lymphoms können insbesondere in der leukämischen Phase Einkerbungen und tiefe, enge Spalten erkennen lassen (Abb. 7.26). Die größeren Zellen sind auffallend pleomorph. Manche Kerne weisen Nukleolen auf. Letztlich handelt es sich bei der Morphologie dieser Lymphomzellen um eine Mischung aus Zentrozyten und Zentroblasten. Es besteht eine enge Beziehung zum diffusen großzelligen B-Zell-Lymphom (DLBCL, s. Kapitel 8). Die Lymphomzellen exprimieren CD19, CD20, CD22, sIg (Oberflächen-Immunglobulin) und in 60 % auch CD10. Ein wesentliches Kennzeichen ist die chromosomale Translokation t(14;18) und die Überexpression des anti-apoptotischen Proteins BCL2.

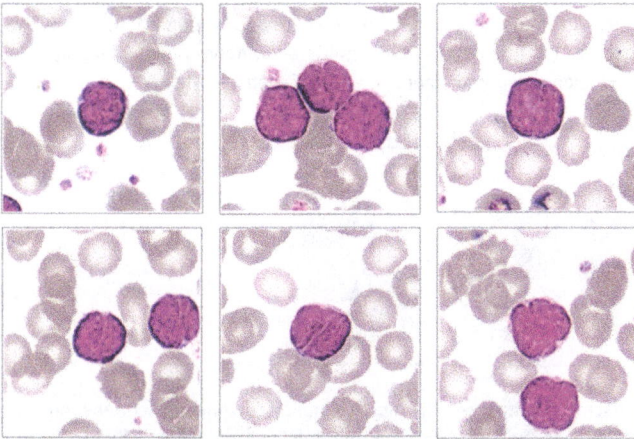

Abb. 7.26: Zellen eines leukämisch verlaufenden follikulären Lymphoms mit tiefen Kernfurchungen sowie Spalten und Kerbungen des Zellkerns. Das Chromatin wirkt unruhig schollig mit kleinen angedeuteten Nukleolen.

Mantelzell-Lymphom

Zu den Lymphomen, die durchaus mit einer leukämischen Ausschwemmung einhergehen können, gehört das Mantelzelllymphom, dessen relativ große Zellen einen bis zu 12 µm große Kern haben, der eingekerbt bzw. eingeschnitten oder gefalzt sein kann. Das Chromatin ist aufgelockert, aber nicht blastenartig verändert (Abb. 7.27 und 7.28).

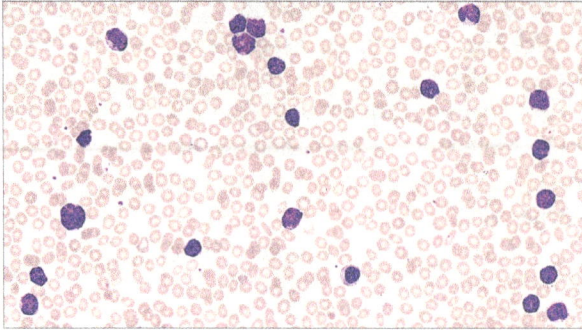

Abb. 7.27: Leukämisches Mantelzell-Lymphom mit unterschiedlich großen Lymphozyten. Die kleineren Zellen haben einen unregelmäßig konturierten Kern. Die größeren Lymphozyten haben polymorphe Kerne mit tiefen engen Einziehungen und einer zerklüftete Zelloberfläche.

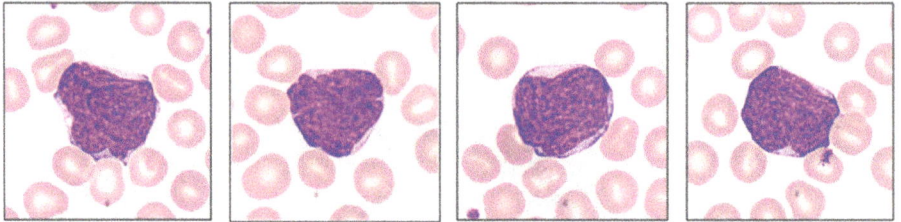

Abb. 7.28: Atypische, neoplastische Lymphozyten, die morphologisch den oben beschriebenen Mantelzell-Lymphomzellen entsprechen. Der Zellkern vermittelt den Eindruck, zu groß für die Zelle zu sein: „Um hineinzupassen, faltet er sich in die Zelle hinein".

7.3.5 Splenische Lymphome

Zu den splenischen Lymphomen gehören die beiden häufig leukämisch verlaufenden villösen Lymphome: das splenische Marginalzonen-Lymphom und die Haarzell-Leukämie sowie ihre Variante. Die villösen zytoplasmatischen Strukturen sind beim splenischen Marginalzonen-Lymphom polar ausgerichtet, bei der Haarzell-Leukämie und ihrer Variante umgeben sie die Zelle zirkulär.

Haarzell-Leukämie (HCL)

Die Haarzell-Leukämie [15] geht mit einer zunehmenden Panzytopenie und einer Splenomegalie einher. Charakteristisch, aber nicht beweisend ist eine Monozytopenie („Monozytenfenster"). Die haarigen, „ausgefransten" Zytoplasmafortsätze umgeben die gesamte Zelle. Der Zellkern ist eher oval und das Zytoplasma ist gräulich basophil (Abb. 7.29 und 7.30). Häufig gelingt es bei der Knochenmarkpunktion nicht,

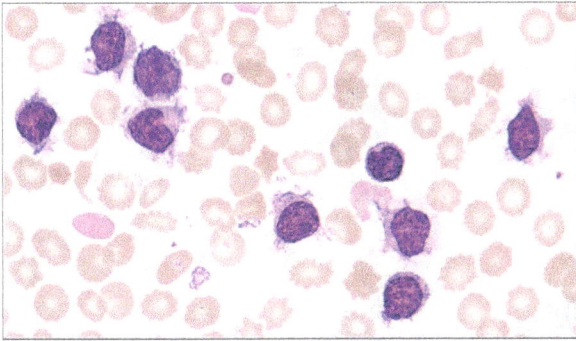

Abb. 7.29: Peripherer Blutausstrich einer Haarzell-Leukämie.

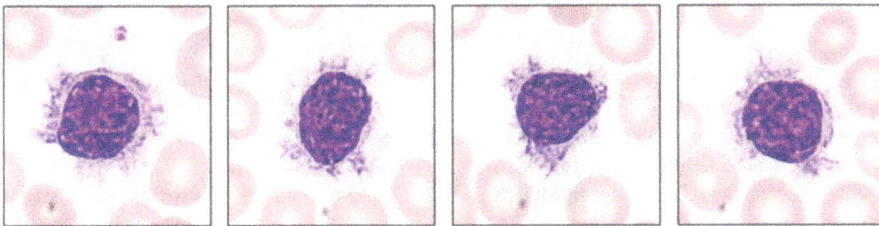

Abb. 7.30: Haarzellen mit ausgefransten villösen Zytoplasmaausläufern, die die Zelle zirkulär umgeben.

Material zu gewinnen, was mit einer starken Faserbildung (Retikulin) zusammenhängt. Man spricht dann von einer „Punctio sicca", die auch bei der primären Myelofibrose häufig ist. Hilfreich ist in einem solchen Fall das Anfertigen von Abrollpräparaten indem man die Knochenmarksstanze über einen Objektträger streicht bzw. „rollt". Früher wurde die tartratresistente saure Phosphatasefärbung (TRAP) der Haarzellen zur Sicherung der morphologischen Diagnose durchgeführt. Sie ist allerdings heute durch die Immunphänotypisierung mit den Oberflächenmarkern CD19, 20, 22, 25 und CD103 ersetzt worden. Spezifisch ist auch eine Mutation im BRAF-Gen (BRAF V600E), die allerdings nicht bei der Variante der Haarzellenleukämie (HCLv) nachgewiesen werden kann.

Die Variante der Haarzell-Leukämie (HCLv) (Abb. 7.31) unterscheidet sich morphologisch und immunphänotypisch von der klassischen HCL durch ein z. T. weites, teilweise glatt begrenztes Zytoplasma. Der Zellkern weist deutlich erkennbare Nukleolen auf. Im Differenzialblutbild sind Monozyten vorhanden, die bei der klassischen Form weitgehend fehlen. Den neoplastischen Zellen fehlen die Oberflächenmarker CD23 und CD25.

Die Variante der Haarzell-Leukämie hat eine schlechtere Prognose. Die für die klassische, prognostisch günstigere Haarzell-Leukämie typische BRAF-Gen-Mutante fehlt der Variante ebenso wie die Hemmung der Saure-Phosphatase-Färbung durch Tartrat.

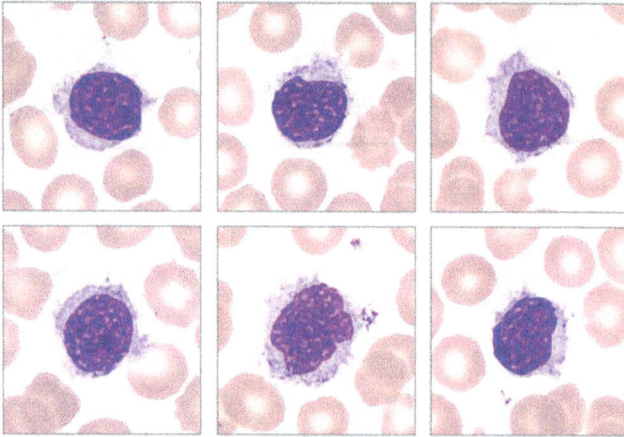

Abb. 7.31: Variante der Haarzell-Leukämie (HCLv). Die Zellen sind weniger „behaart", z. T. sind die zytoplasmatischen Ausziehungen gröber und weniger weit ausgezogen (plumper) als bei der feineren ausgefransten Behaarung der klassischen Haarzell-Leukämie. Das Kernchromatin lässt kleine Nukleolen erkennen. Differenzialdiagnostisch ist der vorhandene Monozytenanteil im Differenzialblutbild zu erwähnen, der bei der eigentlichen Haarzell-Leukämie häufig nicht vorhanden ist („Monozytenfenster").

Das splenische B-Zell-Lymphom (Splenisch villöses Marginalzonenlymphom)

Wenn die Zellen kurze „haarige" Zytoplasmaausziehungen erkennen lassen, die weniger ausladend, sondern eher kompakter wirken und die vornehmlich an einem Zellpol zu erkennen sind (Abb. 7.32), ist differenzialdiagnostisch an ein splenisches B-Zell-Lymphom (splenisch villöses Marginalzonenlymphom) zu denken [16]. Dieses splenisch-villöse B-Zell-Lymphom geht wie auch die anderen villösen Lymphome mit einer ausgeprägten Milzvergrößerung einher. Die Lymphknoten sind auch bei diesem Lymphom nicht beteiligt. Die im peripheren Blutbild nachweisbaren („villösen") Lymphomzellen unterscheiden sich immunphänotypisch von den Haarzellen dadurch, dass der Marker CD103 nicht exprimiert wird.

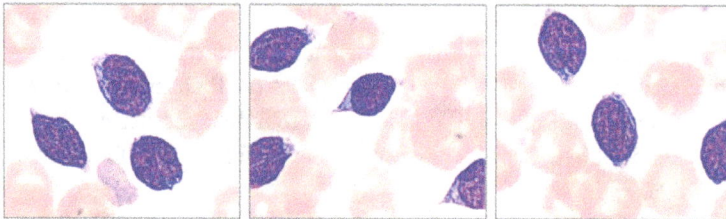

Abb. 7.32: Zellen eines splenischen B-Zell-Lymphoms mit plumpen zytoplasmatischen „villösen" Ausziehungen an den Zellpolen.

7.3.6 T-Zell-Lymphome

T-Zell-Prolymphozytenleukämie (T-PLL)

Die seltene T-Zell-Prolymphozytenleukämie wurde früher als Pendant der B-CLL betrachtet und vornehmlich als „T-CLL" aus Japan berichtet. Die Fortschritte in der phänotypischen Zuordnung haben aber gezeigt, dass sie nicht auf reife T-Lymphozyten, sondern auf Vorläufer-T-Zellen zurückzuführen ist [17]. Die T-Prolymphozyten sind kleiner und pleomorpher als die B-Prolymphozyten. Die unregelmäßig geformten Zellkerne erinnern teilweise an Kleeblätter oder Blumenblüten („Flower-Cells"). Der Anteil des mäßig basophilen Zytoplasmas ist geringer und kann blasenförmige Vorwölbungen zeigen. Der im Vergleich zu B-Prolymphozyten weniger auffällig prominente, zentrale Nukleolus kann fehlen (Abb. 7.33). Als T-Zell-Lymphom exprimieren die Zellen typische T-Zellmarker wie CD2, CD3 und CD7. Insgesamt hat die T-PLL eine ungünstige Prognose.

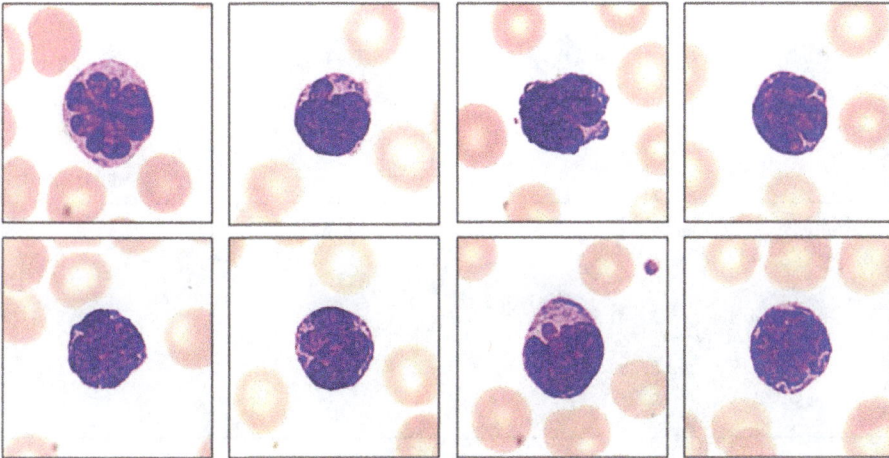

Abb. 7.33: T-PLL: Kleine T-Lymphozyten mit irregulärer Kernform, kleeblatt- oder blumenblütenartig, sogenannte Flower-Cells. Die Nukleoli sind nur angedeutet und nicht prominent wie bei der B-PLL. In der oberen Reihe erkennt man an einer prolymphozytären T-Zelle eine blasenartige Vorwölbung.

Mycosis fungoides/Sézary-Syndrom

Die Mycosis fungoides und das Sézary-Syndrom werden als klassische kutane Lymphome vornehmlich in Differenzialblutbildern aus der Hautklinik diagnostiziert [18]. Lange Zeit hielt man beide für eine identische Erkrankung mit unterschiedlicher Verlaufsform. Die Mycosis fungoides war demnach die topische und das Sézary-Syndrom die leukämische Verlaufsform eines reifen T-Zell-Lymphoms. Inzwischen werden beide als eigenständige Lymphomentitäten klassifiziert. Die Erkrankung ist ausgesprochen selten. Männer im mittleren Alter sind häufiger betroffen als Frauen. Von der malignen Transformation sind hauptsächlich CD4-positive Helferzellen betroffen, so dass das CD4/CD8-Verhältnis größer als 10 sein kann.

Morphologisch sind die Lymphomzellen des Sézary-Syndroms und der Mycosis fungoides nicht zu unterscheiden. Während sich letztere in der Haut als Plaques oder Knoten manifestiert, ist das Sézary-Syndrom durch eine erythrodermale und eine leukämische Phase charakterisiert. Die Zellen der Mycosis fungoides sind kleine neoplastische Lymphozyten mit gefurchten Kernen und klumpigen Chromatin, die einen schmalem Zytoplasmasaum haben. Die morphologische Erkennung der unterschiedlich großen typischen „Sézary-Zellen" (Abb. 7.34) ist schwierig und die Beurteilung solcher Zellen variiert deutlich zwischen den einzelnen Untersuchern. Von daher ist die Durchflusszytometrie zur Untersuchung des Expressionsmusters der Oberflächenmarker heute der Goldstandard [19]. Der klassische Phänotyp trägt die Marker CD2, CD5, CD4 und CD8; CD7 wird in der Regel nicht exprimiert.

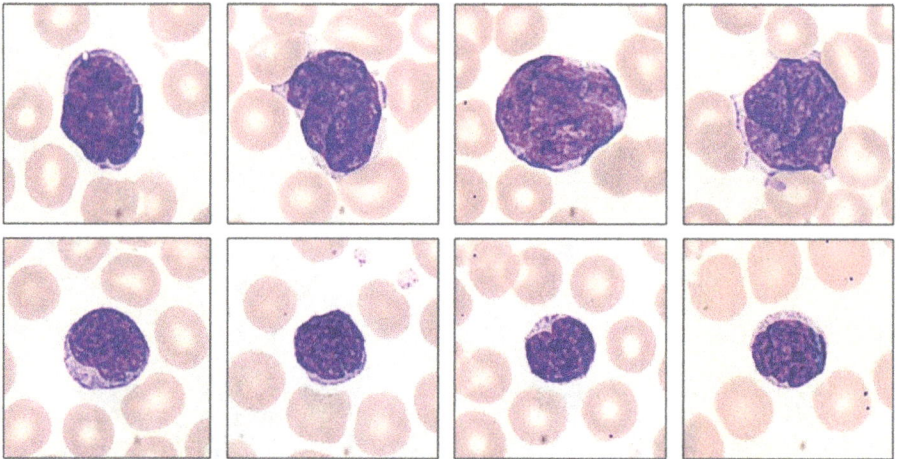

Abb. 7.34: Sézary-Zellen vom Großzell-Typ sind in der oberen Reihe, die vom Kleinzell-Typ in der unteren Reihe abgebildet. Die Kerne wirken zerklüftet und von Rillen durchfurcht oder auch gefaltet, sodass das Relief gelegentlich an Gehirnwindungen erinnert.

Die morphologisch charakteristisch geformten Zellkerne erinnern mit ihren unregelmäßigen und teilweise deutlich gefurchten Kernstrukturen an das Bild eines Gehirns mit den erkennbaren Gehirnwindungen, den „Gyri". Daher spricht man bei solchen Zellkernen von einer „gyriformen" Kernstruktur (Abb. 7.35). Der Anteil an Zellen mit dieser typischen morphologischen Konfiguration macht allerdings nicht mehr als 5 % der Zellen dieses Lymphoms aus. Hinzu kommt, dass Lymphozyten mit gyriformer Kernform nicht spezifisch für das Sézary-Syndrom sind, sondern auch bei Patienten mit gutartigen inflammatorischen Erkrankungen und sogar im Blut gesunder Individuen gefunden werden [20].

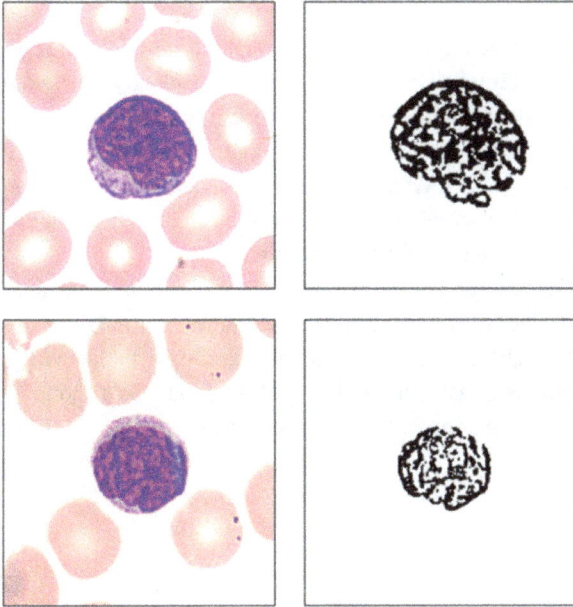

Abb. 7.35: Gyriforme bzw. zerebriforme Strukturen der Zellkerne von Sézary-Zellen, die in der Schwarz-Weiß-Darstellung der Kerne deutlicher erkennbar sind.

7.3.7 Plasmazellneoplasien

Lymphoplasmozytisches Lymphom (Immunozytom)

Das Immunozytom geht in etwa 30 % mit der Bildung eines monoklonalen IgM-Paraproteins einher. Es entsteht durch die monoklonale Vermehrung von plasmozytischen B-Lymphozyten. Diese Erkrankung wurde früher als Morbus Waldenström bezeichnet.

Plasmazellmyelom (Plasmozytom, Multiples Myelom)

Davon zu unterscheiden ist das Plasmazellmyelom (Plasmozytom, Multiples Myelom), das sich im Knochenmark aus neoplastisch veränderten Plasmazellen entwickelt. Da die Myelomzellen ebenfalls ein monoklonales Paraprotein vornehmlich vom IgG- oder IgA-Typ sezernieren, fallen sie durch die Geldrollenbildung („Rouleauxphänomen") der Erythrozyten auf, noch bevor Plasma- bzw. Myelomzellen in der Peripherie zirkulieren. Die Multiplen Myelome haben ihren Namen von ihrem biologischen Verhalten, multiple Lymphomherde ausgehend vom Plasmazellmyelom zu bilden.

Früher wurde das Plasmazellmyelom als Plasmozytom bezeichnet, wenn die neoplastischen Plasmazellen einen lokalisierten Tumor, das Plasmozytom, bildeten. Als multiples Myelom bezeichnete man dagegen einen disseminierten Plasmazelltumor. Auch wenn sich das klinische Bild unterscheidet, so gibt es morphologisch keine Unterschiede der involvierten Plasmazellen. Daher spricht man von Myelomzellen und bezeichnet die Neoplasie als Plasmazellmyelom. Wie auch beim lymphoplasmozytischem Lymphom ist die Ausstrichfähigkeit des Blutes bei einem Plasmzellmyelom durch den vermehrten Gehalt an Paraprotein vermindert. Hinzu kommt die Überfärbung des Ausstrichpräparates durch den erhöhten Proteingehalt, auf die schon an anderer Stelle hingewiesen wurde (Kapitel 1). Weitere indirekte Zeichen eines Multiplen Myeloms können eine Leuko- und Thrombopenie, eine Linksverschiebung sowie das vermehrte Auftreten von Erythroblasten im peripheren Blut sein.

Myelomzellen (Abb. 7.36) zirkulieren selten und wenn, dann allenfalls in niedriger Zahl. Morphologisch sind diese durch die Unreife ihres Kerns mit aufgelockertem Chromatin, das Nukleolen durchscheinen lässt, und eine große Kern-Plasma-Relation gekennzeichnet. Das Zytoplasma ist weniger basophil und eine Golgi-Zone ist häufig zu erkennen. Die Myelomzellen können Doppelkerne aufweisen.

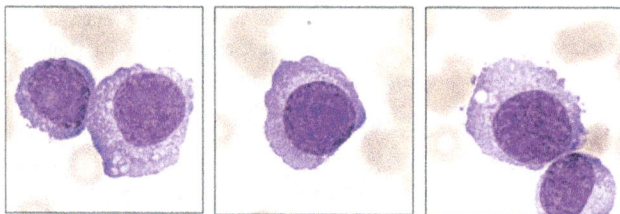

Abb. 7.36: Polymorphe Myelomzellen mit großem randständigem Kern und perinukleärer Aufhellung.

Plasmazell-Leukämie

Die Plasmazell-Leukämie ist eine seltene und aggressive Form einer Leukämie mit Plasmazelldyskrasie, die entweder primär oder sekundär infolge eines Multiplen Myeloms im Spätstadium entstehen kann [21]. Sie wird unter anderem über die absolute Zahl von $2 \times 10^9/l$ Plasmazellen und einem 20%igen Anteil der Plasmazellen an den im Blut zirkulierenden Leukozyten (Ausstrichdifferenzierung) definiert. Diese Festlegung wird kontrovers diskutiert, da hohe Plasmazellzahlen auch bei schweren Infektionen, wie bei der Mononukleose und bei der Überempfindlichkeitsreaktion vom Typ III (Immunkomplex- oder Serumkrankheit) auftreten können. In der Literatur gibt es darüber hinaus Berichte über eine benigne polyklonale Plasmazytose. Daher wird für die Diagnosestellung der immunphänotypische Nachweis der Klonalität der Plasmazellvermehrung gefordert [22].

Bei einer Plasmazell-Leukämie sind die neoplastischen Zellen durch eine unterschiedliche Zellgröße und Zellform, eine variable Basophilie des Zytoplasmas sowie durch ein unreifes Chromatinmuster gekennzeichnet, andere Zellen gleichen reifen unauffälligen Plasmazellen (Abb. 7.37). Man findet auch häufiger Einschlüsse von Russel-Körpern (Abb. 7.5g, h). Ein weiteres Kriterium kann die Rouleaux- bzw. Geld-

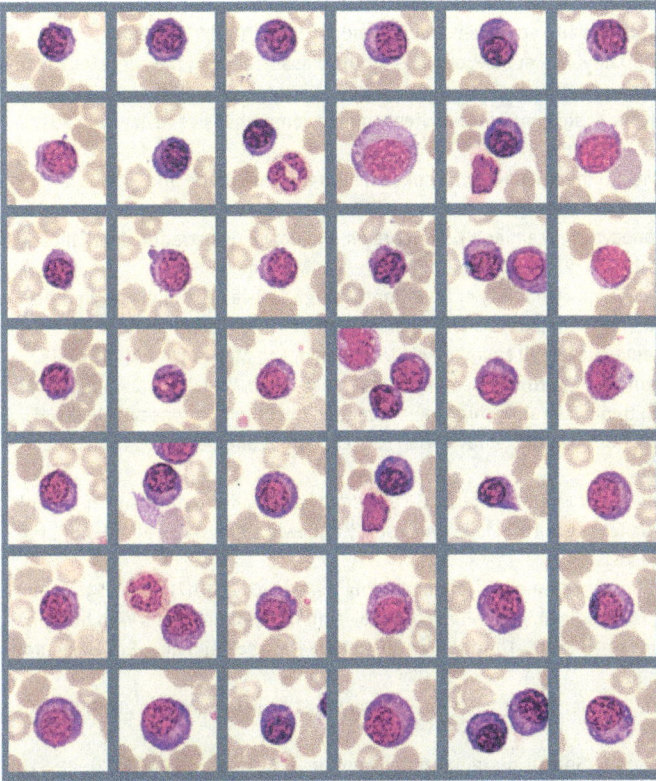

Abb. 7.37: Peripheres Blutbild (Plasmazellsortierung) einer sekundären Plasmazellenleukämie bei fortgeschrittenem Multiplen Myelom (Plasmazellmyelom).

rollenbildung der Erythrozyten sein. Die primäre und die Myelom-assoziierte sekundäre Plasmazell-Leukämie unterscheiden sich durch das Mutagenitätsmuster, d. h., dass sich beide Entitäten sowohl klinisch als auch genetisch unterscheiden.

Literatur

Die Inhalte dieses Kapitels beziehen sich auf die im Anhang des Buches benannten Lehrbücher und Monografien und auf die nachstehenden Literaturstellen, die auch zur weiterführenden Information empfohlen werden:

[1]   Weinberg SE, Behdad A, Ji P. Atypical lymphocytes in peripheral blood of patients with COVID-19. Br J Haematol. 2020;190(1):36–39.

[2]   van der Meer W, van Gelder W, Keijzer R de, Willems H. The divergent morphological classification of variant lymphocytes in blood smears. J Clin Path. 2007;60:838–839.

[3]   Baurmann H, Bettelheim P, Diem H, Gassmann W, Nebe T. Lymphozytenmorphologie im Blutausstrich – Vorstellung einer überarbeiteten Nomenklatur und Systematik. J Lab Med. 2011;35 (5):261–270.

[4]   Arber DA, Orazi A, Hasserjian R, et al. The 2016 revision to the World Health Organization classi-
      fication of myeloid neoplasms and acute leukemia. Blood. 2016; 127(20):2391–2405.
[5]   Bennett JM, Catovsky D, Daniel MT, et al. Proposals for the classification of the acute leukaemi-
      as. French-American-British (FAB) co-operative group. Br J Haematol. 1976;33(4):451–458.
[6]   Terwilliger T, Abdul-Hay M. Acute lymphoblastic leukemia: a comprehensive review and 2017
      update. Blood Cancer J. 2017;7(6):e577.
[7]   Charles NJ, Boyer DF. Mixed-Phenotype Acute Leukemia: Diagnostic Criteria and Pitfalls. Arch
      Pathol Lab Med. 2017;141(11):1462–1488.
[8]   Hallek M. Chronic lymphocytic leukemia: 2017 update on diagnosis, risk stratification, and
      treatment. Am J Hematol. 2017;92(9):946–965.
[9]   Gulati G, Ly V, Uppal G, Gong J. Feasibility of Counting Smudge Cells as Lymphocytes in Diffe-
      rential Leukocyte Counts Performed on Blood Smears of Patients With Established or Suspected
      Chronic Lymphocytic Leukemia/Small Lymphocytic Lymphoma. Lab Med. 2017;48(2):137–147.
[10] Diem H, Binder T, Bettelheim P. Kernschatten im Blutausstrich. J Lab Med 2005; 29(5):333–334.
[11] Al-Sawaf O, Robrecht S, Bahlo J, et al. Richter transformation in chronic lymphocytic leukemia
      (CLL)-a pooled analysis of German CLL Study Group (GCLLSG) front line treatment trials. Leuke-
      mia. 2021;35(1):169–176.
[12] Parikh SA, Rabe KG, Call TG, et al. Diffuse large B-cell lymphoma (Richter syndrome) in patients
      with chronic lymphocytic leukaemia (CLL): a cohort study of newly diagnosed patients. Br J Hae-
      matol. 2013;162(6):774–782.
[13] Brodsky RA. Warm Autoimmune Hemolytic Anemia. N Engl J Med. 2019;381(7):647–654.
[14] Mossafa H, Malaure H, Maynadie M, et al. Persistent polyclonal B lymphocytosis with binuclea-
      ted lymphocytes: a study of 25 cases. Groupe Français d'Hématologie Cellulaire. Br J Haematol.
      1999;104(3):486–493.
[15] Kreitman RJ. Hairy cell leukemia: present and future directions. Leuk Lymphoma. 2019; 60
      (12):2869–2879.
[16] Oscier D, Owen R, Johnson S. Splenic marginal zone lymphoma. Blood Rev. 2005;19(1):39–51.
[17] Collignon A, Wanquet A, Maitre E, et al. Prolymphocytic Leukemia: New Insights in Diagnosis
      and in Treatment. Curr Oncol Rep. 2017;19(4):29.
[18] Hwang ST, Janik JE, Jaffe ES, Wilson WH. Mycosis fungoides and Sézary syndrome. Lancet.
      2008;371(9616):945–957.
[19] Pulitzer MP, Horna P, Almeida J. Sézary syndrome and mycosis fungoides: An overview, inclu-
      ding the role of immunophenotyping. Cytometry B Clin Cytom. 2021;100(2):132–138.
[20] Vonderheid EC, Pena J, Nowell P. Sézary cell counts in erythrodermic cutaneous T-cell lympho-
      ma: implications for prognosis and staging. Leuk Lymphoma. 2006;47(9):1841–1856.
[21] Albarracin F, Fonseca R. Plasma cell leukemia. Blood Rev. 2011;25(3):107–112.
[22] Gundesen MT, Lund T, Moeller HEH, Abildgaard N. Plasma Cell Leukemia: Definition, Presentati-
      on, and Treatment. Curr Oncol Rep. 2019;21(1):8.

8 Neugeborenen- und Kinderblutbilder

Das Blut des Fötus muss sich nach der Geburt an die neue Situation der eigenständigen Atmung und der Blutbildung im Knochenmark anstelle von Leber und Milz erst einmal anpassen. Dabei handelt es sich um relativ schnell aufeinanderfolgende Veränderungen, die auch das morphologische Bild von Neugeborenenblut bestimmen.

8.1 Morphologische Auffälligkeiten im Neugeborenenblut

8.1.1 Das neonatologische rote Blutbild

Im Blutausstrich gesunder neugeborener Kinder (Abb. 8.1) imponieren zunächst noch hyposplene Merkmale wie Howell-Jolly-Körper, Akanthozyten und Sphärozyten und auch gelegentlich Targetzellen, bedingt durch eine anfänglich noch bestehende Unreife von Milz und Leber. Auch kernhaltige Erythrozyten sind zahlreich vorhanden. Die Erythropoese ist in den ersten Tagen nach der Geburt deutlich erhöht, was auf einen prä- und perinatalen Sauerstoffmangel zurückzuführen ist, der eine vermehrte Bildung von Erythropoietin zur Folge hat. Das erklärt die bestehende Retikulozytose, die bis zu 6 oder auch 8 Wochen andauern kann und damit auch die auffällige Polychromasie der Erythrozyten. Die mittlere Erythrozytenüberlebenszeit beträgt im Vergleich zu älteren Kindern oder Jugendlichen zwar nur ca. 90 anstatt 120 Tage, dennoch sind die Erythrozytenzahl, der Hämoglobingehalt und der Hämatokrit nach der Geburt im Vergleich zu älteren Kindern oder Erwachsenen noch deutlich höher, was einer physiologischen Polyzythämie entspricht. Die hierdurch bedingte höhere Viskosität erschwert das optimale Ausstreichen des Blutes, sodass die Erythrozyten im Ausstrich dichter gepackt erscheinen. Auch die niedrige Blutsenkung (BSG) bei Neugeborenen ist Ausdruck der höheren Viskosität.

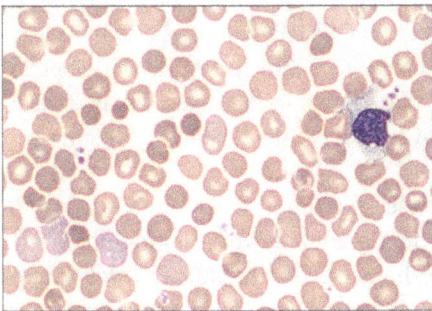

Abb. 8.1: Dichter Blutausstrich eines gesunden Neugeborenen mit Makrozyten, Sphärozyten, polychromatischen Erythrozyten sowie einem reaktiv veränderten Lymphozyten.

https://doi.org/10.1515/9783110664690-008

8.1.2 Das Differenzialblutbild bei Neonaten

Die Zahl der Leukozyten, also der Neutrophilen, der Lymphozyten und Monozyten, ist bei Neugeborenen ebenfalls erhöht (Tab. 8.1). Vorstufen bis zum Myelozyten sind nicht selten, aber sie sind in der Regel schon eine Woche nach der Geburt in der Peripherie nicht mehr nachweisbar. Die Erythroblasten, auf die schon hingewiesen wurde, sind bei gesunden Neugeborenen nach dem 4. Lebenstag im Ausstrich meist nicht mehr vorhanden. Wie aus der altersadaptierten Referenzwertetabelle 8.1 ersichtlich, ergeben sich auch quantitative Auffälligkeiten bei den Neugeborenen. Man spricht auch von einem „umgekehrten Differenzialblutbild", weil es sich von dem älterer Kinder und Erwachsener insofern unterscheidet, als der Lymphozytenanteil hoch ist und z. T. die Neutrophilen übertrifft. Der physiologische Ablauf ist dabei wie folgt: Die Leukozyten bzw. die Neutrophilen steigen in den ersten 12 Stunden nach der Geburt deutlich an, um dann nach etwa 3 Tagen post partum wieder auf den Ausgangswert bei Geburt abzufallen. Zu diesem Zeitpunkt gehen auch die Lymphozyten auf ihren niedrigsten Wert zurück, steigen ab dem 4. Tag aber wieder deutlich an und liegen dann sogar über den Neutrophilenanteilen [1].

8.1.3 Neutrophilie und leukämoide Reaktionen bei Neugeborenen

Eine leukämoide Reaktion ist durch eine Leukozytenzahl von mehr als 30.000/µl in den ersten 2 bis 3 Tagen nach der Geburt und von mehr als 15.000/µl bis zum 28. Lebenstag definiert. Ein Anteil von mehr als 5 % myeloischer Vorstufen unabhängig von der Gesamtleukozytenzahl definiert ebenfalls eine leukämoide Reaktion beim Neugeborenen (Abb. 8.2). Diese sollte sich allerdings nach einigen Tagen wieder zurückbilden.

Bakterielle Infektionen führen in der Regel auch bei Neugeborenen zu einer Leukozytose. Allerdings kann bei Neugeborenen auch eine Neutropenie Ausdruck eines schweren bakteriellen Infektes mit Entwicklung einer Sepsis oder sogar eines septischen Schocks sein. Die Ursache liegt entweder im gesteigerten Verbrauch an Neutrophilen mit Entleerung der neutrophilen Reserven im Knochenmark oder einer Sequestrierung der Neutrophilen in den Lungenkapillaren. Daher sagen die angelsächsischen Neonatologen: „The blood count is of relatively little help in the diagnosis of sepsis in neonates".

Hier kann die Bestimmung des Verhältnisses von unreifen Neutrophilen (Myelozyten, Metamyelozyten und Stabkernigen) zur Gesamtzahl von Neutrophilen differenzialdiagnostisch hilfreich sein (I/T-ratio = Immature Neutrophils to Total Neutrophils Ratio). Das I/T-Verhältnis beträgt in den ersten 24 Stunden nach der Geburt 0,16, um dann in den folgenden 60 Stunden auf 0,12 abzusinken. Bei einem Neugeborenen mit einem I/T-Verhältnis von 0,6 besteht der dringende Verdacht auf eine Sepsis. In diesem Zusammenhang sei auf einen Fallbericht [2] verwiesen, bei dem

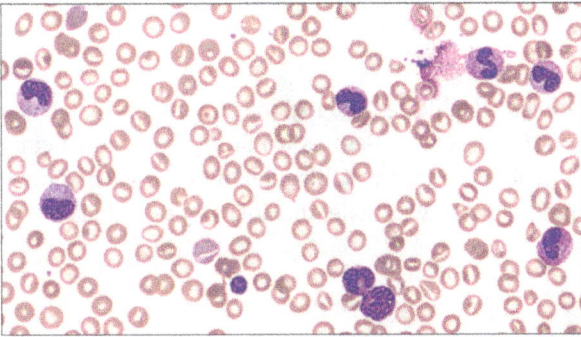

Abb. 8.2: Blutbild eines Neugeborenen mit Anämie (Anisozytose, Polychromasie und Poikilozytose mit Mikrozyten und Stomatozyten) und linksverschobener Myelopoese.

eine angeborene Pelger-Huët'sche Anomalie mit Kernsegmentierungsdefekt zu einem falsch hohen I/T-Verhältnis von 0,6 führte, da die z. T. nur angedeutet segmentierten Neutrophilen als unreife Vorstufen missdeutet wurden.

Bei klinischer Besserung des Neonaten mit fortbestehender Neutropenie [3] muss allerdings der Verdacht auf eine immun-vermittelte Ursache der erniedrigten Neutrophilenzahl geäußert werden. Einige kongenitale Syndrome wie z. B. das Kostmann-Syndrom gehen mit einem Reifungsstopp der Granulozytopoese auf der Promyelozytenebene einher, was durch Gabe von G-CSF und GM-CSF behoben werden kann.

Eine andere Auffälligkeit des neonatalen Blutbildes kann eine mehr oder weniger ausgeprägte Eosinophilie sein; die Häufigkeit einer solchen Erhöhung der Eosinophilen hat sogar zu der Bezeichnung „Eosinophilie der Frühreife" geführt. Offensichtlich ist sie mit anabolen Zuständen des Frühgeborenen assoziiert und wohl von eher benigner Natur. Mütterliche Ursachen sind Rauchen, Fieber und die intrapartale Verabreichung von Oxytocin- und Dexametason. Fetale Faktoren sind Asphyxie oder andere Hypoxien unter der Geburt, Schmerz, Hypoglykämien, Krampfanfälle und Infektionen sowie Ventrikelblutungen und Mekonium-Aspiration.

8.2 Morphologische Auffälligkeiten im Blutausstrich von Frühgeborenen

Bei Frühgeborenen ist der postnatale Abfall des Hämoglobins dramatischer als bei zum Termin geborenen Kindern. Hinzu kommt, dass es bei Frühgeborenen zu einer deutlichen Vermehrung des Blutvolumens kommt („bleeding into the circulation"). Es bestehen ausgeprägtere hyposplenische Merkmale, die über mehrere Monate persistieren können.

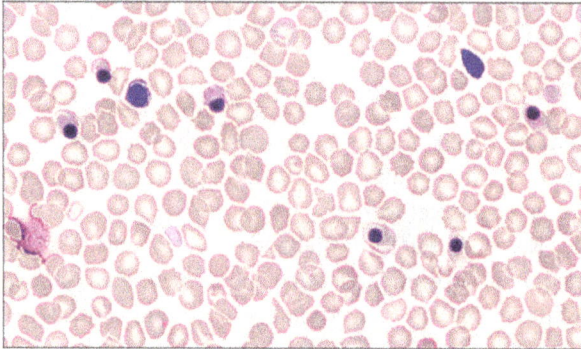

Abb. 8.3: Blutausstrich eines Frühgeborenen mit Erythrozytose, polychromatischer Poikilozytose und erhöhter Zahl der Erythroblasten.

Das Frühgeborenenblut ist durch eine höhere Zahl an kernhaltigen Erythrozyten (Abb. 8.3) sowie granulozytären Vorstufen wie Metamyelozyten, Myelozyten, Promyelozyten und auch Myeloblasten charakterisiert (Abb. 8.4). Zwei bis drei Wochen nach Geburt entwickelt sich häufig eine Eosinophilie, deren Ausbleiben als prognostisch ungünstiges Zeichen bewertet wird.

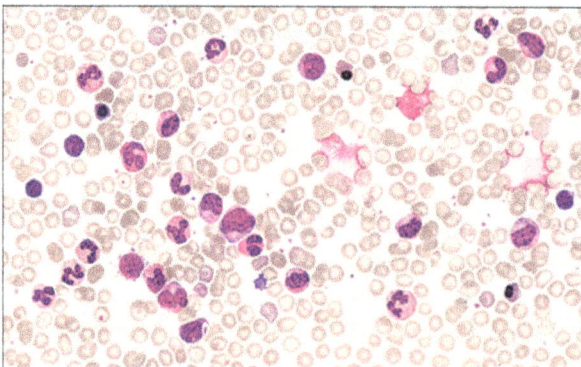

Abb. 8.4: Peripherer Blutausstrich eines Frühgeborenen mit myeloischen Vorstufen.

8.3 Anämien

Bei den Anämien im Neugeborenen- und Kleinkindesalter [4] handelt es sich in erster Linie um angeborene Anämien, während die erworbenen Anämien, insbesondere die Mangelanämien, in dieser Altersgruppe vorwiegend in der Dritten Welt eine große Rolle spielen. Aber auch bei einseitiger, z. B. veganer Ernährung, sieht man Mangelanämien auch bei uns schon im Kleinkindesalter. Wie bereits erwähnt, ist die Überlebenszeit der Erythrozyten des Neugeborenen physiologischerweise auf 80–100 Tage (normal 100–120 Tage) verkürzt. Bei Frühgeborenen beträgt sie sogar nur 60–80 Tage. Das hängt möglicherweise mit einer erhöhten Empfindlichkeit der Membran gegen Sauerstoffradikale oder mit der Instabilität des fetalen Hämoglobins zusammen, welches erst im Alter von ca. 6 Monaten vollständig in adultes Hämoglobin umgewandelt wird. Postnatal ist eine hämolytische Anämie durch ein gegenüber dem alterskorrigierten Referenzwert erniedrigtes Hämoglobin, durch eine Retikulozytose und eine Erhöhung des indirekten Bilirubins charakterisiert. Der Ausstrich von Neugeborenenblut kann irreführend sein, da der relative Hyposplenismus des Neugeborenen mit Targetzellen, Howell-Jolly-Körperchen, Siderozyten und anderen z. T. bizarren Veränderungen der Erythrozyten einhergehen kann, ohne dass eine hämolytische Anämie vorliegt.

8.3.1 Alloimmunhämolytische Anämie

Die durch plazentagängige mütterliche Alloantikörper (IgG) ausgelöste Hämolyse beim Neugeborenen ist aufgrund der vorgeschriebenen Anti-D-Prophylaxe (Rhesusprophylaxe) sehr selten geworden. Sie kann gelegentlich auch bei einer ABO-Inkompabilität auftreten und ist durch eine auffällige Sphärozytose gekennzeichnet. Allerdings ist dabei zu beachten, dass bei Neugeborenen schon unter Normalbedingungen im Ausstrich Sphärozyten vorhanden sind. Bei der Differenzierung sind ein positiver Coombs-Test und der direkte Antikörpernachweis hilfreich.

8.3.2 Kongenitale dyserythropoetische Anämie (CDA)

Bei den kongenitalen dyserythropoetischen Anämien (Typ I–III) handelt es sich um eine ineffektive und dysplastische Erythropoese, die durch eine deutliche Poikilozytose und Anisozytose gekennzeichnet ist. Die teilweise makrozytäre Anämie kann unterschiedlich stark ausgeprägt sein. Im Ausstrich finden sich unregelmäßig eingezogenen Zellen, einige z. T. binukleäre Erythroblasten, eine Polychromasie, Erythrozytenfragmente und basophile Tüpfelungen. Gelegentlich erkennt man auch sogenannte „pincer cells"; das sind Zellen, die entfernt an Pinzetten erinnern sollen [5], aber größtenteils eher pilzförmig aussehen („mushroom cells") (Abb. 8.5).

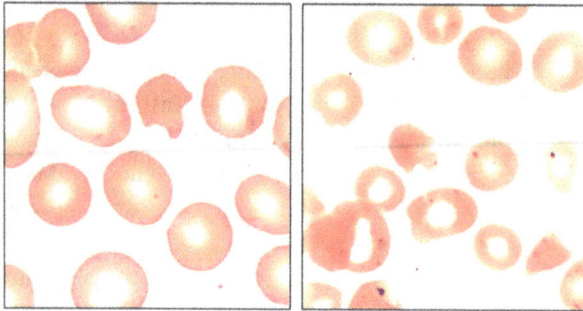

Abb. 8.5: Pilzförmiger Erythrozyt („mushroom" oder „pincer cell"). Man findet solche Zellen bei hereditärer Sphärozytose, bei Erythroleukämie und bei der kongenitalen dyserythropoetischen Anämie.

8.3.3 Korpuskuläre hämolytische Anämien

Wesentlichen Anteil an den hämolytischen Anämien des Kindesalters haben die angeborenen korpuskulären hämolytischen Anämien, deren Ursache auf Veränderungen des Erythrozyten selbst zurückzuführen sind. Den angeborenen Formen liegen entweder Membrandefekte, Enzymdefekte oder Hämoglobinveränderungen zugrunde.

Bei den Hämoglobinopathien handelt es sich um Störungen der Globulinkettensynthese (Mutationen der α-, β-, γ- und δ-Ketten), die zu strukturellen Veränderungen der Erythrozyten führen, wobei die Thalassämie eine Sonderrolle einnimmt, da die Ursache hierfür in einer Verminderung der Synthese einer Globinkette zu sehen ist. Da die Thalassämie häufig erst bei Jugendlichen und Erwachsenen diagnostiziert wird, wird diese angeborene Anämie ausführlich im Kapitel 5 behandelt. Zu den Hämoglobinopathien zählen die schon beschriebenen Thalassämien sowie die Sichelzellkrankheit, die HbC-Erkrankung und andere seltenere Veränderungen des Hämoglobinmoleküls.

Thalassämie

Die hämatologischen Veränderungen einer Thalassämie manifestieren sich aufgrund des Wechsels von fetaler zu adulter Blutbildung nicht vor dem 3. bis 6. Lebensmonat. Die unterschiedlichen Formen und die morphologischen Auffälligkeiten des roten Blutbildes bei einer Thalassämie sind im Kapitel 5 näher beschrieben. Häufig sieht man Patienten mit heterozygoter β-Thalassämie, die mit einer Sichelzellanämie in ebenfalls heterozygoter Ausprägung (Abb. 8.6) oder mit anderen angeborenen korpuskulären Anämien, wie z. B. der HbC-Erkrankung, kombiniert ist.

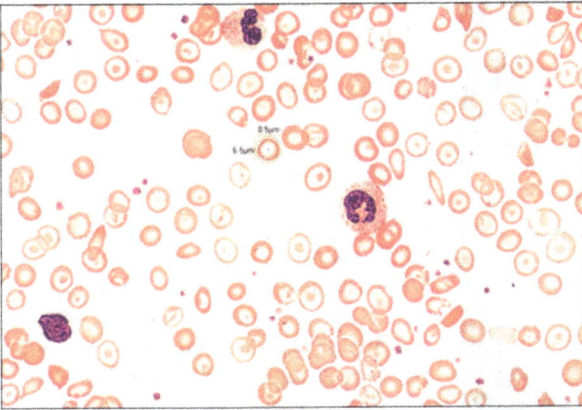

Abb. 8.6: Blutausstrich eines 7-jährigen Jungen mit einer doppelt heterozygoten HbS/β^0-Thalassämie mit eindrucksvoller Erythrozytenmorphologie: Anisozytose +++, Hypochromasie +++, Poikilozytose ++, Mikrozyten ++. Targetzellen +, Polychromasie ++, Sichelzellen +, Howell-Jolly-Körperchen +. Weitere Befunde: HbA$_2$: 4,0 %; HbF. 19 %; in der sauren Hb-Elektrophorese keine A-Bande; deutliche S-Bande und kräftige F-Bande. Kleines BB: Erythrozyten 3,13 × 10^{12}/l, Hb 3,9 mmol/l, Hkt 0,19, MCV 61,0 fl, MCH 1,25 fmol, MCHC 20,4 mmol/l, Retikulozyten 10,4 %. Eingeblendet ist der Maßstab für den Erythrozytendurchmesser (mittiges oberes Drittel), der verdeutlicht, dass es sich um eine mikrozytäre Anämie handelt.

Sichelzellanämie

Bei der Sichelzellerkrankung handelt es sich um eine korpuskuläre hämolytische Anämie, bei der eine angeborene Mutation der β-Ketten des Hämoglobins vorliegt. Sind alle β-Ketten betroffen, handelt es sich um die klinisch schwer verlaufende homozygote Form. Bei den im Zusammenhang mit zunehmender Migration in Deutschland diagnostizierten Fällen handelt es sich eher um die klinisch milder verlaufende heterozygote Form. Die sichelförmig verformten Erythrozyten können aggregieren und zu Kapillarverstopfungen und venösen Thrombosen führen. Die Folge können starke Schmerzattacken und multiple Organschäden wie ischämischer Schlaganfall, Milzinfarkt, Lungeninfarkt und Nierenversagen sowie Osteonekrose und Priapismus sein [6]. Da sich die Sichelformen bevorzugt bei niedrigem Sauerstoffpartialdruck ausbilden, kann man diese durch 24-stündige Lagerung der Blutprobe unter Sauerstoffabschluss provozieren (Sichelzelltest). Hierzu wird ein kleiner Tropfen Vollblut eingedeckelt und das Deckgläschen mit Kit oder Nagellack verschlossen (Abb. 8.7). Zusätzlich kann der Effekt der Sichelzellbildung durch Zugabe von Natriumdisulfit (Natriummetabisulfit) beschleunigt werden.

Interessanterweise tritt die Sichelzellanämie insbesondere in Malariagebieten häufig auf – offensichtlich sind insbesondere heterozygote Merkmalsträger vor schweren Verlaufsformen der Malaria geschützt, wobei entweder der Sauerstoffverbrauch der Erreger oder die Abgabe von Stoffwechselprodukten zur Bildung von Si-

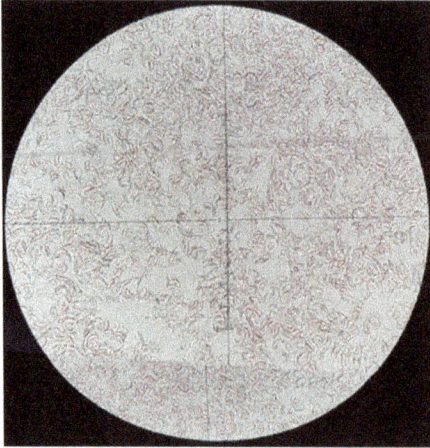

Abb. 8.7: Bluttropfen 24 Stunden unter Sauerstoffabschluss. Ein Tropfen Blut von einem Kind
mit Sichelzellanämie wurde mit einem Deckgläschen abgedeckt und mit Nagellack luftdicht
verschlossen. Nach Ablauf von 24 Stunden wurden die zu Sichelzellen veränderten Erythrozyten mit einer 50-fachen Vergrößerung fotografiert (Smartphone Samsung S7).

chelzellen führt, die dann mit dem aufgenommenen Erreger von der Milz abgebaut
werden. Andererseits entstehen bei der Bildung von Hämoglobinpolymeren toxi-
sches Hämine, wodurch die Malariaerreger abgetötet werden.

Heterozygote Sichelzellanämien sind häufig mit einer heterozygoten HbC-Erkrankung oder einer heterozygoten β-Thalassämie kombiniert (Abb. 8.8). Die Diagnose
solcher kombinierten Formen erfolgt mithilfe der Hämoglobinelektrophorese oder mit
der molekularen Untersuchungen vorliegender genetischer Defekte. Morphologisch
sind die Kombination einer heterozygoten Sichelzellanämie mit einer heterozygoten
β-Thalassämie oder mit einer HbC-Erkrankung nicht ganz einfach zu differenzieren.

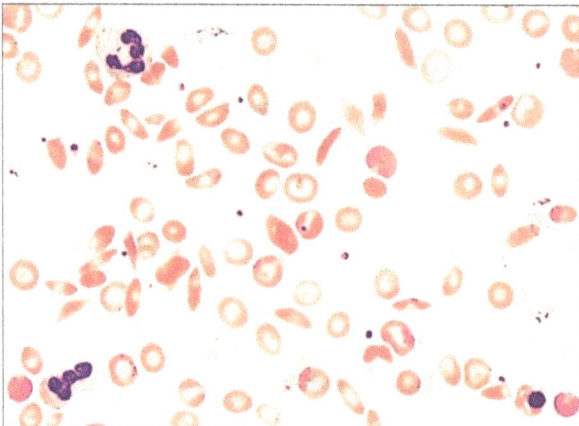

Abb. 8.8: Sichelzellanämie mit teils sichelförmigen, aber auch ovalen Erythrozyten, Targetzellen und
Sphärozyten sowie unterschiedlicher Verteilung des Hämoglobins in den Erythrozyten, sodass der
Verdacht auf eine Kombination mit einer Thalassämie oder HbC-Erkrankung ohne Hämoglobin-
elektropherese nicht auszuschließen ist. Weiterhin erkennt man einen Erythroblasten und einen Erythrozyten mit deutlicher basophiler Tüpfelung (linke untere Bildecke).

HbC-Erkrankung

Homozygote Träger des HbC zeigen eine chronische Hämolyse. Klinisch auffällig sind bei diesen Patienten eine Splenomegalie und eine Assoziation mit Gallensteinen. Die durch diese Hämoglobinopathie verursachte hyperregenerative Anämie ist in der Regel nur leicht bis mäßig ausgeprägt. Im Ausstrich fallen Erythrozyten auf, die zwar Sphärozyten ähneln, aber eine von der runden Form abweichende Gestalt in Form von diskreten Membraneinziehungen haben. Neben der Polychromasie, einigen kernhaltigen Erythrozyten und etlichen Targetzellen kann – allerdings selten – das HbC in den Zellen auskristallisieren. Dabei handelt es sich um rhombisch gestaltete Kristalle mit parallelen Kanten und abgeschrägten oder dreieckigen Enden, die in Erythrozyten, welche den Eindruck vermitteln, frei von Hämoglobin zu sein, gefunden werden.

Die Kombination einer heterozygoten Anlage für HbC und β-Thalassämie kann ebenfalls mit einer manifesten Anämie assoziiert sein. Im Ausstrich fallen die eher mikrozytären Erythrozyten mit den z. T. typischen Einziehungen sowie Targetzellen und gelegentlich auch HbC-Kristalle auf. Eine heterozygote HbC-Anlage kann aber auch mit einer heterozygoten Sichelzellanämie einhergehen. Diese Kombination läßt sich auch morphologisch von einer reinen Sichelzellanämie unterscheiden: Es sind nur wenige Sichelzellen erkennbar, und kernhaltige Erythrozyten sind ebenso wie polychromatische Erythrozyten weniger häufig als bei den homozygoten Ausprägungen dieser Erkrankungen. Neben Targetzellen und kahnförmigen Zellen findet man eine auffällige Poikilozytose der Sichelzellen mit eckigen und verzweigten Formen (Sichelzell-Poikilozyten). HbC-Kristalleinlagerungen in blassen Erythrozyten sind bei der heterozygoten Variante eher selten.

Sphärozytose

Unter Sphärozytose versteht man eine durch einen Membrandefekt ausgelöste hämolytische Anämie. Klassischer Vertreter ist die angeborene Form, die „Mikrosphärozytose".

Hereditäre Sphärozytose (Mikrosphärozytose)

Die Bezeichnung „Mikrosphärozytose" ist darauf zurückzuführen, dass die Durchmesser der veränderten Erythrozyten im Blutausstrich kleiner als normal wirken, obwohl sich das mithilfe der Impedanzmethode bestimmte Zellvolumen durchaus noch im unteren Drittel des Referenzbereiches befinden kann. Das noch „normale" Zellvolumen findet in der Zelle noch Platz, weil sich diese kugelig verformt hat und daher ein hohes bzw. höheres Volumen fassen kann. Die Formveränderung erklärt auch den Verlust der zentralen Aufhellung (Abb. 8.9). Allerdings imponieren nicht alle roten Blutzellen morphologisch als Sphärozyten, da diese Anämie durchaus unterschiedlich schwer verlaufen kann. Morphologisch fallen bei schweren Verläufen neben vermehrten Sphärozyten auch polychromatische Makrozyten auf, die sehr jungen nachgebildeten Erythrozyten bzw. Retikulozyten entsprechen. Es handelt sich also bei der Sphärozytose um eine hyperregenerative Anämie.

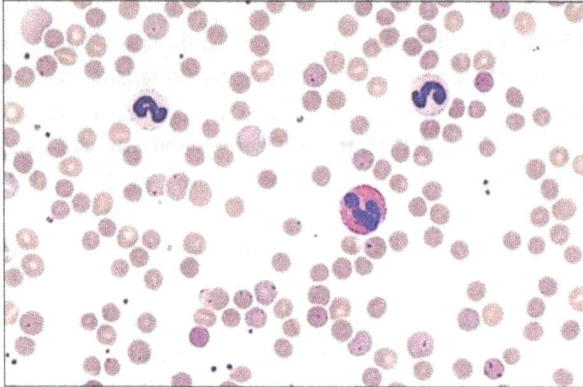

Abb. 8.9: Familiäre (hereditäre) Mikrosphärozytose (Kugelzellanämie) mit polychromatischen Makrozyten.

Bei Patienten, denen aus therapeutischen Gründen bereits die Milz entfernt wurde, sieht man im Blutausstrich auch Targetzellen und sogenannte Sphäroakanthozyten, das sind kleine Sphärozyten mit typischen plasmatischen Ausstülpungen.

Um die Diagnose einer hereditären Sphärozytose wahrscheinlich zu machen, testet man die osmotische Fragilität. Durch die Kombination der „Acified Glycerol Lysis Time (AGLT)" mit dem durchflusszytometrischen EMA-Test (Eosin-5-Maleimid Bindung) [7] wird eine diagnostische Sensitivität bis zu 100 % erreicht. Die klassische osmotische Resistenzprüfung mithilfe hypotoner Salzlösungen ist demgegenüber deutlich unterlegen.

Elliptozytose – Ovalozytose

Die hereditäre Elliptozytose zeichnet sich morphologisch durch den Nachweis von 25 % und mehr Elliptozyten oder Ovalozyten (Abb. 8.10) im Blutausstrich aus. Ihre osmotische Resistenz ist größer als die der Sphärozytose. Diese hämolytische Anämie ist insbesondere in Westafrika und Asien verbreitet.

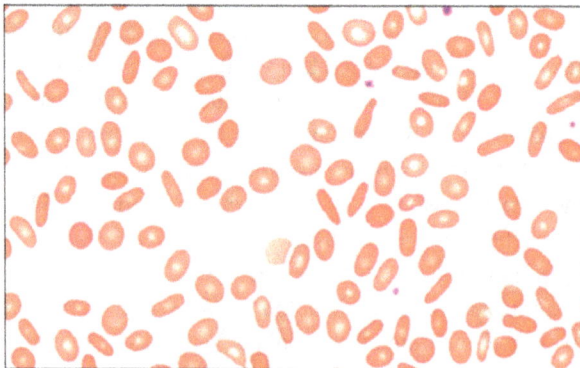

Abb. 8.10: Elliptozytose/Ovalozytose.

Pyropoikilozytose

Differenzialdiagnostisch ist bei Neonaten immer auch an die hereditäre Pyropoikilo-zytose zu denken. Morphologisch auffällig sind z. T. „bizarr" geformte Poikilozyten sowie Fragmentozyten bzw. Schistozyten und Mikrosphärozyten (Abb. 8.11). Die Be-nennung dieser ebenfalls durch Spektrinanomalien bedingten hämolytischen Anä-mie ist darauf zurückzuführen, dass es in vitro bei Erwärmung des Blutes zur ver-stärkten Erythrozytenfragmentierung kommt [8]. Diese Hitzeinstabilität der roten Blutzellen, die bei höheren Temperaturen zerfallen, führt zur Poikilozytose und er-klärt den Namenszusatz „Pyro". Die starke Fragmentierung führt zu MCV-Werten un-ter 70 fl und zu auffällig unterschiedlich großen Sphärozyten. Ursache der Pyropoiki-lozytose ist ein homozygoter oder compound-heterozygoter Defekt für Spektrin. Fa-milienanamnestisch bestehen häufig Hinweise auf eine hereditäre Elliptozytose.

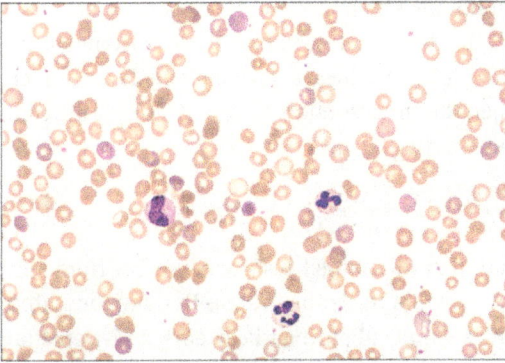

Abb. 8.11: Molekulargenetisch gesi-cherte Pyropoikilozytose (autosomal-dominant vererbte Splicing-Variante des β-Spektringens) mit häufigen hä-molytischen Krisen. Bei Aufnahme hatte die 11-jährige Patientin $1{,}66 \times 10^{12}$ Ery-throzyten pro Liter, einen Hb von 2,90 mmol/l und einen Hämatokrit von 0,145. Erythrozytenmorphologie: Aniso-zytose +++, Polychromasie +++, Poiki-lozytose ++, Mikrosphärozytose +++.

8.3.4 Anämien bei angeborenem Enzymmangel (Enzymmangelanämien)

Der Verdacht auf eine Enzymopathie kann bei einem Icterus neonatorum mit Hämo-lyse oder bei chronischer Hämolyse vermutet werden, wenn andere Ursachen aus-geschlossen sind. Klinisch auffällig werden allerdings nur homozygote Merkmalsträ-ger oder solche mit kombinierten heterozygoten Enzymdefekten. Die wichtigsten kor-puskulären hämolytischen Anämien, die auf einen Enzymdefekt (Enzymopathie) zu-rückzuführen sind, betreffen im Wesentlichen drei Erythrozytenenzyme. Das sind in erster Linie der Pyruvat-Kinase-Mangel und der angeborene Mangel an Glukose-6-Phosphatase sowie der Pyrimidin-5'-Nukleotidase-Mangel.

Glucose-6-phosphat-Dehydrogenase-Mangel

Die wohl häufigste Enzymopathie betrifft in diesem Zusammenhang die Glucose-6-phosphat-Dehydrogenase, einem Enzym des Pentose-Phosphat-Shunts. Das funk-tionsfähige Enzym ist Voraussetzung für die Bildung von NADPH im Erythrozyten.

NADPH sorgt dafür, dass dem Erythrozyten ausreichende Mengen an Glutathion (GSH) zur Verfügung stehen, um ihn vor oxidativem Stress zu schützen. Eine oxidative Schädigung des Hämoglobinmoleküls führt zu seiner verminderten Löslichkeit und zur Präzipitation (Heinz'sche Innenkörper). Oxidiertes, schwer lösliches bzw. präzipiertes Hämoglobin verursacht strukturelle und funktionelle Veränderungen der Erythrozytenmembran im Sinne von erhöhter Permeabilität, verminderter osmotischer Resistenz und verstärkter Rigidität, wodurch sowohl die intravasale Hämolyse als auch der verstärkte Abbau der roten Blutzellen in der Milz begünstigt werden. Unter normalen Umständen haben die Patienten keine oder nur schwache Zeichen einer hämolytischen Anämie. Eine schwere akute Hämolyse bedarf eines zusätzlichen Auslösers. Dieser kann entweder im Genuss der Fava-Bohne (Favismus) oder in der Einnahme bestimmter Medikamente (z. B. Metformin) bestehen. Eine solchermaßen ausgelöste hämolytische Krise kann sehr dramatisch verlaufen. In einer solchen hämolytischen Situation sieht man im Blutausstrich, neben sogenannten „bite cells" und Heinz'schen Innenkörpern, auch die bei anderen hämolytischen Anämien beschriebenen Veränderungen. Obwohl Varianten dieses Enzymmangels besonders häufig in Asien, Afrika, im mediterranen Raum, besonders aber in Arabien auftreten, kann jede ethnische Population betroffen sein.

Pyruvat-Kinase-Mangel

Obwohl weltweit verbreitet, findet man den PK-Mangel insbesondere bei Nordeuropäern und bei den sogenannten Amish People in Pennsylvania. Der genaue Pathomechanismus der Hämolyse ist nicht bekannt, allerdings liegt eine ATP-Depletion der Erythrozyten vor. Morphologisch zeigt der Blutausstrich neben den bekannten unspezifischen Merkmalen wie Anisozytose, Makrozytose, Polychromasie und gelegentlicher basophiler Tüpfelung auch eine Poikilozytose mit Ovalozyten, Elliptozyten und vereinzelten Echinozyten. Letztere werden als Endzustand ATP-depletierter Erythrozyten interpretiert. Nach Splenektomie treten bei Patienten mit PK-Mangel Stachelzellen auf, die Ähnlichkeiten mit Echinozyten und Akanthozyten aufweisen. Bemerkenswert ist auch, dass bei diesen Patienten erst nach Splenektomie die Retikulozytenzahlen deutlich ansteigen.

Pyrimidin-5'-Nukleotidase-Mangel

Dieses Enzym ist bei der Reifung von Retikulozyten durch Degradierung von Ribosomen und RNA beteiligt. Es katalysiert die Dephosphorylisierung von Pyrinidin-Nukleosid-Monophosphat in Cytidin und Uridin, die erst dann über die Zellmembran aus der Zelle heraus diffundieren können. Bei Enzymmangel kommt es zur Anhäufung von Pyrimidin-Nukleotiden in den Zellen, die im Blutausstrich als basophile Tüpfelung imponieren. Funktionell bewirken sie eine Hemmung der für den Erythrozytenmetabolismus essenziellen Enzyme Pentosephosphatase und Ribose-Phosphat-Pyrophosphokinase. Hierdurch kommt es zu einer gesteigerten Hämolyse. Morpholo-

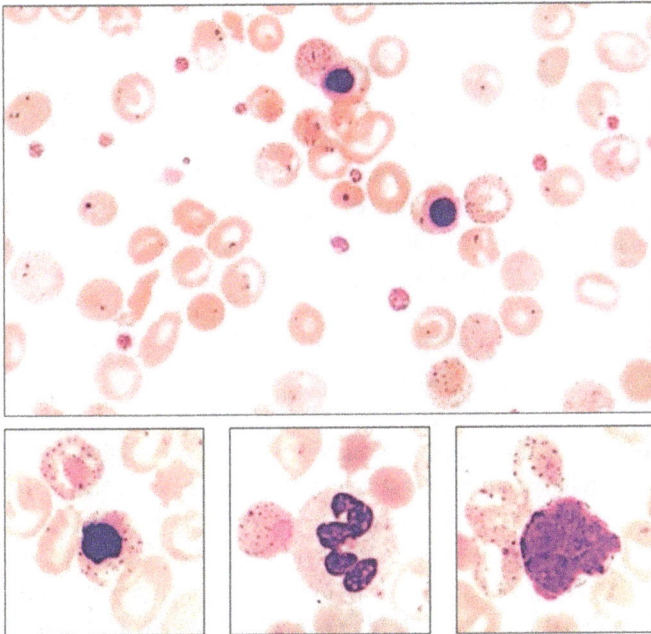

Abb. 8.12: Ausstrichbild einer hämolytischen Anämie, die durch Pyrimidin-5'-Nukleotidase-Mangel bedingt ist: Morphologisch auffällig sind die basophile Tüpfelung der Erythrozyten, die Howell-Jolly-Körperchen, Targetzellen, Sphärozyten, Schistozyten sowie zwei Erythroblasten. Man erkennt auch eine unterschiedliche Verteilung des Hämoglobins in den roten Blutzellen. Die im unteren Abschnitt der Abbildung dargestellten Erythrozyten zeigen ein besonders hohes Ausmaß der basophilen Tüpfelung durch Anreicherung von nicht degradierten Ribosomen und Mitochondrien infolge des Enzymmangels.

gisch finden sich beim Pyrimidin-5'-Nukleotidase-Mangel die typischen Zeichen einer chronisch-hämolytischen Anämie mit Polychromasie und Targetzellen (Abb. 8.12). Auffällig ist die ausgeprägte basophile Tüpfelung einer großen Anzahl von Erythrozyten, bedingt durch die unzureichende Degradation von Ribosomen und von degenerierten Mitochondrien.

Die basophile Tüpfelung der Erythrozyten ist entweder ein Zeichen der unvollständigen Reife, eines Enzymmangels oder einer Enzymblockade, z. B. im Rahmen einer Bleivergiftung, welche als Differenzialdiagnose zu berücksichtigen ist.

Zu beachten ist, dass die kongenitalen hämolytischen Anämien, die auf einem Enzymmangel beruhen, morphologisch nicht durch typische Formveränderungen der Erythrozyten auffallen. Daher auch die etwas ältere Bezeichnung „kongenitale hämolytische Anämien ohne Sphärozyten".

8.4 Leukämien im Kindesalter

In Deutschland erkranken jährlich etwa 500 Kinder im Alter unter 15 Jahren an einer Leukämie, wobei es sich in 80 % der Fälle um eine akute lymphatische Leukämie (ALL) handelt. Am häufigsten betroffen ist die Altersgruppe der 2 bis 5 Jahre alten Kinder (3,3 auf 1.000.000). Der Anteil der akuten myeloischen Leukämien (AML) beläuft sich bis zum 14. Lebensjahr auf 15–20 %. In der Gruppe der Säuglinge und Kleinkinder stellt diese Leukämieform allerdings den Hauptanteil. Vom 15. Lebensjahr an steigt ihr Anteil gegenüber den akuten lymphatischen Leukämien wieder deutlich an [9].

8.4.1 Akute neonatale Leukämien

Leukämien in der Neugeborenenphase müssen zunächst von einer reaktiven „leukämoiden Reaktion" abgegrenzt werden. Diese kann Folge einer Hypoxie, einer schweren Hämolyse oder einer Infektion sein. Neonatale Leukämien sind mit unter 1 % aller kindlichen Leukämien relativ selten. Sie repräsentieren allerdings die zweithäufigste Neoplasie im Neugeborenenalter, wobei kongenitalen Formen, also zum Zeitpunkt der Geburt bereits bestehende Leukämien, extrem selten sind und eine ausgesprochen schlechte Prognose haben. Hierbei spielt möglicherweise auch die per se schon erhöhte Zellzahl im Sinne eines Hyperviskositäts-Syndroms eine Rolle, was zu akuten respiratorischen, kardialen und neurologischen Komplikationen mit letalem Ausgang führen kann. Oft präsentieren sich die neonatalen Leukämien mit einer Blasteninfiltration des Gewebes, wobei in 50 % der Fälle eine primäre Hautinfiltration besteht. Diese kann sogar der Knochenmarksbeteiligung vorangehen. Die akute myelomonozytäre (FAB M4) und die akute monozytäre (FAB M5) (s. Kapitel 6) machen den Hauptanteil der neonatalen AML aus; wobei sich die Prognose der effektiv behandelten AML des Neonaten nicht von der älterer Kindern unterscheidet.

Ganz anders ist die Prognose bzw. der Behandlungserfolg der bei Kindern im Alter von weniger als 3 Monaten seltenen akuten lymphatischen (lymphoblastären) Leukämie (ALL) zu bewerten. Sie erfordern eine intensive Chemotherapie und haben nur in weniger als 50 % die Chance einer ereignisfreien Fünf-Jahres-Überlebenszeit, insbesondere wenn die ALL mit einer das MLL-Gen betreffenden genetischen Veränderung einhergeht. Die ALL von Neonaten und Kleinkindern ist in 5 % der Fälle mit angeborenen, konstitutionellen Syndromen wie unter anderen dem Down-Syndrom, dem Li-Fraumeni-Syndrom, der Fanconi-Anämie und der Neurofibromatose Typ 1 assoziiert.

Transiente abnormale Myelopoese (TAM)

Eine Besonderheit bei Neugeborenen bzw. bei bis zu 90 Tagen alten Säuglingen ist die mit dem Down-Syndrom (Trisomie 21) assoziierte sogenannte transiente abnormale Myelopoese (TAM), auch als transitorisch myeloproliferatives Syndrom (TMS) bezeichnet. Sie besteht entweder schon bei der Geburt oder tritt innerhalb von 3 Monaten nach der Geburt auf [10]. Die TAM zeichnet sich durch eine deutlich erhöhte Leukozytenzahl mit gesteigertem Myeloblastenanteil von mehr als 10 % aus. Häufig kann der Blastenanteil mit 30–50 % im peripheren Blut noch über dem im Knochenmark liegen. Die Gesamtleukozytenzahl kann bis zu $100 \times 10^9/l$ betragen. Noch höhere Werte sind mit einer schlechten Prognose behaftet. Im Ausstrich (Abb. 8.13) finden sich neben Erythroblasten auch vereinzelte Mikromegakaryozyten. Insgesamt besteht eine Thrombopenie. Die myeloischen Blasten weisen eine Mutation des hämatopoetischen Transkriptionsfaktor GATA 1 auf [11]. Ihr Zytoplasma ist moderat basophil und zeigt neben zytoplasmatischen „Bläschen" grobe azurfarbene Granula. Der Zellkern ist etwas unregelmäßig begrenzt (Abb. 8.14). Die Phänotypisierung solcher Blasten weist auf einen GATA-1-bedingten Differenzierungsstopp megakaryopoetischer und erythropoetischer Vorläuferzellen bei der TAM hin. Die Patienten werden in der Regel nur supportiv behandelt, da sich das Blutbild innerhalb von 36 bis 49 Tagen normalisiert, und dann die peripheren Blasten nicht mehr nachweisbar sind. Da die Myeloblasten in einigen Fällen auch Organe wie Herz, Leber und Milz infiltrieren können, werden die Patienten in solchen Fällen mit Cytosin-Arabinosid behandelt. Die Prognose ist relativ günstig: 89 % kommen unbehandelt in eine spontane Remission. Etwa 19 % der Fälle verlaufen allerdings nach etwa 2 bis 5 Jahren progredient und entwickeln eine akute myeloische Leukämie, vornehmlich eine megakaryozytische Form (FAB M7). Das Risiko hierfür beträgt das 500-Fache bezogen auf gesunde Neugeborene. Unabhängig von einer initialen TAM haben Kinder mit Down-Syndrom ein 10- bis 20-fach erhöhtes Risiko, eine Leukämie zu entwickeln.

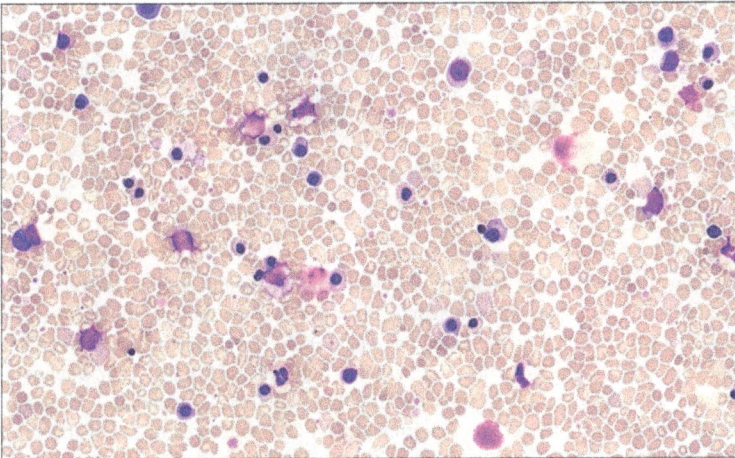

Abb. 8.13: Peripherer Blutausstrich eines Neugeborenen mit sogenannter „Transienter abnormaler Myelopoese (TAM)".

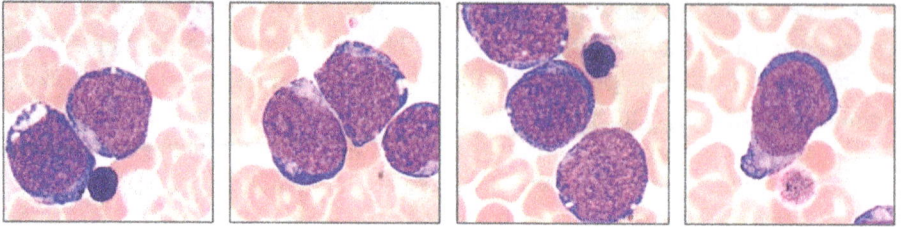

(a) Myeloblasten bei TAM

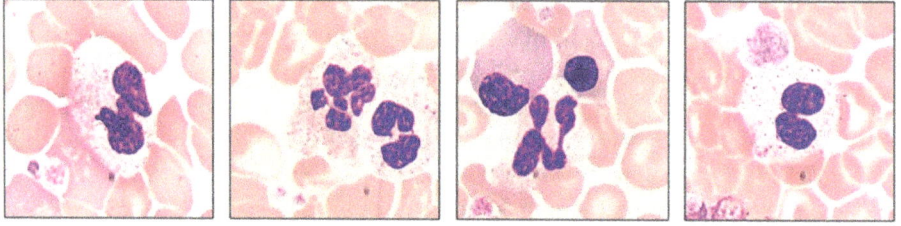

(b) Atypische segmentkernige Granulozyten bei TAM

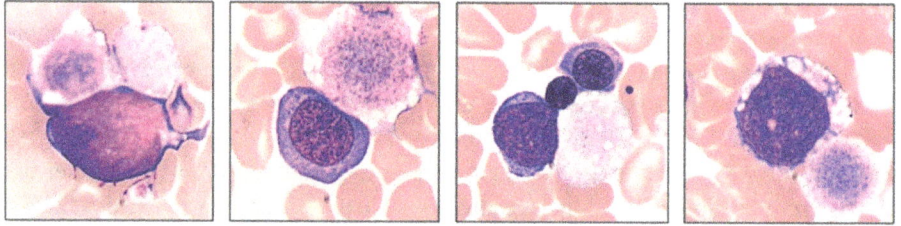

(c) Atypische Thrombozyten bei TAM

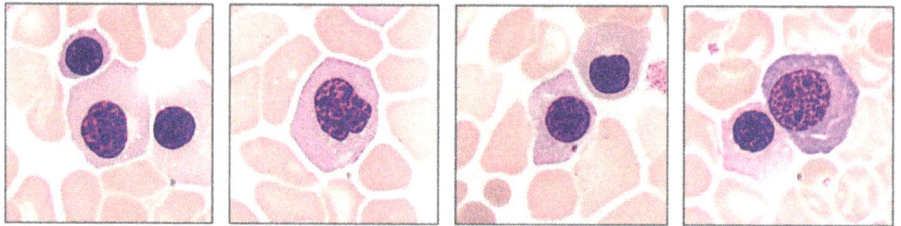

(d) Atypische Erythroblasten bei TAM

Abb. 8.14: Die morphologischen Bilder der TAM zeigen myeloische moderat basophile Blasten, die GATA1-Mutationen aufweisen. Neben zytoplasmatischen „Bläschen" weisen sie diskrete grobe azurfarbene Granula auf. Der Kern ist leicht unregelmäßig begrenzt (a). Die Granulozytopoese weist reife, agranuläre oder hypogranuläre Neutrophile mit z. T. bizarrer Kerngestalt auf (b). Die Thrombopoese ist gekennzeichnet durch eine Anisozytose mit makrozytären Riesenplättchen, agranulären Plättchen und Mikrokaryozytenkernen (c). Die ausgeprägte Abnormalität der Erythropoese kommt in Form von Erythroblasten mit dyserythropoetischen Merkmalen zum Ausdruck (d).

8.4.2 Akute lymphatische Leukämien (ALL) im Kindesalter

Die akuten lymphatischen Leukämien (Abb. 8.15. und 8.16) wurden früher nach der FAB-Klassifizierung morphologisch als L1–L3-Leukämien bezeichnet. Heute werden sie nach immunologischen Kriterien unterschieden [9,12]. Phänotypisch handelt es sich in etwa 85 % der ALL um neoplastische Vorläuferzellen der B-Lymphozyten, die verbleibenden 15 % sind vom T-Zelltyp. Die eher seltene reife B-Zell-ALL mit ihrer charakteristischen Zellmorphologie wird einem leukämisch verlaufenden Burkitt-Lymphom zugeordnet.

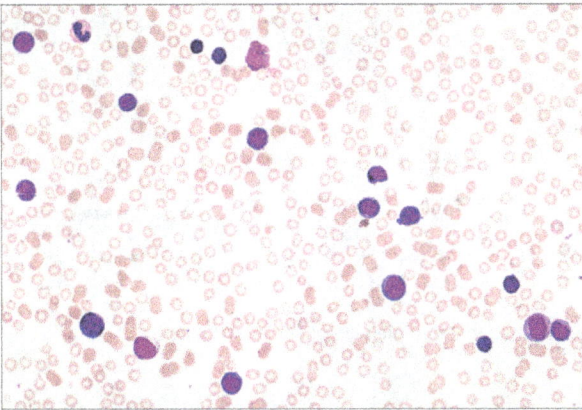

Abb. 8.15: ALL eines 2-jährigen Mädchens in der Übersich mit monotonem Zellbild. Die Leukozyten-zahl beträgt 69,1 × 10^9/l. Die Thrombozytenzahl ist mit 36 × 10^9/l deutlich erniedrigt. Im mikroskopischen Ausstrich werden 65 Blasten, 10 Segmentkernige, 3 Stabkernige, 1 Metamyelozyt und 21 Lymphozyten differenziert.

Die bei der ALL beschriebenen genetischen Veränderungen erlauben eine prognostische Aussage und die Zuordnung in unterschiedliche Therapieschemata. So kommt zum Beispiel eine prognostisch ungünstige Translokation des MLL-Gens (mixed-lineage-leukemia-Gen) bevorzugt bei der seltenen ALL im Säuglingsalter vor. ALL mit prognostisch günstigeren genetischen Veränderungen treten bevorzugt in der mittleren Altersgruppe auf. Bei älteren Kindern findet man häufiger die Translokation t(9;22) mit dem BCR-ABL-Fusionstranskript oder den T-Zell-Phänotyp. Insgesamt ist die Prognose der behandelten ALL bei Kindern mit einer Überlebensrate von 90 % günstig. Zytomorphologisch lassen sich mit Ausnahme der reifen B-Zell-ALL (Burkitt-Typ) die immunologisch-phänotypischen und molekulargenetischen Unterschiede nicht erkennen.

Eine chronisch lymphatische Leukämie (CLL) wurde bei Kindern und Erwachsenen unter 40 Jahren nicht beschrieben, wohl aber leukämisch verlaufende Lymphome. Von daher macht es vielleicht Sinn, auch die „klassische" CLL des höheren Lebensalters als leukämische Verlaufsform eines B-Zell-Lymphoms zu beschreiben.

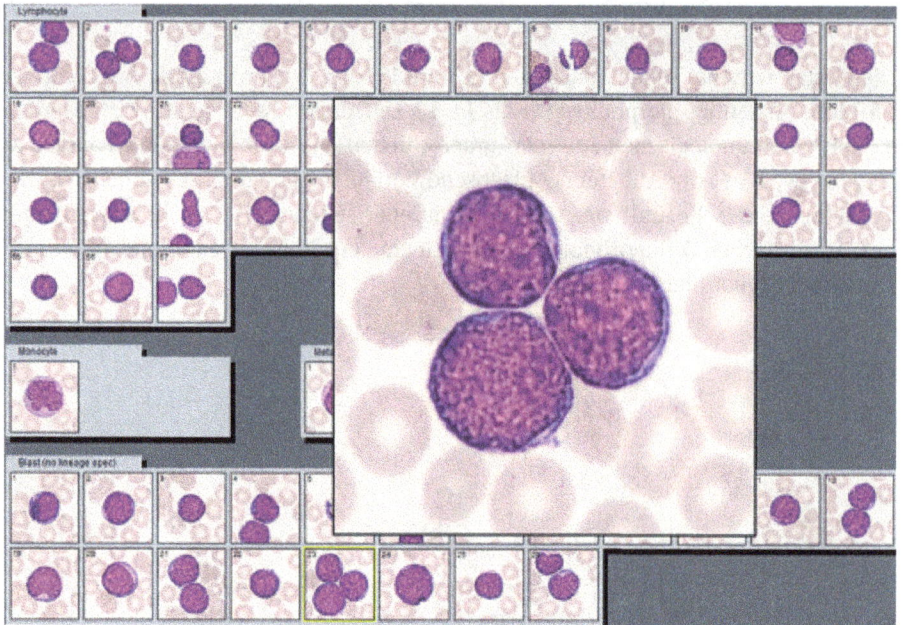

Abb. 8.16: ALL bei einem 2-jährigen Mädchen mit multiplen lymphatischen Blasten.

8.4.3 Akute myeloische Leukämien im Kindesalter

Da nach heutigen Erkenntnissen der Entstehung myeloischer Leukämien zeitlich aufeinander folgende unterschiedliche genetische Defekte zugrunde liegen, sind die frühkindlichen Leukämien häufig mit genetisch bedingten Syndromen wie unter anderem der Trisomie 21, der Fanconi-Anämie, dem Shwachman-Diamond-Syndrom oder der infantilen Agranulozytose (Kostmann-Syndrom) assoziiert. Auch für sehr erfahrene Morphologen ist es schwierig, ohne Phänotypisierung Blasten unreifer akuter myeloischer oder lymphatischer Herkunft zu unterscheiden. Eine Ausnahme machen dabei die bereits im Kapitel 6 beschriebene Promyelozytenleukämie sowie die myelomonozytäre, die monozytäre oder monoblastäre AML.

Aber auch unabhängig von erkennbaren genetischen Syndromen können Kinder eine akute myeloische Leukämie entwickeln: Ein knapp 5-jähriges Mädchen wurde wegen rezidivierender Mundschleimhautblutungen bei reduziertem Allgemeinzustand stationär aufgenommen. Die hämatologische Laboruntersuchung ergab eine extreme Thrombozytopenie mit 8×10^9 Thrombozyten pro Liter. Insgesamt bestand eine Panzytopenie mit Anämie (Hb 5,5 g/dl) und Leukopenie ($2,8 \times 10^9$/l). Im peripheren Blut und im Knochenmark wurden myeloische Blasten, z. T. mit Auerstäbchen, nachgewiesen, was mit einer AML FAB-M2 vereinbar ist (Abb. 8.17). Genetisch zeigten die Blasten die Translokation t(8;21) und zusätzlich den Verlust eines X-Chromosoms.

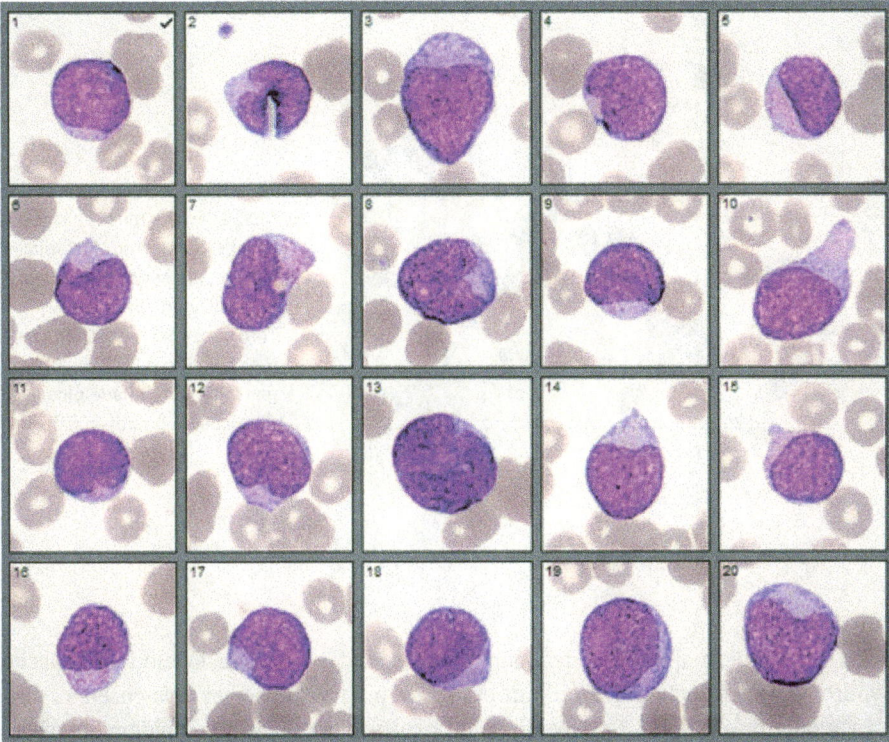

Abb. 8.17: AML bei einem 5-jährigen Mädchen mit akuter myeloischer Leukämie (FAB M2). Das Zytoplasma einiger Blasten weist Granula und diskrete Auerstäbchen auf (z. B. Feld 7,12,16).

8.4.4 Myeloproliferative Neoplasien bei Kindern

Chronisch-myeloische Leukämie (CML)

Die chronisch-myeloische Leukämie (CML) kann durchaus auch bei Kindern und Jugendlichen auftreten, ist allerdings selten. Bei Kindern unter 18 Jahren macht die CML 2–3 % aller kindlichen Leukämien aus [13]. Mit zunehmendem Alter steigt ihr Anteil auf 9 % an. Die Ursache ist offensichtlich eine Mutation der pluripotenten hämatopoetischen Stammzelle, wobei die Chromosomen 9 und 22 involviert sind und das sogenannte Philadelphia-Chromosom bilden. Es resultiert das als BCR-ABL1 bekannte Fusionsprodukt einer veränderten Tyrosinkinase. Dieses führt letztendlich zur Verdrängung der normalen Hämatopoese durch myeloproliferative Vorläuferzellen, also nicht zu einer Panzytopenie wie bei den akuten Leukämien. In der chronischen Phase reifen alle Zellen weitgehend normal aus (Abb. 8.18). Sie können aber im weiteren Verlauf zunehmend zu Blasten transformieren und in eine myeloische, aber auch lymphatische Leukämie übergehen.

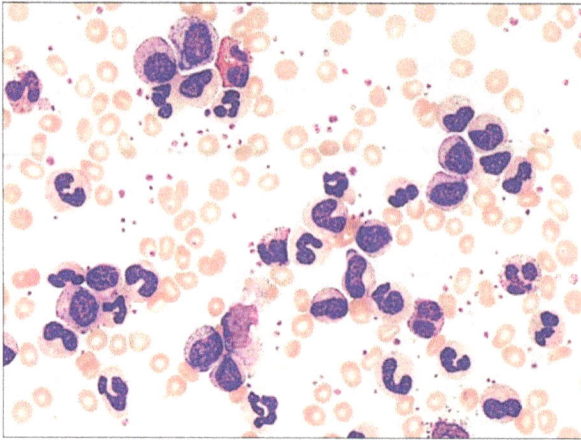

Abb. 8.18: Ausreifende myeloische Zellen vom Myeloblasten bis zum segmentkernigen Granulozyten sowie eine Thrombozythämie mit Anisozytose bei einem 12-jährigen Jungen mit einer Philadelphia-Chromosom-positiven CML.

8.4.5 Myelodysplastische Syndrome

Primäres MDS

Auch bei Kindern unterscheidet man primäre und sekundäre Myelodysplastische Syndrome. Das primäre MDS verläuft bei Kindern ähnlich wie bei Erwachsenen, also eher indolent (s. Kapitel 6). Allerdings gibt es bisher nur wenige epidemiologische und klinische Verlaufsdaten, insbesondere hinsichtlich der Prognose. Der Übergang in eine AML scheint im Vergleich zum Erwachsenen seltener zu sein. Morphologisch wird die Diagnose eines MDS anhand der typischen Veränderungen im Knochenmark gestellt, wobei einige klassische Morphologien auch im peripheren Blutausstrich zu finden sind. Hierzu müssen, wie auch beim MDS des Erwachsenen, mindestens zwei Zelllinien dysplastische Veränderungen aufweisen [14]. Klinisch imponiert meistens eine Anämie unklarer Genese; hinzu kommt eine refraktäre Neutro- und/oder eine Thrombopenie. Differenzialdiagnostisch müssen bei Kindern morphologische Veränderungen im Rahmen von angeborenen Erkrankungen [15] wie dem Down-Syndrom, dem Shwachman-Diamond-Syndrom, der Diamond-Blackfan-Anämie, der angeborenen dyserythropoetischen Anämie oder die hereditäre sideroblastische Anämie in Betracht gezogen werden.

Sekundäres myelodysplastisches Syndrom

Nach erfolgter Chemotherapie oder nach einer Strahlenbehandlung kann sich ein sekundäres MDS entwickeln, insbesondere bei Kindern mit Hodgkin-Lymphom, die mit einem kardioprotektiven Topoisomerase-II-Hemmer behandelt wurden. Die Behandlungsoptionen des sekundären MDS sind limitiert.

Juvenile myelomonozytäre Leukämie (JMML)

Die WHO definiert die JMML als eine Überlappung von myelodysplastischer (MDS) und myeloproliferativer Neoplasie (MPN) [16]. Sie ist eine Erkrankung des frühen Kindesalters mit einem medianen Erkrankungsalter von 1,8 Jahren und betrifft bevorzugt männliche Kleinkinder [17]. Mit einer Erkrankung auf eine Million Kinder handelt es sich um ein eher seltenes Ereignis. Nach neueren Erkenntnissen hat die JMML ihren Ursprung in einer Mutation der pluripotenten Stammzelle, aus der sich sowohl die myeloischen, erythrozytären und megakaryozytären Zellen aber auch die lymphatischen Zellen entwickeln [17,18]. Das erklärt, warum sowohl die Erythropoese, die Myelo- und die Thrombopoese als auch die T- und B-Lymphozyten betroffen sein können. Etwa 85 % der Patienten weisen zytogenetische Veränderungen und Mutationen auf, zum Beispiel Veränderungen des Chromosomens 7 (25–30 %), Veränderungen der Chromosomen 3 und 8 (5–10 %) sowie Mutationen der RAS-Genfamilie und der mit einer Neurofibromatose assoziierten NF-1-Gene (ca. 30 %). Ein Kind mit Neurofibromatose 1 hat ein etwa 500-fach erhöhtes Risiko eine JMML oder eine andere myeloische Erkrankung zu entwickeln. Bei der Diagnosestellung besteht in der Regel schon eine ausgedehnte Organbeteiligung mit Hepatosplenomegalie und Lymphadenopathie. Die Prognose ist ungünstig. Die Kinder versterben früh an multiplem Organversagen oder entwickeln in 10–20 % eine akute myeloische Leukämie. Da die Erkrankung eine Assoziation zur Neurofibromatose aufweist, haben die Kinder oft Milchkaffee-ähnliche Hautflecken oder Xanthogranulome. Die deutlich erhöhte Gesamt-Leukozytenzahl mit auffälliger absoluter Monozytose (> 1.000/µl) geht mit Anämie und Thrombozytopenie einher. Im peripheren Blutausstrich (Abb. 8.19) findet man häufig dysplastisch veränderte Monozyten (Abb. 8.20a) und leukoerythroblastische Veränderungen mit unreifen myeloischen Vorstufen (Abb. 8.20b) bis hin zum Myeloblasten sowie Mikromegakaryozyten. Der Blastenanteil im Knochenmark beträgt weniger als 20 %. Etwa die Hälfte der betroffenen Kinder haben erhöhte HbF-Spiegel sowie eine Hypergammaglobulinämie. Differenzialdiagnostisch unterscheidet sich das periphere Blutbild einer JMML von einer CML durch den hohen Anteil an Monozyten > 20 %. Letztlich ist die konventionelle hämatologische Diagnose eine „Zähldiagose", verbunden mit dem Nachweis einer entsprechenden somatischen Mutation.

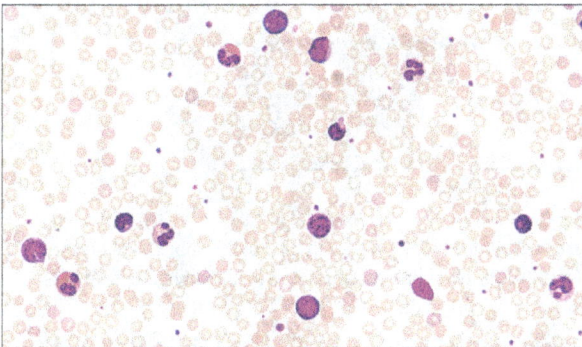

Abb. 8.19: Peripherer Blutausstrich bei einem Kind mit JMML.

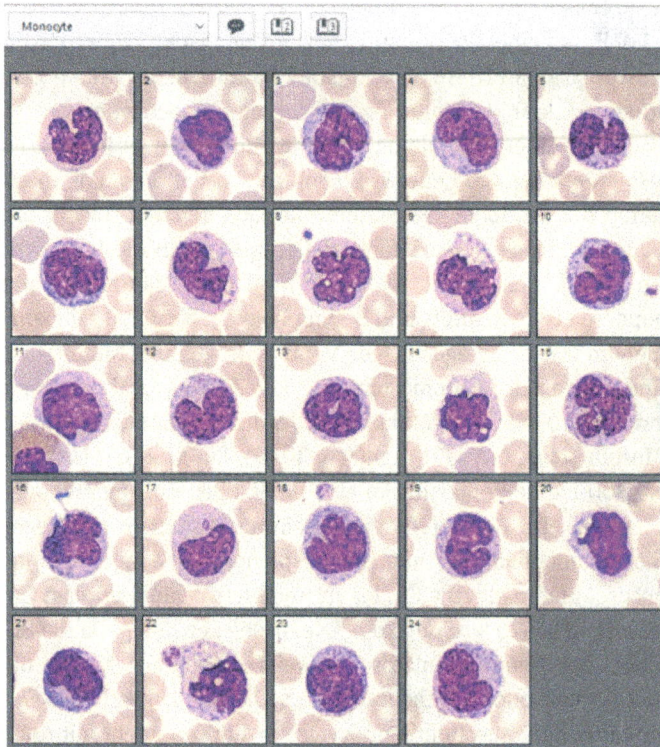

(a)

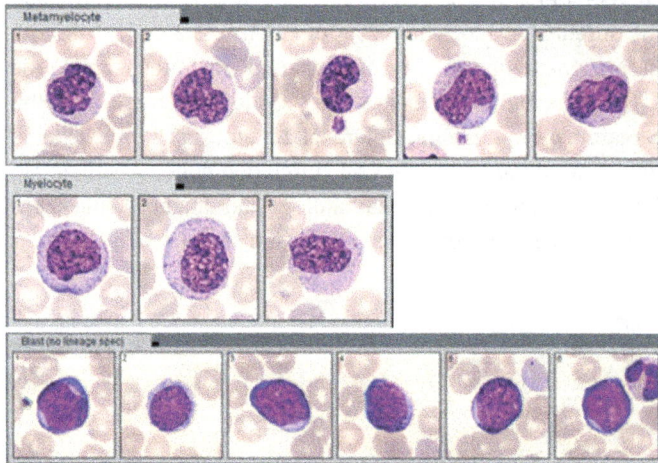

(b)

Abb. 8.20: Digitalisierte mikroskopische Zellbilder einer JMML mit pathologischer Linksverschiebung bis zum myeloischen Blasten (< 20 %) (b) und vermehrtem Anteil an z. T. dysplastisch veränderten Monozyten (a).

8.5 Lymphozytosen im Säuglings- und Kleinkindalter

Die Differenzierung von Blutbildern von Kindern und Neu- bzw. Frühgeborenen bereitet vielen unerfahrenen Untersuchern Schwierigkeiten. Dies betrifft insbesondere die Unterscheidung reaktiv oder neoplastisch veränderter Lymphozyten.

Im Früh- und Neugeborenenalter unterscheidet sich die Morphologie der Lymphozyten z. T. deutlich von dem gewohnten Bild peripherer Lymphozyten eines gesunden Erwachsenen (Abb. 8.21). Ein Grund dafür ist, dass das lymphatische System im Kindesalter zunächst geprüft bzw. „geschult" wird (eng. „priming"). Damit ist gemeint, dass sich die Lymphozyten des kindlichen Immunsystems durch die Auseinandersetzung mit einer Vielzahl von bakteriellen und viralen Antigenen sowie dem Erstkontakt mit Antigenen in der Nahrung und der Atemluft an spätere Funktionen adaptieren müssen. Die unterschiedlichen lymphozytären Morphologien, die im Kindesalter im peripheren Blut vorkommen, können auch in der Größe deutlich differieren. Die „geprimten" Lymphozyten verbleiben nicht in der Zirkulation, sondern sequestrieren später in die lymphatischen Organe. Grundsätzlich ist festzuhalten, dass die Lymphozyten von Säuglingen und Kindern größer und vielgestaltiger sind als die von Erwachsenen.

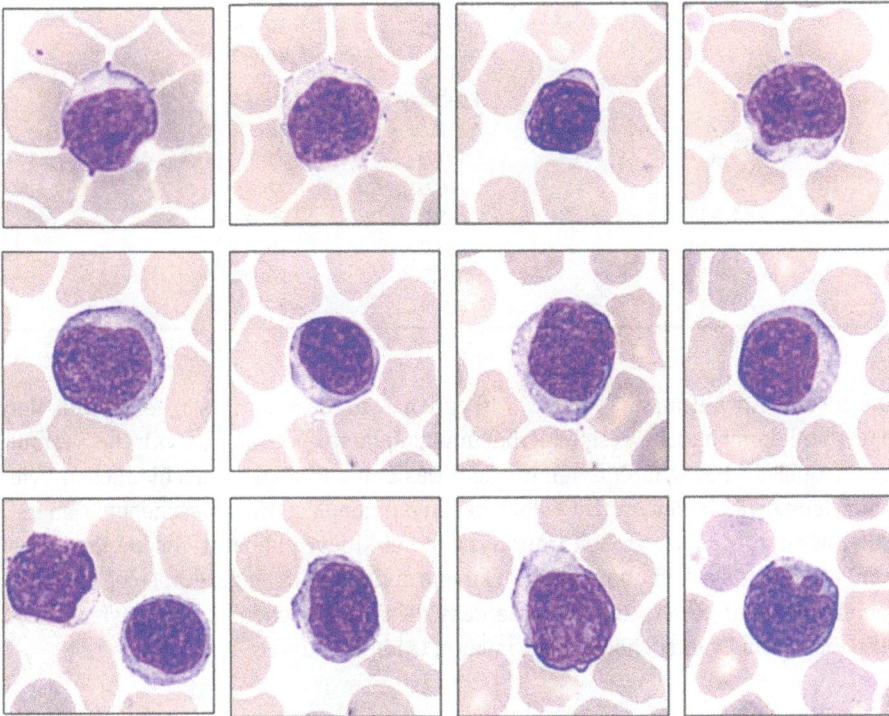

Abb. 8.21: Typische Lymphozyten eines gesunden neugeborenen Kindes (wenige Stunden alt).

Bei der Beurteilung von kindlichen Differenzialblutbildern sollte immer berücksichtig werden, dass es eine altersabhängige Häufigkeit von lymphatischen Neoplasien gibt: Akute lymphatische Leukämien, die sich durch ein monotones oder monomorphes Zellbild auszeichnen, treten bevorzugt im Kindesalter und dann erst später wieder im höheren Erwachsenenalter auf. Die ebenfalls monomorphen Zellbilder bei Lymphomen sind dagegen eher Patienten im mittleren Lebensalter zuzuordnen. Eine Ausnahme stellt das Burkitt-Lymphom dar, das endemisch bei Kindern afrikanischer Abstammung auftritt.

Die Referenzwerte für Lymphozyten (Tab. 8.1) ändern sich bei Neugeborenen und Kleinkindern in wöchentlichen, monatlichen und jährlichen Abständen [1].

Tab. 8.1: Altersabhängige absolute und relative Lymphozytenreferenzwerte, die bei der Bewertung kindlicher Blutbilder unbedingt berücksichtigt werden müssen.

	Zeitpunkt	$*10^9/l$	%
Tage	0–1	1,8–9,8	18–44
	> 1–3	1,8–11,2	22–52
	> 3–7	2,0–12,6	26–56
	> 7–14	2,2–13,6	26–56
	> 14–30	2,2–13,6	30–60
Monate	> 1–3	2,7–12,6	30–65
	> 3–6	3,0–12,2	30–65
	> 6– 12	3,2–11,2	30–67
Jahre	> 1–2	3,0–10,0	32–63
	> 2–4	2,2–8,5	28–59
	> 4–6	1,8–7,0	25–55
	> 6–12	1,5–6,0	22–51
	> 12–15	1,2–5,0	20–47
	> 15–18	1,2–5,0	20–44
	> 18–50	1,1–4,5	20–44
	> 50	1,1–4,0	20–44

Die höhere Anzahl an z. T. unreif wirkenden Lymphozyten lassen leicht den Verdacht aufkommen, dass es sich hierbei um Lymphomzellen, also „atypische, vermutlich neoplastische" Lymphozyten handelt. Das bunte Bild an unterschiedlichen Lymphozytenmorphologien spricht jedoch gegen ein neoplastisches Geschehen. Generell gilt, dass der Anteil an großen Lymphozyten bei Kindern höher ist als bei Erwachsenen. Die Kerne der Lymphozyten können entrundet und auch gekerbt sein. Auch Nukleoli sind häufiger erkennbar, ohne dass diese „atypischen" Lymphozyten gleich Argwohn beim Untersucher erregen müssen (Abb. 8.21 und 8.22).

In der Folge sind einige Beispiele für Lymphozyten dargestellt, die in peripheren Blutausstrichen von Kindern unterschiedlichen Alters als unauffällig, bei Erwachsenen aber möglicherweise als atypisch vermutlich reaktiv oder atypisch vermutlich neoplastisch eingestuft worden wären (Abb. 8.22).

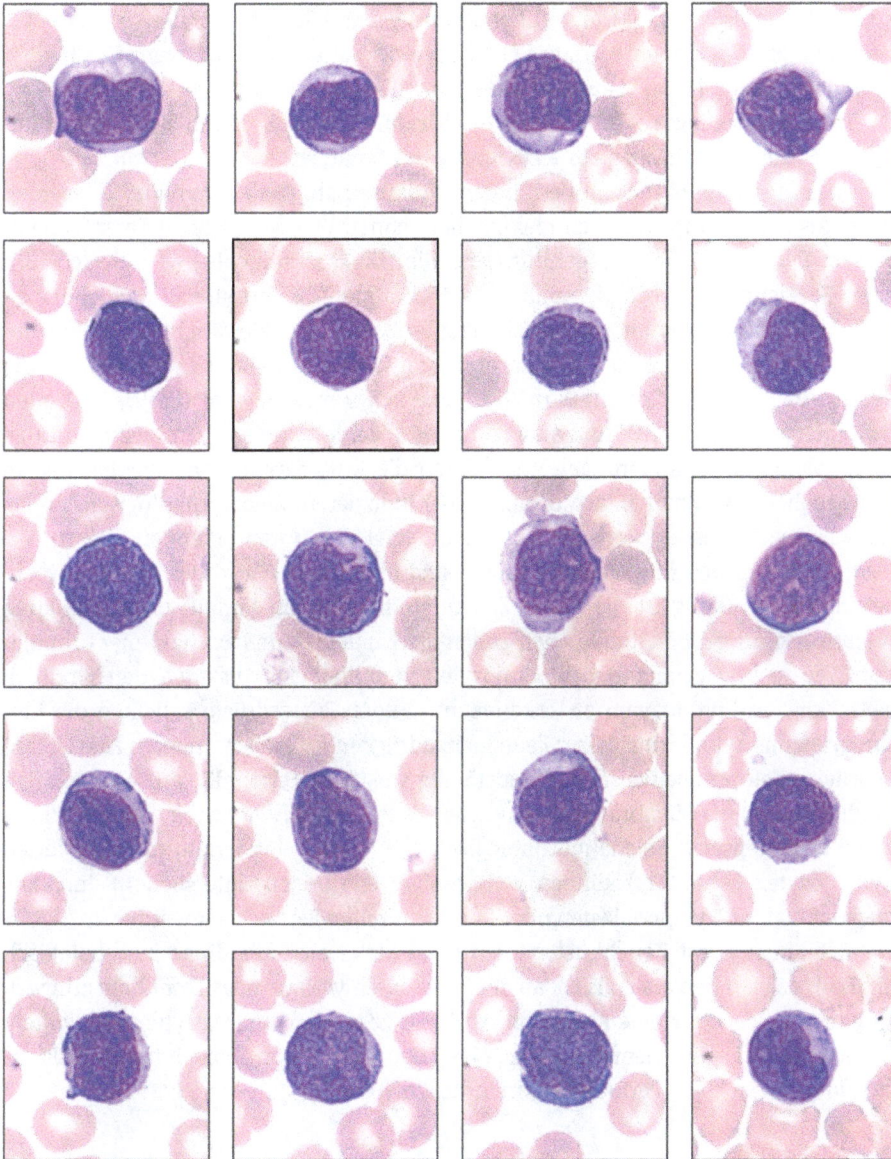

Abb. 8.22: Normale Lymphozyten im peripheren Blutausstrich von gesunden Kindern im ersten Lebensjahr. Unerfahrene Untersucher zeigten sich irritiert durch Entrundungen und Einziehungen der Kerne und durch das z. T. aufgelockertes Chromatin mit erahnten Nukleoli und faltiger bis knotiger Struktur.

8.5.1 Atypische vermutlich reaktive Lymphozyten bei Kindern

Lymphozytosen mit höheren relativen Anteilen im Vergleich zu den neutrophilen Granulozyten („Lymphozytenkreuzungen") sind am 4. und 6. Lebenstag sowie im Alter von 4 bis 6 Jahren physiologisch. Deutlich höhere relative und absolute Lymphozytenanteile (bis zu 30.000/µl und höher) findet man häufig bei viralen Infektionen.

Andererseits können erhöhte Lymphozytenwerte bei Kindern, wenngleich auch sehr viel seltener, Hinweis auf eine akute lymphatische Leukämie (ALL) sein.

Infektionsbedingte oder andere umweltbedingte Stimuli führen bei Kindern häufiger als beim Erwachsenen zur Aktivierung des Immunsystems und damit zu reaktiv veränderten Lymphozyten im peripheren Blutausstrich. Diese Lymphozyten werden heute als „atypisch, vermutlich reaktiv" bezeichnet. Wie bereits an anderer Stelle in diesem Buch (Kapitel 7) ausgeführt, sind die früher gebräuchlichen unterschiedlichen Bezeichnungen wie „lymphatische Reizformen", „Virozyten", „Lymphoidzellen", „Lymphomonozyten" oder auch „Pfeiffer-Zellen" etc. hierdurch verbindlich abgelöst worden. Es handelt sich um eine Transformation von T-Lymphozyten, die durch Viren wie das Epstein-Barr-Virus (EBV), Zytomegalieviren (CMV), Varizellen (VZV), Hepatitisviren, HIV und andere aktiviert werden. In vitro kann man derartige morphologische Veränderungen auch durch die Kultivierung von Lymphozyten in Anwesenheit von Phythämagglutinin (PHA) induzieren. Zytomorphologisch ist das Kernchromatin aufgelockert und lässt manchmal Strukturen erkennen, die an Nukleoli erinnern. Derartige Veränderungen sind in der Regel Ausdruck von Stoffwechselaktivität. Auffällig ist die große Zellvariabilität, die im Verlauf der Erkrankung wechseln kann. So findet man auch Zellen mit Nukleolen und azurfarbener Granulation. Die reaktiv veränderten Lymphozyten vermitteln im Ausstrich den Eindruck zwischen den Erythrozyten zu „zerfließen". Anders ausgedrückt scheinen die Erythrozyten das Zytoplasma dieser Zellen einzudrücken. Das solchermaßen zusammengedrückte Zytoplasma weist eine randständig verstärkte Basophilie auf. Man hat den Eindruck, dass die Membran der aktivierten Zellen dem Erythrozyten weniger Widerstand entgegensetzt. Solche morphologisch z. T. stark veränderten, transformierten Lymphozyten (Abb. 8.23) können von weniger erfahrenen Untersuchern durchaus auch einmal mit Lymphoblasten oder Lymphomzellen verwechselt werden.

Bei Kindern mit Keuchhusten (Pertussis) bietet sich allerdings morphologisch ein Bild, das auf den ersten Blick an ein leukämisch verlaufendes Lymphom erinnert. Es handelt sich um kleine kompakte, z. T. tief gekerbten Lymphozyten mit dichtem Chromatin und spärlichem Zytoplasma [19], deren Morphologie nach neueren Untersuchungen durch das Pertussis-Toxin induziert wird.

Bei einigen viralen Infekten, wie z. B. bei einer infektiösen Mononukleose, findet man neben normal aussehenden Lymphozyten auffällig große lymphatische Zellen mit großen runden oder gebuchteten Kernen, die auch einmal gelappt sein können (Abb. 8.23). Neben den beschriebenen aktivierten T-Lymphozyten können bei Infekten auch aktivierte B-Lymphozyten, die als plasmazytoide Lymphozyten oder als ausdifferenzierte Plasmazellen in der Peripherie zirkulieren, auftreten. Dieses sei am Beispiel eines 10-jährigen Mädchen mit nicht-eitriger Meningitis gezeigt (Abb. 8.24).

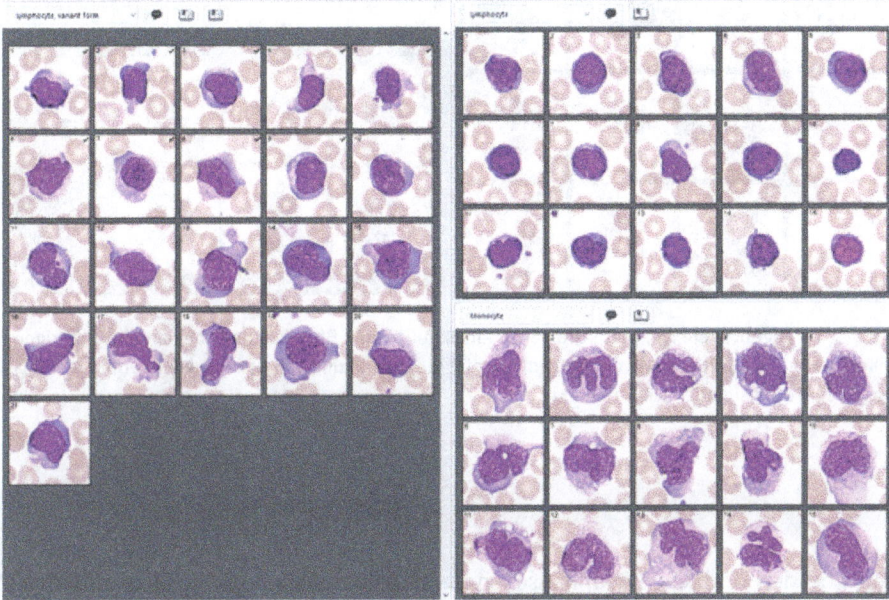

Abb. 8.23: Screenshot der morphologisch zugeordneten mononukleären Zellen (atypische Lymphozyten, vermutlich reaktiv verändert, sowie typische Lymphozyten und Monozyten) eines 2-jährigen Jungen mit infektiöser Mononukleose.

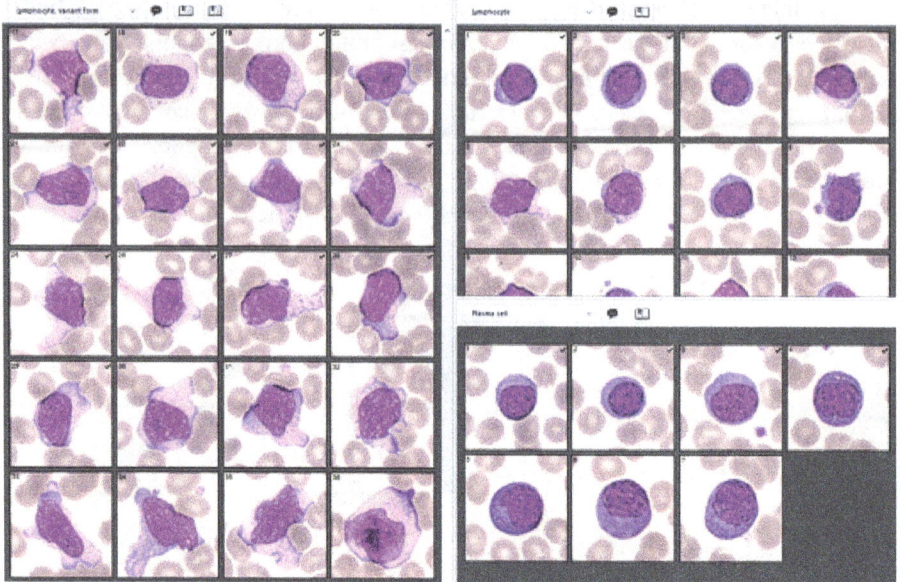

Abb. 8.24: Zugeordnete lymphatische Zellen eines peripheren Blutausstrichs bei einem 10-jährigen Mädchen mit nicht-eitriger Meningitis. Auffällig ist die Beteiligung von Plasmazellen (unten rechts) bei diesem offensichtlich viralen Infekt.

8.5.2 Atypische vermutlich neoplastische Lymphozyten im Kindesalter

Auch bei den kindlichen lymphatischen Neoplasien unterscheidet man grundsätzlich sogenannte Hodgkin-Lymphome (HL) und Non-Hodgkin-Lymphome (NHL). Während die Hodgkin-Lymphome eher bei älteren Kindern und Jugendlichen diagnostiziert werden, beträgt das Risiko als Kind unter 15 Jahren in Deutschland an einem Non-Hodgkin-Lymphom (NHL) zu erkranken etwa 0,8 auf 100.000 Kinder. Der Altersgipfel liegt mit etwa 9 Jahren deutlich später als der Zeitpunkt, an einer ALL zu erkranken. Vor Beginn des 3. Lebensjahres sind NHLs ausgesprochen selten [20]. Insgesamt stehen die lymphatischen Neoplasien bei Kindern und Heranwachsenden an der dritten Stelle aller Neoplasien. Neoplastische Lymphozyten bzw. Lymphomzellen sind insbesondere bei Kindern morphologisch nicht immer eindeutig von „normalen" zirkulierenden Lymphozyten zu unterscheiden. Bei morphologischem Verdacht spricht man nach der neuen Nomenklatur von „atypischen Lymphozyten, vermutlich neoplastisch" (ALVN). Die morphologische Diagnose obliegt in erster Linie der Lymphknotenhistologie oder der Knochenmarkzytologie. Im peripheren Blut von Kindern lassen sich Lymphomzellen nur bei leukämischer Aussaat nachweisen. Auch dann ist die morphologische Zuordnung nur dem sehr erfahrenen Untersucher möglich und kann schlussendlich nur durch die Phänotypisierung bestätigt werden. Die am häufigsten vorkommenden NHL im Kindesalter sind der Tab. 8.2 zu entnehmen. Bei 99 % dieser Lymphome handelt es sich um hochmaligne NHL, was die Kinderlymphome von denen der Erwachsenen in Prognose und Therapieansprechen unterscheidet.

Etwas mehr als ein Viertel der von einer Lymphomerkrankung betroffenen Kinder haben ein NHL vom lymphoblastischen Typ, das auf Vorläuferzellen der T- und B-Lymphozyten zurückzuführen ist.

Den größten Anteil macht das sporadische Burkitt-Lymphom aus (ca. 50 %). Dieses stellt eine sehr aggressive Form der lymphoproliferativen Erkrankungen dar. Es kommt sowohl in nodaler als auch extranodaler Form vor und tendiert sehr selten als reifzellige B-ALL zur leukämischen Ausschwemmung ins periphere Blut. Diese Lymphomzellen, früher L3-Zellen genannt, sind monomorphe, relativ kleine, nicht gefurchte Zellen mit rundem Kern, fein geklumptem Chromatin und einem auffällig basophilen, z. T. tiefblauen Zytoplasma, das Vakuolen aufweisen kann (Abb. 8.25). Im histologischen Präparat erinnert das Bild an einen „Sternenhimmel".

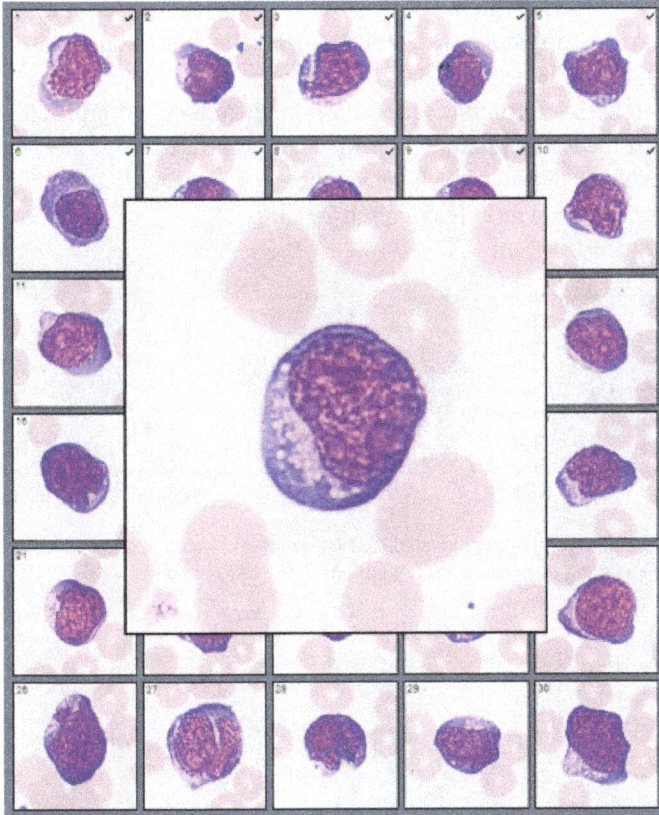

Abb. 8.25: Die atypischen, vermutlich neoplastischen Lymphozyten (ALVN) weisen die typischen Charakteristika eines reifen B-Zell-Lymphoms vom Burkitt-Typ auf (basophiles bis tiefblaues vakuolisiertes Zytoplasma, deutlich erkennbare Nukleoli).

In Äquatorial-Afrika beläuft sich der Anteil des endemischen mit dem Epstein-Barr-Virus (EBV) assoziierten Burkitt-Lymphoms auf 85 % aller kindlichen Neoplasien.

Inwieweit das lymphoblastische B-Zell-Lymphom (LBL) und die akute lymphoblastische Leukämie (ALL) der gleichen Grunderkrankung zuzuordnen sind, wird derzeit noch diskutiert. Allerdings sind beim LBL etwa drei Viertel der Zellen vom prä-T-Zell-Phänotyp und der verbleibende Rest sind prä-B-Zellen. Bei der ALL ist das Verhältnis eher umgekehrt. Morphologisch sind die LBL-Zellen den ALL-Blasten sehr ähnlich (Abb. 8.16). Die prä-B-Zellen der ALL werden auch als Zellen mit L1-Morphologie bezeichnet (s. auch Kapitel 7). Sie sind klein bis mittelgroß und weisen ein spärliches Zytoplasma auf. Der Kern ist rund oder gewunden und hat ein feines Chromatin und kleine unscharf begrenzte, abgerundete Nukleoli.

Das diffus-großzellige B-Zell-Lymphom (DLBCL) besteht aus einer heterogenen Gruppe neoplastisch transformierter B-Lymphozyten. Sein Anteil an den pädiatrischen Lymphomen beträgt etwa 10 bis 15 %. Es tritt nur sehr selten bei Kindern unter 4 Jahren auf. Morphologisch sind die Kerne der Lymphomzellen mehr als doppelt so groß wie die der normalen Lymphozyten (Abb. 8.26). Es handelt sich phänotypisch um reife B-Lymphozyten des Keimzentrums der Lymphknoten.

Das anaplastische großzellige Lymphom (ALCL) ist durch große pleomorphe Zellen mit einem oder auch mehreren prominenten Nukleoli gekennzeichnet. Sie machen einen Anteil von 8 bis 13 % der kindlichen Lymphome aus. Beim ALCL handelt es sich um ein T-Zelllymphom, das nicht leukämisch verläuft.

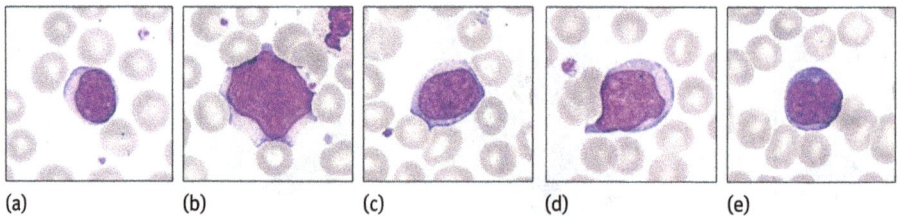

| (a) | (b) | (c) | (d) | (e) |

Abb. 8.26: Normaler reifer Lymphozyt (a). Im Vergleich dazu Lymphomzellen eines leukämisch verlaufenden diffusen großzelligen B-Zell-Lymphoms (DLBCL) (b–e).

Tab. 8.2: Non-Hodgkin-Lymphome bei Kindern (Frankfurt/Münster-Studie).

Lymphom	~ prozentualer Anteil	Phänotyp	leukämisch?
Lymphoblastisches Lymphom (LB)	26	T- und B-Zellen	ja
Burkitt-Lymphom	49	B-Zellen	ja
Diffus-großzelliges B-Zell-Lymphom (DLBCL)	16	T-Zellen	selten, nur im fortgeschrittenen Stadium
Anaplastisches großzelliges Lymphom	13	T-Zellen	nein

8.5.3 Polyklonale B-Zell-Lymphozytose

Bei einem 17 Tage alten Neugeborenen mit Fieber und Lymphozytose fielen im Ausstrich große Lymphozyten mit lobulierten Kernen auf, die teilweise Nukleoli aufwiesen [21]. Das monotone morphologische Bild ließ den Verdacht auf ein malignes Lymphom in der leukämischen Phase aufkommen, zumal sich 38 % der atypischen mononukleären Zellen als CD19+ B-Lymphozyten herausstellten. Bei weiterer Analyse erwiesen sich allerdings die C19+-Zellen als polyklonal im Immunglobuli-Schwerkettengen mit physiologischer Verteilung der Kappa- und Lambda-Ketten. Die als polyklonale Lymphozytose des Neugeborenen bezeichnete Erkrankung limitiert sich selbst. Die ursprünglichen morphologisch atypischen Zellen waren bei Kontrolluntersuchungen des peripheren Blutausstriches schon nach einem Monat nicht mehr vorhanden. Aufgrund der morphologischen Merkmale der atypischen Lymphozyten (gefurchte und unregelmäßig begrenzte Kerne, unreif wirkendes lockeres Chromatin) war der Verdacht auf „atypische Lymphozyten, vermutlich neoplastisch" durchaus berechtigt. Andererseits sollten die Untersucher immer bedenken, dass Lymphome bei Neugeborenen und Säuglingen extrem selten sind und auch bei älteren Kindern im Allgemeinen kaum vorkommen.

8.6 Angeborene Veränderungen der Leukozyten

8.6.1 Pelger-Huët'sche Anomalie (PHA)

Die PHA wurde erstmals 1928 beschrieben. Es handelt sich um eine autosomal-dominant vererbte Anomalie der terminalen Differenzierung von Neutrophilen. Sie fallen durch eine besondere Kernkonfiguration auf. Der Kern ist hyposegmentiert und ähnelt häufig einer Erdnuss oder einer Hantel. Morphologisch kann er mit einem Metamyelozyten verwechselt werden. Oft vermittelt der nur einmal segmentierte Kern den

Eindruck eines Brillenkneifers oder eines Zwickers (franz. „pincenez"). Die Anomalie ist selten und tritt im Gegensatz zur Neugeborenensepsis (1–4 Fälle/1.000 Neugeborene) nur 0,1- bis 1-mal auf 1.000 Lebendgeborene auf. In der Regel handelt es sich um heterozygote, aber phänotypisch eindeutige Fälle. Nur 10 homozygot vererbte PHA wurden bisher berichtet. In diesen Fällen haben die Neutrophilen große runde oder ovale Kernen. Ihre Funktion ist jedoch nicht eingeschränkt. Das morphologische Problem der PHA besteht in der Möglichkeit einer Verwechslung mit einer Linksverschiebung. Bei Neugeborenen kann eine derartige angeborene Segmentierungsstörung auch zur Fehlinterpretation im Sinne einer Neugeborenensepsis führen [2]. Hyposegmentierte Neutrophile können vereinzelt im Rahmen eines myelodysplastischen Syndroms auftreten und werden dann als „Pseudo-Pelger"-Zellen bezeichnet (Abb. 8.27). Oft weisen die Granulozyten beim myelodysplastischen Syndrom eine verminderte oder fehlende Granulierung auf. Bei Kindern können solche „nackten" nicht oder nur gering granulierten Neutrophile auch ein Hinweis auf einen angeborenen „Laktoferrinmangel" sein, der differentialdiagnostisch zu beachten ist.

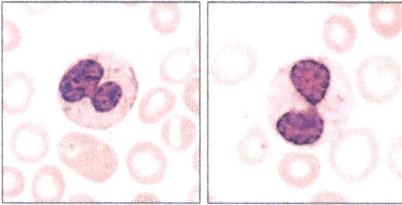

Abb. 8.27: Hyposegmentierte Pseudo-Pelger Zellen mit typischer Kernform und verminderter Granulierung bei einem jungen Patienten mit myelodysplastischen Syndrom (MDS).

8.6.2 Chediak-Higashi-Syndrom

Kinder mit partiellem okulokutanem Albinismus leiden in der Regel auch an angeborenen Immundefekten wie z. B. dem Chediak-Higashi-Syndrom [22]. Die Hypopigmentierung betrifft bei diesem autosomal-rezessiv vererbten Immundefekt sowohl die Haut als auch das Haar und die Augen. Die Patienten weisen weiterhin eine verlängerte Blutungszeit als Hinweis auf eine hämorrhagische Diathese auf. Wenn sie trotz rezidivierender schwerer bakterieller Infekte das junge Erwachsenenalter erreichen, dann entwickeln sie neurologische Auffälligkeiten bis hin zur Demenz.

Ein Defekt der lysosomalen Funktionen der Zellen führt zur Bildung großer peroxidase-positiver zytoplasmatischer Einschlüsse, die einer Aggregation bzw. Vergrößerung granulärer lysosomaler Strukturen entsprechen (Abb. 8.28), was mit einer Verminderung antimikrobieller Enzyme einhergeht. Hinzu kommt in der Regel eine deutliche Neutropenie. Die funktionellen Einschränkungen beschränken sich nicht nur auf die neutrophilen Granulozyten, sondern betreffen auch NK-Zellen (große granulierte Lymphozyten) und Thrombozyten.

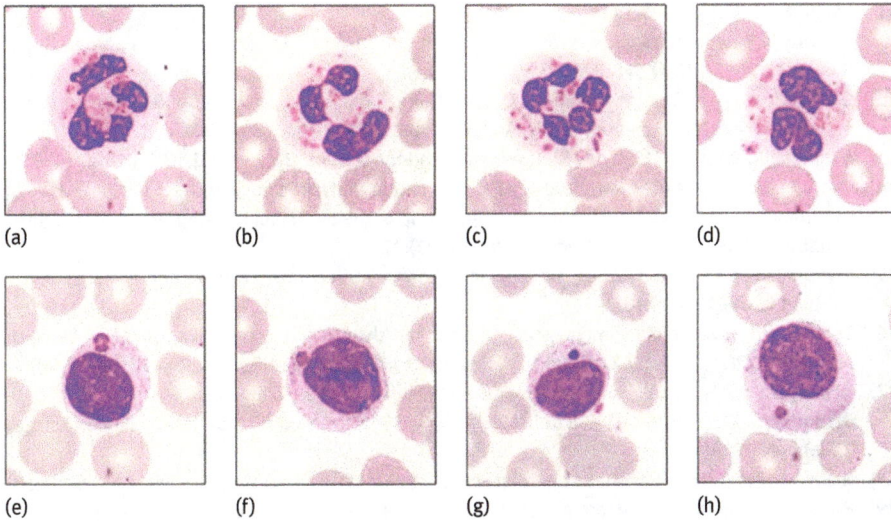

Abb. 8.28: Aggregierte und vergrößerte lysosomale Einschlüsse im Zytoplasma der Granulozyten (a–d) und der großen granulierten Lymphozyten (e–h) einer Patientin mit Chediak-Higashi-Syndrom (CHS). (Das Präparat wurde freundlicherweise von Herrn Dr. M. Roser, SLK Kliniken Heilbronn, zur Verfügung gestellt).

Literatur

Die Inhalte dieses Kapitels beziehen sich auf die im Anhang des Buches benannten Lehrbücher und Monografien und auf die nachstehenden Literaturstellen, die auch zur weiterführenden Information empfohlen werden:

[1]   Herklotz R. Referenzbereiche in der Hämatologie. Therapeutische Umschau. 2006;63(1):5–18.
[2]   Mohamed ISI, Wynn RJ, Cominski K, et al. White blood cell left shift in a neonate: a case of mistaken identity. Journal of Perinatology. 2006;26:378–380.
[3]   Maheshwari A. Neutropenia in the newborn. Curr Opin Hematol. 2014;21(1):43–49.
[4]   Kunz JB. Differenzialdiagnose der kindlichen Anämie. Monatsschr Kinderheilkd. 2012;160:395–406.
[5]   Lesesve J-F. Mushroom-shaped red blood cells in protein band-3 deficiency. Am J Hematol. 2011;86(8):694.
[6]   Rees DC, Williams TN, Gladwin MT. Sickle-cell disease. Lancet. 2010;376(9757):2018–2031.
[7]   King M-J, Telfer P, MacKinnon H, et al. Using the eosin-5-maleimide binding test in the differential diagnosis of hereditary spherocytosis and hereditary pyropoikilocytosis. Cytometry B Clin Cytom. 2008;74(4):244–250.
[8]   King M-J, Jepson MA, Guest A, et al. Detection of hereditary pyropoikilocytosis by the eosin-5-maleimide (EMA)-binding test is attributable to a marked reduction in EMA-reactive transmembrane proteins. Int J Lab Hematol. 2011;33(2):205–211.
[9]   Stackelberg A von, Schrappe M, Reinhardt D, et al. Leukämien im Kindesalter. Onkologe. 2016;22:923–932.
[10] Rozen L, Huybrechts S, Dedeken L, et al. Transient leukemia in a newborn without Down syndrome: case report and review of the literature. Eur J Pediatr. 2014;173(12):1643–1647. doi:10.1007/s00431-013-2163-8 [published Online First: 20 November 2013]

[11] Carpenter E, Valverde-Garduno V, Sternberg A, et al. GATA1 mutation and trisomy 21 are requi-red only in haematopoietic cells for development of transient myeloproliferative disorder. Br J Haematol. 2005;128(4):548–551.

[12] Clarke RT, van den Bruel A, Bankhead C, et al. Clinical presentation of childhood leukaemia: a systematic review and meta-analysis. Arch Dis Child. 2016;101(10):894–901.

[13] Andolina JR, Neudorf SM, Corey SJ. How I treat childhood CML. Blood. 2012;119(8):1821–1830.

[14] Cantù Rajnoldi A, Fenu S, Kerndrup G, et al. Evaluation of dysplastic features in myelodysplastic syndromes: experience from the morphology group of the European Working Group of MDS in Childhood (EWOG-MDS). Ann Hematol. 2005;84(7):429–433.

[15] Kennedy AL, Shimamura A. Genetic predisposition to MDS: clinical features and clonal evoluti-on. Blood 2019;133(10):1071–85.

[16] Emanuel PD. Juvenile myelomonocytic leukemia and chronic myelomonocytic leukemia. Leuke-mia. 2008;22(7):1335–1342. doi:10.1038/leu.2008.162 [published Online First: 12 June 2008].

[17] Niemeyer CM, Flotho C. Juvenile myelomonocytic leukemia: who's the driver at the wheel? Blood. 2019;133(10):1060–1070. doi:10.1182/blood-2018-11-844688 [published Online First: 22 January 2019]

[18] Niemeyer C, Angelika Eggert, eds. Pädiatrische Hämatologie und Onkologie, 2nd edn.: Springer.

[19] Bonacina D, Buoro S, Callegaro AP, et al. Lymphocyte morphology supports early diagnosis of Bordetella pertussis infection in neonates. Intensive Care Med. 2019;45(6):894–895.

[20] Ritter J. Non-Hodgkin-Lymphome bei Kindern und Jugendlichen: Von der Diagnostik bis zur Nachsorge. Monatsschr Kinderheilkd. 2012;160:1147–1162.

[21] Wong KF, Yuen HL, Leung JNS, et al. Polyclonal B-cell lymphocytosis mimicking malignant lym-phoma in a newborn. Arch Pathol Lab Med. 2005;129(2):251–252.

[22] Sharma P, Nicoli E-R, Serra-Vinardell J, et al. Chediak-Higashi syndrome: a review of the past, present, and future. Drug Discov Today Dis Models. 2020;31:31–36. doi:10.1016/j.ddmod.2019.10.008 [published Online First: 9 December 2019].

Anhang

Literatur

Hämatologische Lehrbücher und Atlanten, die für weitere Informationen empfohlen werden und bei der Abfassung des vorliegenden Buches hilfreich waren:

Hematology – Basic Principles and Practice. Ronald Hoffmann, Edward J. Benz jr., Leslie E. Silberstein, Helen E. Heslop, Jeffrey I. Weitz, John Anastasi, Mohamed E. Salama, Syed Ali Abutalib. 7th Edition; Elsevier, Philadelphia, PA; 2018.

Practical Haematology. Dacie and Lewis (eds.). Barbara J. Bain, Imelda A, Michael A. Laffan. 12th Edition. Elsevier Limited; 2017.

Labordiagnostik in der Hämatologie – Vom Symptom zur Diagnose. Torsten Haferlach, Claudia Haferlach, Wolfgang Kern, Susanne Schnittger, Ulrike Bacher. Deutscher Ärzte-Verlag; Köln; 2005.

Taschenatlas Hämatologie. Mikroskopische und klinische Diagnostik für die Praxis. Torsten Haferlach, Ulrike Bader, Harald Theml, Heinz Diem. 6., vollständig überarbeitete Auflage. Georg Thieme Verlag; Stuttgart, New York; 2012.

Praktikum der mikroskopischen Hämatologie. Matthias Freund. 11., völlig überarbeitete Auflage. Elsevier Urban & Fischer; München, Jena; 2008.

https://doi.org/10.1515/9783110664690-202

Hinweise

Die patientenbezogene Hämoglobinkonzentration wurde von den Laboratorien ent-
weder in konventionellen oder in SI-Einheiten angegeben.
Für die Umrechnung gilt:
Hb [mmol/l] × 1,61 = Hb [mg/dl] bzw.
Hb [mg/dl] : 0,62   = Hb [mmol/l]

In diesem Buch wird grundsätzlich das generische Maskulinum als grammatische
Form verwendet, um Professionen, Akteure oder Personengruppen zu benennen. Mit
der Änderung des Personenstandsgesetzes vom 20.11.2019 wäre gemäß § 22 Absatz 3
PStG neben männlich und weiblich ohnehin auch divers (w/m/d) sprachlich zu berücksichtigen. Um der besseren Lesbarkeit willen wird auf genderbezogene Markie-
rungen verzichtet.

https://doi.org/10.1515/9783110664690-203

Stichwortverzeichnis

www.ingramcontent.com/pod-product-compliance
Lightning Source LLC
Chambersburg PA
CBHW081515190326
41458CB00015B/5371